中医湿病辨证思维及案例分析

主　　编　苏凤哲
参编人员　周光春　周梦佳　王小娟
　　　　　　路昭仪　郭晓谨　苏博洋

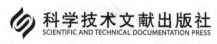

科学技术文献出版社
SCIENTIFIC AND TECHNICAL DOCUMENTATION PRESS

·北京·

图书在版编目（CIP）数据

中医湿病辨证思维及案例分析 / 苏凤哲主编. —北京：科学技术文献出版社，
2023.7
ISBN 978-7-5235-0428-4

Ⅰ.①中… Ⅱ.①苏… Ⅲ.①湿热（中医）—中医治疗法 Ⅳ.① R254.2

中国国家版本馆 CIP 数据核字（2023）第 123807 号

中医湿病辨证思维及案例分析

策划编辑：薛士滨   责任编辑：郭　蓉   责任校对：张永霞   责任出版：张志平

出　版　者　科学技术文献出版社
地　　　址　北京市复兴路15号　邮编 100038
编　务　部　（010）58882938，58882087（传真）
发　行　部　（010）58882868，58882870（传真）
邮　购　部　（010）58882873
官 方 网 址　www.stdp.com.cn
发　行　者　科学技术文献出版社发行　全国各地新华书店经销
印　刷　者　北京虎彩文化传播有限公司
版　　　次　2023 年 7 月第 1 版　2023 年 7 月第 1 次印刷
开　　　本　710×1000　1/16
字　　　数　225千
印　　　张　13.75
书　　　号　ISBN 978-7-5235-0428-4
定　　　价　48.00元

前　言

　　我的导师路志正先生在 20 世纪 70 年代就提出"百病皆由湿作祟""北方亦多湿"的观点，并历经 30 余年，九易其稿，编辑出版了新中国成立以来系统论治湿病的专著《中医湿病证治学》（2007），成为中医治疗湿病之圭臬。吾 2005 年拜路老为师，后又做路老的传承博士后，转眼已 17 年矣，十几年来潜心领会路老的湿病证治理论，验于临证，倾心专注，游于湿病之间，苦心揣摩，力求精进，稍有感悟即录之，久之茅塞顿开，渐成心得，今将所感所悟，拙笔成文，不揣冒昧，因名《中医湿病辨证思维及案例分析》。

　　湿病害人广而杂，变化多端，如不能掌握正确的辨证思路，犹如茫海中行船，没有航标，找不到方向，则渐行渐远，不着边际，虽殚精竭力开方，亦徒劳无益。吾从事湿病临床近 20 年，通过跟师侍诊抄方，耳提面命，又不断思索领悟，辨证思路逐渐清晰，总结出湿病辨证论治六字诀，即一审、二辨、三法、四药、五顾、六养。一审即审三因（因人、因地、因时制宜），审病情。二辨即辨病所属，主要辨识病位浅深、寒热虚实、升降浮沉。三法即灵活施法，一是要掌握三焦治法；二是调脾胃治法，要把路老调脾胃十八字方针——"持中央，运四旁，怡情志，调升降，顾润燥，纳化常"灵活运用于湿病的治疗；三是要圆机活法，运用好燥湿相济、升降相依、寒温并用、消补兼施、肝脾同调等治法。四药即巧用方药，注重轻灵活泼、因势利导、量化有度，用药分寸拿捏到位、不偏不倚、恰到好处。五顾即处方审核回顾，重点审核立法是否正确，选方是否恰当，处方的寒热补泻、升降浮沉是否得当。六养即治养结合，用药十之八九，即要结合食疗、外治法，以及完善处方后，再给予养生保健的医嘱，由此可窥湿病辨证处方的全过程。

本书既是湿病的传承之作，又是本人临床经验的总结，全书分两部分：第一章为湿病概述，分别论述湿的来源、湿的性质与病理特点、湿病的治法、湿病辨证论治思路、湿病与微炎症；第二章为湿病案例辨析，分为肝胆病、心病、脾胃病、肺病、肾病、血液肿瘤疾病，经络肢体病、妇科疾病案例诸方面。案例分析首先概括病症要点，然后是证候分析，每组证候从辨体质、审病因、辨病位、定脏腑、辨寒热虚实等方面剖析病证，明确诊断，列举病机治法和方药特点使每位读者通过阅读病例分析，达到辨证思路清晰、治法正确、用药恰当的效果。

因本人才疏学浅，不当之处在所难免，希冀同道不吝赐教，给予批评指正，如能起到抛砖引玉的作用，则不负湿病传承发扬的拳拳苦心，特以为序。

苏凤哲

目　录

第一章 湿病概述

第一节 湿的来源

一、外湿——感受湿邪

人类在星球探索生命迹象最重要的标志是寻找水源，自然界各种细胞与生物的新陈代谢和物质交换活动只有在水液的参与下才能进行。水、离子、分子是原始生命的三大要素，生命活动中如果体内及周围环境丧失了水分，生命就会因此而终止，可以说水是生命之本源。

人生活在自然环境之中，四季交替，伴有风、寒、暑、湿、燥、火六种气候的变化，中医将之称为"六气"。四季之中，气候各有特点，如春主风，但早春仍有倒春寒，晚春主热；夏主热，仲夏为暑热，长夏为暑湿；秋主燥，初秋暑湿仍存，中秋主燥，晚秋则凉；冬主寒，寒冷中常伴有寒湿。我国北方四季分明，南方四季则有欠分明，如冬季寒湿明显，立春后气温回升，但湿润气候仍在，至夏季梅雨季节到来，湿度达 100%，桑拿天憋闷难受，秋季燥气当令，北方已是秋风扫落叶，南方湿热依然郁蒸，冬季依然以寒湿为主，因此在南方"湿土寄旺四季"。雾露、雨水形成天之湿，如《素问·五常政大论》曰："大雨时行，湿气乃用。"清·吴塘《温病条辨·下焦》曰："湿之为物也，在天之阳时为雾露，阴时为霜雪，在山为泉，在川为水，包含于土中者为湿。"人感于湿，隐缓不觉，渗透伤人，形成湿病。南方气候多雨多水，沿海城市亦是如此，居处湿地，或久居地下，环境湿重，同样感受地之湿，伤人者众，此来自自然界的天、地之湿是导致湿病的外湿。湿无处不在，每个人每一天都不自觉地感受着外湿，当外湿过盛，超出人体调节的限度，则会形成湿病。但"正气存内，邪不可干"，只要人体正气充盛，气血调和，五脏功能和谐，虽湿邪侵入，亦不会导致疾病。

二、内湿——机体失调

随着社会的进步及气候环境的变迁，尤其是生产、生活方式的改变，人类疾病谱也悄然发生了变化，湿病呈现逐年增多的趋势，成为危害人体健康的重要因素。不少人在长期不良习惯和环境的共同作用下，体内开始滋生湿邪，湿气超过人体的适应度，就会影响自身的代谢，久之形成危害，产生疾病。导致内湿的原因有如下几方面。

病从口入是导致内湿的重要原因之一：一是恣食冷饮、嗜烟酒，食生冷瓜果、凉菜冰糕、冰箱食品，寒凉之品损伤脾胃，中阳困遏，水湿停聚；二是嗜食肥甘厚味，饮食过饱，胃中经常处于饱满状态，导致脾胃运化受损，水湿代谢异常，湿邪内停；三是饮食不洁，进食腐败变质、有毒食物，损伤脾胃，导致脾胃升降失常，水液代谢紊乱而湿气内重。

情志内伤是产生疾病的重要因素，也是导致内湿的原因之一，《灵枢·刺节真邪》曰："喜怒不时，津液内溢。"《素问·举痛论》曰："百病生于气也，怒则气上，喜则气缓，悲则气消，恐则气下，寒则气收，炅则气泄，惊则气乱，劳则气耗，思则气结。"喜、怒、忧、思、悲、恐、惊七情变化，过度刺激，超出人体的生理调节范围，导致气血逆乱，就会形成湿、瘀等病理变化，产生各种疾病。如大怒伤肝，肝失疏泄，横逆犯脾胃，脾胃运化水谷功能失常，水湿津液代谢障碍，水湿内停，百病丛生；思虑太过则伤脾胃，使脾失健运，水湿内停；悲忧伤肺，悲伤过度，耗伤肺气，导致肺失宣降，通调水道失职，痰饮水湿内停；惊恐伤肾，肾气受损，开阖不利，膀胱失于气化，水之闸门不利，水湿内停，形成水肿诸证；喜伤心，狂喜过度，心气耗散，心主血脉运行，血行不利，津液运行亦受阻，造成水湿内停。

劳逸过度也可导致湿气内停。适当劳动或活动有益健康，过度劳累则耗伤正气，即所谓"劳则伤气"，积劳可成疾。过度劳累包括劳力过度、劳神过度、房劳过度三方面，劳力过度即长期过度体力劳动，耗伤气血津液导致气虚，气不能推动输布津液，导致气虚多湿；劳神过度，思虑伤脾，脾失健运，导致水湿内停；房劳过度则伤肾，肾精亏耗，肾之气化不利，开合失司，导致水湿停聚。过度安逸，长期不参加劳动和活动，"久卧伤气"，人体气血不畅，脾胃运化功能减退，水湿不化而造成湿气内停。

体质决定于先天禀赋和后天的影响，如天时地利、生活环境、社会因素等。《医理辑要》曰："要知易风为病者，表气素弱；易寒为病者，阳气素弱；易热为病者，阴气素衰；易伤食者，脾胃必亏；易劳伤者，中气必损。"不同体质对各种致病因素具有易感性，在疾病的传变过程中，也会产生不同的证候。章虚谷曰："外邪伤人，必随人身之气而变……暑湿所合之邪，故人身阳气旺则随火化而归阳明，阳气虚则随湿化而归太阴也。"如素体肥胖，属于痰湿体质，其人稍感受湿浊或风寒就会出现胸闷痞满、咳吐痰涎、眩晕或关节疼痛或淋浊带下等湿邪壅盛之证；素体面色晦暗、口唇发绀者属于气滞血瘀体质，其人稍受湿邪和情志干扰，则加重气滞血瘀，导致气机不畅，血行受阻，水液运化失常，而致脘腹胀满、呕恶、腹泻、小便不利或癥瘕水肿等；面色晦暗及油亮，易生粉刺痤疮，大便黏滞，脉滑数为湿热体质，其人若饮食不当，易受湿热困扰，内外蕴蒸，而见头重身困、痤疮增多、反酸、便黏、小便短赤等湿热蕴结之证；素体面色㿠白，头晕目眩，神疲乏力，少气懒言，汗出为气虚体质，其人易受水湿等外邪侵袭，气虚运化无权，水湿内停，外溢肌肤关节，泛滥全身；素体畏寒肢冷，倦怠乏力，大便稀溏，脉沉无力为阳虚体质，易受湿邪、寒邪侵袭，患病之后，进一步寒化而损伤阳气，阳虚血行不利，风寒湿邪留着而为痹证，水液失于温煦运化，水湿停聚，泛滥成灾。

人体水液代谢的正常运行靠五脏功能协调完成，其中任何一脏水液代谢功能失常都会使水液代谢发生障碍，而致水液停聚，产生内湿。

脾胃主饮食物的受纳、腐熟及运化，在水液代谢中起到枢纽的作用。脾胃虚弱，运化转输不利，则水湿内停，脾胃是形成内湿的主要脏器。

肺主宣发肃降，通调膀胱，为水之上源，负责把水液敷布运行，疏散到全身起到滋润全身、调节水液代谢平衡的作用，在湿的代谢治理中，相当于防汛指挥，指挥失灵，通调失职，则水湿泛滥。

心主血脉，推动血液的运行，在津液代谢中起到重要作用。心气不足，血行不畅，津液运行障碍，停聚而为水湿；另外心主汗液，协助肺调节水湿的平衡，相当于防汛副指挥，心的功能失调，同样造成水湿内停。

肝主疏泄，主要是疏泄情志、疏泄气机及饮食物的消化，在水液的代谢活动中离不开肝的疏泄，对全身水液代谢起到调节作用。肝疏泄不利，则气机不畅，血行瘀滞，引起水液代谢障碍，而产生水肿、鼓胀。肝胆疏泄不利，还可造成湿热蕴结，水液代谢通道受阻，而产生黄疸水肿、湿疹带下。

肾主水，在水液代谢中通过肾的气化开合，调节水液代谢的平衡，相当于水液代谢的开关,开合不利则水湿不能正常排泄,水液内停而成水肿病。

三焦为决渎之官,有疏通沟渠,运行水液的作用,是水液代谢的通道。若三焦气化不利,水道不畅,也会影响肺、脾、肾输布调节水液的功能,致水液代谢障碍,产生水湿病证。

痰饮和瘀血是脏腑功能失调的病理产物,又作为致病因素作用于机体引起湿证。痰饮与水湿同源异流,既是病理产物,又是致病因素,湿聚为水,水积为饮,饮凝为痰。痰饮停聚,阻遏气机,使脏腑气机升降出入失常,影响水液代谢,进一步造成水湿的停聚。瘀血也是气血运行受阻形成的病理产物,瘀血形成后,又作为致病因素,引起血液运行、水液代谢的障碍,造成水湿的停聚。

总之中医的湿邪,包括感受自然界的外湿和内脏功能失调而引起的内湿两个方面。《丹溪心法》曰:"湿之为病,有自外入者,有自内生者,必审其方土之病源。东南地下,多阴雨地湿,凡受必从外入,多自下起,以重腿脚气者多,治当汗散,久者宜疏通渗泄;西北地高,人多食生冷湿面潼酪,或饮酒后寒气怫郁,湿不能越,作腹皮胀痛,甚则水鼓胀满,或通身浮肿,按之如泥不起,此皆自内而出者也,辨其元气多少,而通利其二便,责其根本之内也。"朱丹溪对湿的来源,湿病病因及主要症状做了描述,对于我们了解湿的本质有很大的帮助。

笔者的导师路志正教授,集数10年临证经验,在继承前人中医湿病理论的基础上,创新性地提出了"湿邪不独南方,北方亦多湿病"的新观点。他指出:"湿邪分为感触雾露等的'天湿',居处卑湿之地的'地湿',饮食所伤的'人之湿'。湿病之所以重要,首先是因为湿病存在的广泛性,不仅南方多湿病,北方亦多湿病;不仅中国多湿病,外国也多湿病;亚洲有湿病,欧洲也有湿病;不仅夏季有,一年四季都可以发生;不仅脾胃多湿病,心、肺、肝胆、脑、肾与膀胱都可以有湿病;不仅内科有湿病,外、妇、儿、皮肤、五官科也有湿病。"提出"百病皆由湿作祟"的观点。

第二节　湿的性质与病理特点

一、湿性隐匿,起病缓慢,缠绵难愈

湿为阴邪,濡润滋腻,渗透性伤人,不易察觉,明·徐用诚《玉机微

义》曰"感人于冥冥之中"，清·张璐《张氏医通》曰"湿气熏袭，人多不觉"，出现明显症状后病已较深。湿性黏滞、重浊、易伤阳气，阻滞气机，一旦伤人，胶着难祛，病程长，容易反复，缠绵难愈。故治疗不可用速求法，如汗之仅能微汗，下之只可缓攻，补之只能清补。《瘟疫时疫治疗法》告诫我们："若病家急于求效，医家急于建功，每见速死有之……医家病家切宜慎重。"

二、湿邪阻滞气机，易伤阳气

湿为阴质有形之邪，在体内容易阻碍阳气的运行，壅遏气机，使气机升降失常。清·叶天士曰"湿胜则阳微"，湿邪蕴结体内，脾胃长期被困，久则损伤阳气，此不像寒邪，阳气受损比较明显、迅速、直接，湿气内存，使阳气不能通达，如湿困清窍，清气不升，则头重如裹，嗜睡，精神不振；湿阻经络则气血不畅，可见肢体麻木疼痛，怕冷；湿阻鼻窍则打喷嚏，流鼻涕；湿困于中焦则脘闷腹泻，呕吐不欲食；湿困下焦则气化失司，开合无度，出现小便不利、浮肿等。

三、湿邪重浊、黏滞、趋下

湿性重浊，致病表现为沉重的特点，如头身困重、肢体酸重等。浊者即秽浊黏腻之象，可出现声重不扬，眼眵多泪，湿疹流脓，疮疡不愈合，大便黏滞，小便浑浊。湿为阴邪，阴性下流，容易伤人下部，出现小便不利、带下浑浊、脚气浮肿、下肢溃烂等症状。除以上黏滞的特点外，湿邪伤人，如油裹面，病情缠绵，胶着难解，起病慢，传变迟缓，病程长，反复发作，难以治愈。

四、湿多兼夹，不独伤人

湿为无形之邪，黏滞胶着，流动性差，不能独伤人，往往和其他邪气兼夹同时侵犯人体，可兼风、兼寒、兼暑、兼热、兼瘀、兼停食、兼饮邪、兼郁。

湿与风合，则为风湿，风湿伤人具备了风和湿不同的特点，如风湿痹证，既有走窜疼痛的一面，又有沉重疼痛的一面。风湿伤人产生的病理产物又作为治病因子伤害血管，造成血液的瘀滞，形成各种痹证。如风湿伤于肌表关节则发热口渴，肢体酸胀沉重，关节肿痛，肌肤瘙痒渗液；风湿阻络则汗出恶风，发热，头身重痛，关节烦疼，屈伸不利，小便不畅；风湿侵犯肌肤则肢体浮肿，溃疡，阴部瘙痒，流黄水，妇女黄白带下。

湿与寒合，则为寒湿，寒与湿，异名同类，同属阴邪，湿气重则生寒，寒与湿合形成湿寒，损伤阳气，阻滞气机，形成各种疾病，我国的沿海城市不但湿气重，而且湿寒为著，阳气虚者为多。寒湿停留在关节、经络则关节疼痛；停留在脏腑，则胸、腹、子宫各部位出现疼痛；寒性凝滞令该部位气血阻滞，湿伤阳气，导致病情进一步加重。

湿与暑合，有明显季节性，多见于夏季伏天及初秋，暑湿蕴结，熏蒸灼伤，清·费伯雄曰："但暑热之气自上而下，湿气自下而上，人在其中，无时无处不受其熏蒸燔灼，致病已非一端，又况起居不慎，饮食不节，其受病尚可问乎？"

湿与热合则为湿热，湿热为患比较多见，元·朱丹溪曰："六气之中，湿热为病，十居八九。"湿热互相裹结，《医原·百病提纲论》载"热蒸则湿动，寒郁则湿凝""湿得寒邪，活动力低，故病位集中；湿得热邪，热蒸湿动，活动力强，故病位广泛"。湿热为患，既有湿与热的特点，又有湿热黏合的特点，其特征一是特殊的热型，如身热不扬；二是矛盾的症状，既有湿伤阳气的一面，又有热伤阴的一面，表现为湿热并重、热重于湿、湿重于热3种证型。病情发展可有以下方面，一是湿热蕴久，造成湿邪、热毒、痰瘀互结，病情深重难愈；二是湿热蕴久，阳气受伤或治疗上过用寒凉，病情转为寒湿证；三是治疗过用燥热之剂，助长热邪，化燥化热，变为热病。

湿与燥合为燥湿，在风、寒、暑、湿、燥、火六气之中，湿与燥往往同时存在，清·石寿棠《医原》认为，六气之中，"燥湿之气，各主一岁之半"，如春、夏之季，雾露水湿、汗出沾衣、饮食生冷皆可使脾阳受伤而患湿证；秋、冬之季，气候凉燥、久旱无雨，又七情所伤、服辛辣、燥热之品，导致津亏体燥而多患燥证。内生湿与燥，由人体生理代谢过程中而产生，一则气虚不能运化则生湿，二则气虚不能生津则生燥。脾胃主运化水湿，在肺、肾、肝、胃、三焦、膀胱等脏腑的支持下，维持水湿和津液的代谢与平衡。一旦脾胃及各脏腑的功能失调，水液运化不利则生湿，津液代谢不济则生燥。故湿与燥源于同一病理机制，与气血津液的代谢及肺、脾胃、肾的功能密切相关。清·石寿棠《医原》载"内湿起于肺、脾、肾，脾为重，肾为尤重""内燥起于肺、胃、肾，胃为重，肾为尤重"。指出脾肾失于蒸化则生内湿，胃肾失于滋养则内生燥。内湿、内燥之人则易感外湿、外燥。清·叶天士《临证指南医案》曰："水流湿，火就燥，有同气相感之理。"在外感病证中，往往出现湿燥合病的现象，如外湿侵犯体表，可出现发热恶寒，口干咽痛，目赤，身体拘急，皮肤瘙痒，搔抓出水，渴而不欲饮，肢体困重、浮肿，关节疼痛，纳呆，大便稀溏，舌苔白或舌红少津，既有湿犯肌表、湿困脾胃，又有"湿郁则不能布津而化燥"，呈现湿燥合病的病证。

内生湿与燥则产生于机体的代谢过程，国医大师周仲英教授指出："在正常生理状态下，燥湿有如水火互济的关系，保持不干不润的动态平衡，病则盈亏失调，互为影响，燥湿同病，转化相兼。"由于受饮食、气候、生活规律的影响，肺、脾、肾功能失调可产生内湿；过食辛辣，用药及治疗不当，久病伤阴，阴液亏少，胃、肝、肾功能失调可产生内燥。内伤疾病中，湿燥往往相兼，多见上燥下湿、上湿下燥、外燥内湿、外湿内燥等现象。故临证既要知湿，又要明燥，湿燥同治，开合有度，升降相宜，补泻适当，才是圆机活法。

痰湿与湿同源，湿之稠者谓之痰，湿之清稀者谓之饮，故痰湿、痰饮并称。痰湿既是脏腑功能失调的病理结果，又是致病因素，痰湿阻滞气机，进一步影响脏腑升降出入，则影响了水液代谢，造成湿的进一步积聚。痰湿为流质，随身体的代谢可存留在任何部位，如痰湿在上焦，停留在肺，使肺失宣降，可见胸闷气短，咳吐痰涎；痰湿在中焦，使脾胃升降失司，脾失健运，胃失和降，则腹胀，恶心呕吐，泄泻；痰湿在下焦，使肾司二便的功能失调，气化失司，开合失度，可出现小便不利、癃闭、水肿等症状。

瘀血与湿皆为病理产物，又是致病因素，二者可互相影响，瘀血内停，水液代谢障碍，因瘀可致湿；水湿内停，血液循环障碍，因湿而致瘀。瘀血致病，气血不畅，气化失司，水液代谢障碍，可出现水肿、流注、痈疡等湿浊内停病证；湿气重，影响血液循环，可出现胸痹、癫痫、鼓胀等痰瘀互结病证。

五、湿邪弥漫，无处不到

湿邪无定体，弥漫性和流动性强，其侵犯人体上可达脑窍，下可致二阴，外可达皮肤肌表，内可至五脏六腑，全身脏腑组织肌表、筋脉关节无处不到。

湿伤于头部，多夹风邪，出现头沉重如裹，头晕，头痛，鼻塞声重，声如从瓮中出，眼痒流泪，耳道流水，有的伴有胸闷等症状。

湿伤于肌表，可见发热微恶寒，身沉重，肢体痛，鼻塞，皮肤痒，长疖肿，麻木浮肿。

湿伤于肌肉，可见肢体沉重，肌肉酸痛、困倦，乏力，大便黏滞不爽或便溏，口黏，舌淡苔白腻，脉濡滑。

湿伤于腠理，可见往来寒热，发作有时，寒多热少为寒湿，热多寒少为湿热，伴肢体痛、恶心、食欲不振。

湿伤于筋脉，可见身体沉重，麻木不仁，或肌肉萎缩，胸闷腹胀，舌苔黄腻，脉细数，清热利湿，通利筋脉。

湿伤于骨骼，可见关节疼痛重着，屈伸不利，腰腿痛、麻木、酸重，怕冷，身体发凉，舌红苔白，脉弦紧。

湿伤于腑，伤胃可见恶心反酸，打嗝，胃痞满胀痛；伤肠可见泄泻，稀水便或便不成形，腹痛，下坠，便脓血或里急后重，脓血便。伤膀胱可见尿频，尿短，尿结石，尿灼热。

湿伤于心包，出现变证，可见烦躁不宁，喘憋，甚则神昏；还可出现休克、少尿、手足四逆等内闭外脱之证。

湿伤于五脏，伤于心可见心悸，胸闷气短，失眠；伤于肺可见咳嗽，咳喘，白痰、黄痰、胸痛；伤于脾可见食欲不振，大便溏，下坠，腹痛，五更泻，黄疸；伤于肝可见口苦，两胁胀满，阴囊潮湿，下部湿疹而痒；伤于肾可见腰酸乏力，小便不利，房事不感兴趣。

湿伤于血分，可出现斑疹，出血，神昏谵语。

第三节　湿病的治法

湿病病情复杂，治疗方法应灵活多变，不可执于一端，总的原则是根据湿邪的盛衰、部位浅深、湿证的兼夹、病势的变化、正气的强弱、虚实夹杂，还要因人、因地、因时制宜，随机应变，圆机活法，依法定方。《丹溪心法》曰："须对证施治不可持一也。"根据湿的性质与变化，我们主张三焦祛湿法、五脏祛湿法、辨证祛湿法 3 类方法。

一、三焦祛湿法

三焦以部位划分，是气机升降出入和水液代谢的通道。内含全身的脏腑。清·吴鞠通的《温病条辨》根据湿病的特点，提出三焦辨证理论，对于指导湿病的治疗仍具有现实意义。吴鞠通曰："治上焦如羽，非轻不举；治中焦如衡，非平不安；治下焦如权，非重不沉。"根据湿邪所在部位不同，采取不同的治疗方法，不可"治上犯中，治中犯下"，湿在上焦以芳香化湿为主，停于中焦健脾化湿，聚于下焦淡渗利湿，弥漫三焦，则当分消三焦。

（1）芳香化湿法：适用于湿浊内盛，上蒙清窍，阻滞经络。症见头重如裹，眩晕耳鸣，肢体困重，脘腹痞满，泛酸呕恶，便溏。常用药物有藿香、佩兰、香薷、苏梗、荷梗、白豆蔻、石菖蒲、砂仁等。代表方剂为三仁汤、藿朴夏苓汤等。

（2）苦温燥湿法：适用于湿浊中阻，湿滞经络。症见脘闷腹胀，食少，口淡无味，肢体沉重酸楚，嗜睡，舌苔厚腻，脉濡。常用药物有苍术、厚朴、半夏、草果、陈皮等。代表方剂为平胃散、藿香正气散等。

（3）淡渗利湿法：适用于水湿内停，小便不利，水肿，淋浊，泄泻，痰饮，关节肿痛。常用药物有通草、滑石、茯苓、泽泻、猪苓、车前草等。代表方剂为茯苓皮汤、薏苡竹叶散、五皮饮等。

（4）分消三焦法：邪入三焦，气滞津停成湿，治法为分消三焦。适用于上焦面部浮肿、中焦腹胀大便稀溏、下焦小便不利等症。常用药物有杏仁、厚朴、茯苓。华岫云，湿阻上焦"用开肺气，佐淡渗，通膀胱"，湿阻中焦"用术、朴、姜、半之属，以温运之"，湿阻下焦"以苓、泽、腹皮、滑石等渗泄之"，因势利导，分而治之，代表方剂为藿朴夏苓汤。

二、五脏祛湿法

内湿因于脏腑功能失调，五脏参与湿的代谢，并各司其职，五脏之中任何一脏出了问题，都会造成水液循环障碍，湿气内停。故对于内生湿邪的治疗，宜用五脏祛湿法。

（1）养心祛湿法：补益心气，通利水湿，达到强心利水的效果。适用于心气虚衰，血运不畅而致心悸怔忡、浮肿、尿少等症。常用药物有人参、黄芪、茯苓、泽泻、猪苓、车前子等。代表方剂为参芪茯苓汤、黄芪补中汤、春泽汤（五苓散加人参）。

（2）疏肝化湿法：疏肝理气，调畅气机，祛除水湿。适用于肝气不舒，水湿不化之证，症见肢体肿胀，两胁胀满疼痛，阴囊潮湿及湿疹瘙痒。常用药物有柴胡、青皮、郁金、川芎、当归、车前子、萆薢、五加皮等，代表方剂为加味逍遥散、蒿芩清胆汤。

（3）健脾祛湿法：益气健脾祛湿。用于脾虚湿困，湿浊中阻证。症见食少泛恶，脘闷，纳呆倦怠，乏力肢体沉重，尿少，便溏，浮肿。常用药物有黄芪、党参、白术、扁豆、薏苡仁等。代表方剂为防己黄芪汤、六君子汤、实脾饮。

（4）益肺利水法：补益肺气，祛湿利水。适用于肺气不足，水湿内停之证。症见咳嗽、白痰、气喘、咽部有痰、胸痛等。常用药物有黄芪、党参、茯苓、桔梗、薏苡仁等。代表方剂为春泽汤、益气止淋汤（杜仲、续断、益智仁、茯苓、炒车前子、甘草梢、升麻）。

（5）补肾化湿法：温肾阳、补肾气、化湿。适用于肾虚水泛，腰酸乏力，小便不利，尿频、尿不畅、失禁，尿浑浊。常用药物有附子、肉桂、细辛、茯苓、泽泻、猪苓、胡芦巴等。代表方剂为真武汤、济生肾气丸。

三、辨证祛湿法

湿性弥漫，无处不到，治疗湿邪，不可拘泥，应根据湿邪的病位、病性、病势发展，灵活辨证施治，因此辨证祛湿法是治疗湿病精准的方法。

（1）疏风化湿法：祛除肌表、经络、筋骨间风湿邪气，具有疏风散湿、活血通络、舒筋止痛的作用。适用于风湿表证或风湿痹证，症见恶寒发热，头身重痛，肌肉疼，关节不利，腰膝酸痛，舌苔白腻，脉浮弦。常用药物有防风、羌活、独活、海风藤等。代表方剂为九味羌活汤、独活寄生汤。

（2）散寒除湿法：温阳祛湿散寒，适用于寒湿在肌表，寒湿伤于中焦（寒中）之证。症见肢体关节疼痛，身体沉重，身肿，麻木，脘腹疼痛，大便泄泻，白带多。常用药物有麻黄、桂枝、苍术、白术、羌活、防风、肉桂、豆蔻、半夏、青皮、木香、附子、干姜、乌头等。代表方剂为麻黄苍术汤（麻黄、苍术、黄芪、草豆蔻、柴胡、羌活、生甘草、当归、防风、炙甘草、黄芩）、厚朴温中汤（厚朴、陈皮、甘草、茯苓、草豆蔻、木香、干姜）等。

（3）清热利湿法：运用清热渗湿及清肝利胆的药物，具有清热通淋、利胆退黄的作用。适用于湿温、黄疸、湿热下注的淋浊、带下、腹泻、下肢丹毒及湿疹等症。常用药物有萹蓄、木通、石韦、瞿麦、海金沙。代表方剂为八正散、茵陈蒿汤、萆薢渗湿汤（萆薢、薏苡仁、黄柏、赤苓、丹皮、泽泻、滑石、通草）。

（4）清暑化湿法：治疗暑湿合病的治法。症见烦渴壮热，胸痞呕逆，关节尽痛，手足倦怠，苔腻，脉洪大。宜清暑化湿并举，常用药物有六一散、竹叶、连翘、太子参、白术、茯苓、滑石等。代表方剂为东垣清暑益气汤、天水六一散、半夏泻心汤、桂苓甘露饮（白茯苓、白术、猪苓、甘草、泽泻、寒水石、桂枝、滑石）等。

（5）通腑泄浊法：运用泻下药利水，使湿邪从下而解的治法，也是"开其大便，以逐其水"的治法。适用于顽固的水肿，伴有大便不通。常用药物有甘遂、大戟、芫花、黑丑、白丑、茯苓、大黄、皂角、蚕沙等。代表方剂为十枣汤、舟车丸。

（6）辛开利水法：运用辛开宣散和利水祛湿的药物以宣发肃降肺气，达到辛开利水、通调水道的效果。适用于肺气失宣，决渎失职导致的风水、尿少、水肿等症。常用药物有麻黄、防己、浮萍、细辛等，代表方剂为越婢汤。

（7）活血祛湿法：运用活血利水的药物，以化瘀祛湿，活血利水。用于水湿内停兼有瘀血证候者。常用药物有泽兰、牛膝、刘寄奴、蒲黄、天仙藤、丝瓜络、坤草等。代表方剂为桂枝茯苓丸。

（8）升阳除湿法：补脾升举阳气而除湿的方法。适用于中焦阳气下陷而湿气内停证。症见泄泻，飧泄不止，里急后重，崩漏，月经不调，头昏气短，鼻塞头痛。常用药物有苍术、白术、泽泻、人参、川芎、防风、黄芪、升麻、柴胡、陈皮等。代表方剂为升阳除湿汤、升阳益胃汤、补中益气汤等。

（9）理气除湿法：疏肝理气、调脾胃升降而除湿的方法。适用于脾胃失和，情绪影响脾胃功能而出现麻木，肩背痛，恶心，嗳气，泄泻，食欲不佳，脘腹胀满，情绪抑郁，自汗。常用药物有升麻、柴胡、黄芪、橘皮、炒神曲、干姜、豆蔻、益智仁、白蔻仁、砂仁、茯苓、猪苓、陈皮、郁金、香附等。代表方剂为加减平胃散、越鞠丸、中满分消丸等。

（10）益气祛湿法：适用于气虚气化无力，脾虚运化失常之证，症见气短汗出，容易感冒，浮肿，大便稀溏。常用药物有人参、黄芪、茯苓、白术、大枣、泽泻等。代表方剂为参苓白术散、防己黄芪汤等。

（11）养阴祛湿法：适用于湿邪郁久伤阴，而湿邪未尽；湿热久羁，热伤阴分，或阴虚而湿留未去，或脾阴亏乏，水湿内停，津液已伤。祛湿以辛润、温润、淡渗为宜，如藿香、佩兰、杏仁、薏苡仁、茯苓、通草、白茅根、芦根、六一散；治湿而不碍燥，治燥而不碍湿，养阴常用石斛、枸杞子、玉竹、何首乌、胡麻、粳米、山药、大枣、莲子、扁豆等。

（12）化痰祛湿法：湿邪日久，湿聚热蒸，炼液为痰。症见咳嗽痰多，白稀痰，或黄痰，面色萎黄，脘腹胀满，便溏，呕恶纳呆，口黏，肢体麻木困重，舌苔白腻，脉濡或滑。治以祛湿化痰为法。常用药物有陈皮、竹茹、法半夏、地龙、僵蚕、海蛤粉、黛蛤散、金礞石等。代表方剂为二陈汤、温胆汤、清金化痰丸（黄芩、栀子、桔梗、麦冬、瓜蒌、橘红、茯苓、甘草）。

第四节　湿病辨证论治思路

湿病错综复杂，变化多端，掌握正确的辨证治疗方法很重要，只有思路正确了，才能实现精准治疗。我跟随路志正先生研究湿病近 20 年，通过临床治疗用药的总结，将湿病的辨证论治过程总结为六字诀，即一审、二辨、三法、四药、五顾、六养。一审即审三因；二辨即辨病所属（病位深浅、寒热虚实、升降出入）；三法即灵活施法，合理使用三焦治法，调脾胃治法，圆机活法；四药即巧用方药，注重轻灵活泼、因势利导、量化有度，用药分寸拿捏到位、不偏不倚、恰到好处；五顾即处方审核回顾，重点审核立法是否正确，选方是否恰当，处方的寒热补泻、升降浮沉是否得当；六养即治养结合，用药十之八九，即要结合食疗、外治法，以及完善处方后，再给予养生保健的医嘱，由此可窥湿病辨证处方的全过程。

一、审三因

1. 审体质

体质是疾病发生、发展及传变的依据，病证的产生以体质为背景，不同的体质对疾病发生具有易感性，如湿病多以气虚、阳虚、痰湿、湿热体质为背景发病，辨证应先识体质，如气虚（阳虚）与湿是一对孪生兄弟，气虚（阳虚）必然生湿，有湿也肯定伤气（阳气）。在疾病的转化中，阳气虚的人患湿病多转化为寒湿，阴湿之人患湿病多转化为湿热。脾虚湿重体质，感受外邪，湿郁咽部则有痰，遇有情绪波动则痰气交结，形成梅核气；湿郁鼻窍则患鼻炎，鼻塞不通，流鼻涕；湿郁肺部则咳嗽多痰；湿郁脑窍则头沉，头重如裹，头胀痛；湿郁关节则关节肿痛，僵硬活动不便；湿伤于胃可见恶心反酸，打嗝，胃痞满胀痛；伤于肠则泄泻，稀水便或便不成形，腹痛，下坠，便脓血或里急后重，脓血便；伤于膀胱则尿频，尿短，尿结石，尿灼热。平时喜喝茶、冷饮，好酒贪杯之人，形体肥胖，多为痰湿体质，稍受湿浊或风寒，则出现胸脘痞满，咳吐痰涎，眩晕，以及易出现高血压、高血脂、高血糖、胸痹心痛、脑中风等心脑血管病。湿病的治疗首先要以体质为背景，辨体质，识病证，然后处方用药。

2. 审时令

湿病有一定的季节性，故湿病辨证，要注重时令节气的变化。国医大师路志正教授十分重视季节和时令对湿病的影响，提出“百病皆由湿作祟”“四季皆可湿为患”的观点，认为湿为自然界气候之一，气运主属太阴，雷丰认为“土寄于四季之末，四时皆有湿病”，清·王孟英认为，“湿无定位，分旺四季”，元·朱丹溪也认为“六气之中，湿热为重”，路志正教授认为，湿病不仅南方独有，北方亦不少见，只是感邪途径不同，受侵脏腑各异，南方气候多湿以外湿为主，北方时令主燥，但饮食不节，过食肥甘之人日众，恣食生冷者随处可见，致脾胃受损，中阳困遏，内湿之证为多。由于全球气候变暖，湿度增大，节令有变，饮食结构不同，故一年四季均可湿病为患。春天气候变暖，立春雨水节后，冰雪融化，土地潮湿，气温回升，地中湿热之气郁蒸，酿成湿热，湿热秽浊毒邪，借春风吹拂，成为传播疾病的媒介，若素体虚弱，正气不足，极易感受寒湿、风湿之邪而诱发疾病，春气升发，肝气扼张，肝气克脾，木火刑金，皆可致痰湿为患；夏天气候炎热，人体腠理开泄，动则汗湿沾衣，加之暑期气温高，雨水多，湿度大，昼长夜短，睡眠少，食欲差，人体极易疲劳，又贪凉饮冷、冷水洗浴等，致暑湿、湿热之邪乘虚而入，伤人于冥冥之中，元·刘河间认为“六月湿气太甚”“湿病本不自生，因于火热怫郁，水液不得宣通，即停滞而生水湿也”，故夏季多见暑湿；秋季金风送爽，气候转凉，草木黄落，燥邪当令，昼短夜长，但暑热余焰未熄，仍有高温、高湿的秋老虎天气，令人闷热烦躁，霜降天气转凉，万木萧瑟，空气中水汽凝结成白霜，故曰霜降。雷丰《时病论》中指出：“湿气在于秋分之前，燥气在于秋分之后”，故初秋仍有暑湿存在；冬季大地冰封，气候寒冷，地表水湿无以蒸发，风寒之邪侵袭人体，对人体肌肉筋脉造成危害，《素问·六元正纪大论》曰：“寒湿之气，持于气交，民病寒湿发，肌肉萎，足痿不收，濡泻血溢。”冬季室内暖气空调，膏粱厚味，羊肉火锅，饮食增多，活动减少，内蕴湿热，患湿阻之人亦不少见。总之，南北地域，四时节气，湿邪无处不在，伤人为患。故治疗上应审时令，在复杂的病证中，依据症状、舌苔、脉象，综合分析，明确湿邪阻滞部位及寒热虚实，使湿去正安。如对于眩晕的治疗，有感于湿，湿邪蒙蔽或湿热熏蒸，导致头晕沉重者成为湿晕，可发生于四季。尝治湿晕患者，男，35 岁，于感冒后出现头晕目眩，视物旋转，时有恶心，经反复治疗不解而求诊。症见头晕恶心，周身倦怠，头胀，精神萎靡，困倦嗜卧，睡眠可，纳食一般，色苔白腻，脉濡。经过四诊和参，诊为平素湿邪内蕴，值春季感受风邪，与湿相搏，风湿束于肌表，上蒙清窍所致诸症。治以散风祛湿、健脾利水为法。药用秦艽、防风、防己、蔓荆子、炒蒺藜、葛根、当归、海风藤、大腹皮、大腹子、炒苍术、杏仁等。服药 7 剂后，头晕缓解，继如法调理而愈。又治患者张某，男，42 岁，眩晕 2 年，多为夏季发病。今又逢夏季，天气炎热，贪凉饮冷，眩晕发作，头胀耳鸣，舌苔薄白，脉弦滑。此为夏季感受暑湿之邪，与内湿相搏，治以清暑益气祛湿为法，仿清暑益气汤加减，药用生黄芪、炒苍术、姜半夏、菖蒲、郁金、茯苓、杏仁、炒薏苡仁、防风、防己、川芎、葛根。药后眩晕即减，诸症亦消。以上病例均是辨湿邪、审时令、抓主症、灵活施治的成功案例。

辨证要审时令，把时令变化的寒热与湿结合起来，依据四时气候变化的特点，确定相应治法，体现了"人与天地相参"的中医辨证观，在病证的加减用药中，也要注重时令的变化，如李东垣的清暑益气汤为长夏季节的常用方，但在初秋季节，秋后一伏尚在，湿热交蒸，肺气受逼，应适应秋损的时令加减，元·李东垣《脾胃论》曰："加五味子、麦冬、人参泻火，益肺气，助秋损也。"国医大师路志正教授临证，常根据四季气候的变化加减用药，如治疗外感，在春暖多风季节，应在疏风清热解表基础上，加炒白术、白茅根、芦根、生黄芪等益气固卫护津之品；遇阴雨天气，应加芳香温通药物，宣畅气机，透表达邪，如藿梗、荷梗、佩兰、厚朴花、苏梗等。治疗泄泻患者，在多雨季节，要加健脾益气、燥湿祛湿之药，如生黄芪、炒白术、炒苍术、生山药、炒薏苡仁、茯苓、杏仁等；如在冬季，则加温阳护脾肾之药，如吴茱萸、补骨脂、肉豆蔻、干姜等温中散寒收敛止泻；如在夏季则应在温阳散寒之剂中加入清热之品，如蒲公英、布渣叶、莲子等；如在旱季，则应加入太子参、五味子、麦冬等益气补阴之剂。时间医学研究成果显示，给药时间或季节的不同，相同剂量的药物其作用的强度有很大的差别。这一顺应气候变化而治疗用药的思想，是我们治疗湿病的圆机活法的一个方面。

3. 审地域

湿病的发病与体质、生活习惯、生活条件、居住环境都有密切的关系。工作或居住于潮湿、空气不流通的环境中的人，容易患湿病。我国地域辽阔，地域环境湿度不尽相同，即使同一地区，不同季节，湿度差异亦为明显。在华东、华南地区，受东南季节风影响，盛夏多雨多雾，空气中水蒸气处于饱和状态，湿度较高，如广州、珠海等地，年平均降雨量1684 mm，居我国之首，每年的3—8月，平均湿度达85%左右，最高湿度可达98%以上，海南、云南等有些地区降雨量偏多，相对湿度达85%以上，长夏季节湿度可达100%，持续高温高湿天气，使人感到闷热难耐。我国北方，空气干燥，年平均湿度较低，但随季节也有明显变化。如北京的年平均湿度为53%，位于东北平原的哈尔滨，平均湿度为67%，位于东南部的上海平均湿度为75%，西南部的成都平均湿度为82%，但每年7—8月，北京和哈尔滨的相对湿度可达79%，与上海的83%、成都的86%、广州的83%，相对湿度非常接近。说明盛夏季节，北方的湿度也比较高，日照和通风较差的地方，室内相对湿度可达90%，不论南方、北方随季节不同相对湿度均较高，因此与湿有关的疾病有持续增高的趋势。我国的青岛地区，夏季平均气温为23 ℃，温度适中，但地处沿海，多雾潮湿，年均降雨量为768 mm，7—8月，其湿度可达100%，生活在此地的居民，高发病为风湿性关节炎、过敏性鼻炎、过敏性湿疹等，与其特有的地域密切相关，其他沿海城市也有此特点。

我国台湾，以台北、高雄、台中为例，三地的相对湿度大体相近，在74%～75%，四季的平均湿度差异较小，在71.5%～77.9%，在这种温度、湿度环境中，易感受寒湿、湿热两种不同的湿邪，此地的湿病高发。

马来西亚、新加坡等东南亚国家，高温多雨，气候炎热潮湿，地域湿度在65%～97%，有的时候新加坡年湿度可达92%～98%，典型的湿热相交气候，为了适应这种环境，人们喜食咖喱、辣椒等辛辣之品，又喜欢冷饮加冰等寒凉之物，这种食饮习惯也导致湿性体质、湿热体质的人偏多。

大雾、雾霾及深山密林中的瘴气，均是以湿为先导的之病邪气，雾气中含有氢、硫酸根、氟、氯、氨根等离子，还含有有机酸、有机醛等工业污染物，是对人体有害的物质。雾霾以气溶胶的形式经呼吸道进入肺造成损害。瘴气在高湿高温且风速较低的环境中生成，这种高温高湿的条件有利于细菌等致病微生物的繁殖、传播与蔓延，如疟疾、丝虫病等即在瘴气地区流行。福建、广东、广西、云南的部分地区，3—6 月湿度在 80% 以上，这种湿热气候背景下使山林有生成暖雾的条件，是瘴气出现最多的地区。在四川黑竹沟大雪山，据科考人员发现，黑竹沟石门关一带发生的人畜神秘失踪事件，主要是由于瘴气所致。资料显示，石门关一带长期阴冷潮湿且相对关闭，一些植物在腐烂过程中所产生的 CO_2、H_2S 等腐败气体因密度大而沉于谷底，再加上地势低洼或四周山峦屏障，空气难以流动，于是这些不支持呼吸的有毒气体，大量在谷底积聚，形成了厚厚的瘴气层，当人畜进入时，若瘴气层的厚度超过人畜高度时，因缺氧致神志不清而跌入深渊，或中毒窒息而死。

中医认为天人是相应的，人处在高湿的环境中，皮肤黏膜及细胞体液免疫水平发生变化，机体处于免疫力低下的状态，导致防御力下降，各种疾病油然而生。如沿海城市由于是海洋性气候，湿度较大，人们喜食酒醴海鲜，高脂血症、高尿酸血症高发，心脑血管病患者也较为敏感，发作频繁，危重患者在闷热天、风雨交加之夜辞世者多。慢性支气管炎和肺气肿与地域的湿度也有关系，红眼病的流行在高温、高湿的环境有利于流行。关节炎对高湿气候非常敏感，相对湿度大于 10% 时，关节炎的发病率明显增加，疼痛也在阴雨天加重，被称作湿度的"晴雨表"，我国沿海地区、东南亚地区及欧洲地区风湿病高发，其病因与地域气候都有相似的特点。

湿热气候还使人易患偏头痛、溃疡病、脑血栓等，有学者研究，当环境湿度增加时，身体从肠道吸收水分，导致浮肿。结缔组织病的发生，居处环境潮湿是首要危险因素。医源性湿病见于大量输液的患者，在输液后出现头晕，胸闷，胃胀，食欲不振，舌苔白腻，脉濡或濡数，属中医湿阻类疾病。

精神疾病中同样存在"湿"的影响，各种湿病中常伴有不同程度的情志症状，目前发病率上升的焦虑症及所谓"黎明现象与日落综合征"即属此类，黎明现象是糖尿病患者多于清晨 4 时至 5 时病情加重，自觉不适，空腹血糖升高，且与摄食及运动无关；日落综合征是指一些老年人在傍晚时分，突然不识家门，不辨家人的神志混乱状态。清晨和傍晚均是一天当中湿度偏高的时分，说明环境湿度对于疾病的发展和转变是有影响的。

二、辨病所属

1. 辨病位深浅

湿病辨证，要明病因、辨病性、定病位、审病势，通过综合分析，确定治法方药。

首先要了解发病的情况，外感湿邪起病前多有感受湿邪的条件，外感寒湿常有冒雨受寒或工作环境潮湿的病史，初起面色苍黄，头痛头重，身体重痛，恶寒发热，鼻塞流清涕，胸闷，恶心呕吐，泄泻；外感湿热病多有高温且湿度大环境中，尤其是在下雨后，烈日当空，地湿上蒸，天热下迫，湿热交蒸情况下工作的病史，初起表现为恶寒身热不扬，汗出热不退，头痛头重，身体困倦，肌肉酸痛，胸闷脘痞，口干不欲饮。内生湿病多有饮食失调和脏腑功能失常的病史，饮食失调一是过食生冷瓜果和食品，或饮冰冻饮料，或食用贮存不当的食物，容易导致寒食损伤脾胃阳气，阻碍脾之运化，表现为脘腹胀满，泛恶欲吐，腹痛腹泻，头身困重；二是过食肥甘厚味，鸡鸭鱼肉，或过饮酒类，影响脾胃运化，导致湿蕴中焦，郁而化热，形成湿热困脾证，表现为脘腹胀满，呕恶纳呆，肢体困重，大便黏滞不爽，小便短赤，舌苔黄腻而厚，脉濡数。脏腑功能失调导致的内湿病，一是素体阳气不足，或久病重病，致脾肾阳气亏虚，水湿不化，以致寒湿内生，表现为四肢及头面浮肿，小便短少，形寒肢冷，纳呆便溏，四肢麻木，疲乏气短，舌淡苔白而滑，脉细弱。二是情志失调，作息无度，导致气血紊乱，水湿内停；或气郁化热，湿热互结，表现为烦躁，胸闷腹胀，恶心口苦，大便不调，小便短赤，舌苔黄腻，脉弦。

湿邪侵犯人体有三条途径：一是从口鼻而入，先侵犯人体的上焦，进而侵犯中、下焦。湿从口鼻而入，伤于肺卫，出现鼻塞流涕，咽痛，发热的感冒症状；湿邪阻肺，肺失通调之职，则出现咳嗽，痰饮，胸闷，水肿，尿少等；湿伤脾胃，则便溏，泄泻，嗳气，恶心，呕吐痰涎；湿阻于心，心阳不振，则心悸，气短，尿少，水肿；湿阻于肝胆，肝胆失于疏泄，则口苦，黄疸，结石；湿阻于下焦，膀胱气化不利则小便淋沥或癃闭，水肿；肾虚不固则遗尿，腰痛，水肿。二是湿由肌表而入，先伤肌表，次经络，终于脏腑。湿伤肌表，多与风合，风湿在肌表，表现为发热恶寒，肢体困重，头痛咽痛，咳嗽，舌苔薄白，脉浮数；湿邪浸淫皮肤可出现皮肤湿疹、痒疮；湿伤筋脉，可表现为肢体麻木、重着；湿伤关节，可出现关节疼痛、肿胀；湿伤脏腑，先伤脾胃，次肝胆，后伤肾出现重症。三是湿邪直接中伤脾胃，此必是脾虚湿重之人，湿邪直中伤脾胃，表现为脘腹胀满，呕吐泄泻，不欲饮食；脾胃湿郁，肝胆失于疏泄则口苦胁痛，出现黄疸；脾虚湿重损伤肾阳，则脾肾俱虚，形寒肢冷，腰酸腿疼，大便溏稀，尿少浮肿。

清·叶天士曰："亦有外不受湿，而俱湿从内生者，必其人膏粱酒醴过度，或饮茶汤太过，或食生冷瓜果及甜腻之物……若内生湿邪，因膏粱酒醴，必患湿热……因茶汤生冷太过，必患寒湿之证。"内湿是脏腑功能失调而产生的病理产物，主要来源于体内水湿、津液代谢失常，根据体质的不同，可出现寒湿、湿热两种证型，寒湿病表现为头身困重，大便溏，胃寒怕冷，咳嗽痰多，肢体浮肿。寒湿病不能有效的治疗，进一步转化可出现阳气虚衰证。体内有湿，阳气尚盛，湿郁化热，则为湿热证，此时湿的转化较为复杂，可以寒化、热化、虚化、实化，《医宗金鉴》曰："人感受邪气虽一，因其形藏不同，或从寒化，或从热化，或从虚化，或从实化，故多端不齐也。"薛生白曰："中气实则病在阳明，中气虚则病在太阴。"说明个体差异，中气盛衰，决定疾病的转归，中气实者阳气旺，湿从热化，表现为热重于湿；中气虚者阳气不足，湿热之邪，稽留太阴，表现为湿重于热。湿热病变以脾胃为中心，但中焦之湿热，既可熏蒸上焦，又可波及下焦，造成上下交相为患。湿热病发于肌表为身热不扬；困于清窍为头目困重；阻于关节经络则肢体红肿热痛；阻于肺则咳嗽有痰；困于心则胸闷心痛；阻于肝胆则黄疸、结石；困于脾胃则纳呆、便溏、泄泻；阻于膀胱则尿赤、尿频、尿痛；阻于肾则见腰酸、结石。湿热的传变，入营血可内陷厥阴，出现耗血动血，肝风内动而抽搐。到后期，正气虚衰，可出现肝肾阴虚和脾肾阳虚之重症。以上湿邪伤人之浅深层次要十分清楚，方可精准辨证。

2. 辨湿邪兼夹

湿为无形之邪，黏滞胶着，流动性差，不能独伤人，往往和其他邪气兼夹同时侵犯人体，如风湿、寒湿、湿热、暑湿、燥湿、痰湿、湿瘀等。

湿与风合为风湿，具有风和湿不同的特点，风湿可伤于体表，伤于肌肉、筋骨，伤于血脉，伤于上中下三焦。

湿与寒合为寒湿，寒湿可停留在关节、经络、脏腑，易伤阳气，阻滞气机，形成各种疾病。

湿与暑合为暑湿，多见于夏季伏天及初秋，暑湿可影响三焦气化，伤肺、伤脾胃、伤肾，导致全身的病变。

湿与热合则为湿热，湿热比较多见，可表现为湿热并重、热重于湿、湿重于热3种证型。病情转归及病势发展有如下方面，一是湿热蕴久，痰瘀互结，病情深重；二是湿热蕴久，阳气受伤转为寒湿证；三是湿热燥化，变为热病。

湿与燥合为燥湿，在外感病证中，可表现为湿燥合病，既有湿郁又有燥象。内伤疾病中，往往湿燥相兼，多见上燥下湿、上湿下燥、外燥内湿、外湿内燥等现象。

湿邪凝聚为痰湿，痰湿容易阻滞气机，影响脏腑升降出入，使水液代谢紊乱，痰湿可停留在任何部位，出现相应的症状。

瘀血与湿皆为病理产物，又是致病因素，二者可互相影响，瘀血内停，水液代谢障碍，因瘀可致湿；水湿内停，血液循环障碍，因湿而致瘀。

3. 辨寒热虚实

湿病的辨证，以八纲辨证为总纲，重在辨别表里、寒热、虚实。辨表里：外感湿病的表证，不论湿热还是寒湿，都可以出现恶寒发热，湿热表证其恶寒程度比风热表证明显，比风寒表证要轻。清·薛生白《湿热病篇》曰："湿热证，恶寒无汗，身重头痛，湿在表分。"寒湿表证恶寒较重，类似于伤寒病初起，恶寒严重，甚至战栗不止，头身疼痛。清·石寿棠《医原·湿气论》曰："再以外感寒湿言之，寒湿为湿之本气，本气为阴邪，其见证也恶寒战栗，周身疼痛。"人体表之气的盛衰，对于感受湿邪，具有决定作用，表气虚者易感受湿邪而形成表湿之证，表气实则不易发病。

辨寒热：主要是辨寒湿与湿热，要能够正确判断湿与热、湿与寒的轻重比例，湿与热的轻重比例分为湿重于热、湿热并重、热重于湿3种情况，判断湿热比例主要通过舌象、脉象、热象、口渴程度和精神状态来进行。热重者见舌红苔黄，脉率快，脉大而有力，口渴喜冷饮，神情烦躁，热势明显；湿重者见舌苔淡或稍红，舌苔淡黄而腻，脉率较慢缓，脉形小而无力，口渴不明显，或渴不欲饮，神情倦怠，热势不扬。寒湿主要辨别轻重，寒湿重则阳气被阻遏或损伤是不可避免的，故寒湿证多伴有阳虚，判断是否夹有阳虚，要看是否存在气虚，如少气懒言，神疲乏力，头晕目眩，自汗、活动后加剧，舌淡苔白，脉虚无力。

辨虚实转化：湿热或寒湿之证，可进一步转化，湿热证蕴久可伤阴；寒湿证可损伤阳气，终成寒热错杂，虚实夹杂之证。虚实夹杂证常见有气虚失运、阳虚失化，正虚邪留等病机，气虚则气化功能减退，致水液潴留，痰饮内生，出现小便不利，浮肿等；阳虚水液失于温煦，致水湿停滞，产生泛恶，吐泻清冷，五更泻，尿少尿闭，水肿；正气虚弱，阳气失于蒸化，水湿留恋，造成慢性腹泻，尿少，水肿或痰厥神昏；正气不能胜邪，水肿严重，可致水气凌心、水寒射肺等危急重症。

4. 辨升降出入

升降出入是脏腑功能运动的基本形式。通过气机的升、降、出、入维持机体的新陈代谢和生命活动。水液代谢在体内是一个独立的系统，心、肝、脾、肺、肾五脏都参与了湿的代谢过程。《素问·经脉别论》曰："饮入于胃，游溢精气，上输于脾，脾气散精，上归于肺，通调水道，下输膀胱，水精四布，五经并行。"指出了肺、脾胃、肾与膀胱直接参与了水湿代谢的过程，水液代谢以三焦为通道，中焦上通下达为水液代谢的枢纽，脾胃居于中焦主升清降浊，将水谷精微物质输送全身，代谢产物排出体外，犹如长江的水利枢纽，如果脾胃出了问题，就会影响水液的代谢以及上输下达，导致水液停于体内。脾胃的升降代谢活动，得到五脏的参与配合，如肝主升发、肺主肃降、心火下降、肾水上升等均有助脾胃的升降运动以完成新陈代谢。如气的升降出入失调，则会出现升降紊乱乃至生命活动的终止，《素问·六微旨大论》载"出入废，则神机化灭；升降息，则气立孤危。故非出入，无以生老病死已；非升降，无以生长化收藏"。五脏升降出入异常是湿病发生的内在根源，肺失宣降，津液失于敷布，水道失调，则无汗，少尿，水肿，胸闷，痰饮；脾不升清，运化失职，则便溏，飧泄；胃失降浊，则呃逆，嗳气，恶心，呕吐痰涎；心肾气机升降失常，心阳不振，不能下温于肾，水液失于温煦，气化不利，则心悸，尿少，水肿，甚至水气凌心；肝胆失于疏泄，则口苦，黄疸，湿热蕴结，形成结石；湿阻于肠道，则泄泻不止；阻于膀胱，则小便淋沥不畅或癃闭，或水肿。人体水液代谢的正常运行，是靠五脏功能共同协调完成的，其中任何一脏功能失常，都会导致水液代谢障碍而致水湿停聚，产生内湿。

三、灵活施法

湿病的治疗以祛除湿邪为原则，但湿邪来源复杂，兼症较多，可寒可热，有虚有实，治疗应法随证变，灵活变通，辨证要遵循因人、因时、因地的原则，确定病位，弄清寒热虚实、明确升降出入，精准辨证施治，而且湿病来缓去迟，病情缠绵，治疗不可极力建功，应谨守病机，顺应病势，证不变，法亦不变，证欲变，法应截断。在祛湿的同时，把握扶正原则，达到祛除湿邪，恢复正气而康复的效果。治疗上应重点掌握如下治法。

1. 三焦治法

清·吴鞠通创立的三焦辨证，是治疗湿病的辨证立法依据，三焦是水液运行的通道，内含全身脏腑，既是病位的划分，又是一个功能概念，湿邪为患，按感邪途径有外湿、内湿之分，按侵犯部位则有上、中、下三焦之别，治疗上应根据湿邪侵犯的部位采取三焦分治法和三焦合治法。

芳香化湿法是针对上焦湿邪的治法，湿郁上焦，兼及中焦，多见头昏脑胀、胸闷不舒，纳呆腹胀，身体困重，身热不扬，或神识昏蒙，舌苔白腻，脉濡，治以芳香化湿，解表和中，药用藿香、佩兰、苏叶、郁金、白豆蔻、石菖蒲、羌活、白术、砂仁等，既有化湿解表，又有醒脾和中的作用。湿郁上焦影响到肺的宣降功能，湿阻肌表，肺卫失调，湿从口鼻入肺，可见身热不扬，咳嗽，倦怠，口不渴，舌苔薄白，脉浮缓。治以宣肺解表祛湿，药用藿香、香薷、羌活、麻黄、桂枝、前胡、桔梗、枇杷叶等，解表祛湿，宣肺降气。风湿在肌表引起风湿痹证，症见恶寒发热，头身困重，肌肉疼痛，关节不利，腰酸疼痛，舌苔白腻，脉弦。治以疏风解表化湿，药用羌活、独活、防风、秦艽、豨莶草、海风藤等。

燥湿健脾法是针对湿邪中阻、湿困脾胃的治疗方法，分苦温燥湿和苦寒燥湿两种，苦温燥湿法是运用苦温燥湿药物祛除湿浊的方法，适用于湿浊中阻所致的脘闷腹胀、食少纳呆、口淡无味、肢体困重、酸楚困倦、嗜睡、舌苔白腻、脉濡等症状，药用苍术、白术、枳实、厚朴、草果、陈皮、豆蔻、半夏等；苦寒燥湿法是用苦寒燥湿的药物以去祛除湿热病邪的治法，适用于胃肠湿热所致的腹胀腹痛、大便稀烂热臭、舌苔黄腻等症，常用药物有黄连、黄柏、黄芩、龙胆草、茵陈、金钱草等。

淡渗利湿法是针对下焦湿邪的治法，湿在下焦引起小便不利、水肿、淋浊、泄泻、痰饮、关节肿痛等，治疗遵循"治湿不利小便，非其治也"的原则，使用淡渗利湿的药物，祛除体内湿邪，利水消肿，通淋止痛。常用药物有通草、滑石、薏苡仁、茯苓、泽泻、猪苓、车前子、车前草、玉米须、胡芦巴等。

湿性弥漫，三焦无处不到，故临证往往三焦同治，芳化、燥湿、淡渗药物同用，但常以中焦为重点，调脾胃祛湿同时照顾到肺之肃降、肝之疏泄、心之温煦、肾之渗利的作用，注重三焦气化，根据湿邪所在部位，侵及脏腑，采取相应治法，灵活多变。华岫云在总结叶天士治湿方法时说："今观先生治法，若湿阻上焦，用开肺气，佐淡渗、通膀胱，是即启上闸，开支河，导水势下行之理也；若脾阳不振，湿滞中焦者，用术朴姜半之属，以湿运之；以苓泽、腹皮、滑石等淡渗之，亦犹低湿处，必多烈日晒之，或以刚燥之土培之，或开渠以泄之耳。然三焦又为一整体，用药当互为策应。"

2. 调脾胃为中心

清·章虚谷曰："湿热之邪，始虽外受，终归脾胃。"内湿产自于脾胃，是脾胃功能失调的病理产物，脾虚有湿，很容易招致外湿侵犯，因此脾胃功能失调是内湿的主因，外湿的内因，调理脾胃也是湿病治疗最根本的方法，如何调理脾胃呢？笔者在临床遵从导师路志正教授提出的调脾胃十八字方针："持中央，运四旁，怡情志，调升降，顾润燥，纳化常"。

持中央、运四旁：立足脾胃，调理五脏。脾胃居中焦，灌溉四旁，既有坤静之德，又有乾健之能，是人体气机升降的枢纽；肺居上焦，具有宣发肃降，助脾胃运化水湿的功能，肺脾健则心肺之阳降，肝肾之阴升，而成天地交泰之常，故气化湿化，气机得畅，湿邪自解。故湿病辨治过程中，固护脾肺之气，应放在治疗的首位，无论苦温燥湿、清热利湿、淡渗利湿或扶正祛湿，都要在辨证基础上，加入宣肺降气、化浊醒脾的药物，如杏仁、桔梗、苏梗、藿梗、荷梗、佩兰、白蔻仁、枳壳等，肺气畅、脾胃健则湿邪可去。肝肾位于下焦，在水液代谢中起着重要的作用，肝肾亏虚则脾胃失去先天的滋养而运化无力，湿的输布与排泄障碍，造成水湿内停。因此，调脾胃祛湿的同时要依据辨证，适当加入疏肝补血、补肾填精的药物，如肝血不足者要加熟地、当归、白芍、女贞子、桑椹、枸杞子、川芎等；肾气亏者要加补骨脂、菟丝子、黄精、芡实、巴戟天、鹿角霜等。

怡情志、调升降：通过调畅情志疏肝以保障水液通道正常运行、气机正常升降的治法，肝在水液代谢中的作用有三个：一是可以调畅气机，使三焦水道正常运行；二是协调升降，共同完成水液代谢；三是调畅气血，保证气血运行通利，水道畅通。因此在湿病的治疗中，多肝脾同治以调畅气机为先。疏肝多采用轻清宣畅的药物，如玫瑰花、佛手、香附、绿萼梅、香橼、八月札、娑罗子等；调升降不仅指脾胃的升降，肝气升发，肺气肃降，肾气开合，均在调升降范畴，脾胃居中为升降之枢纽，肺气位于上焦，其宗气贯心脉而行呼吸，气血从右侧下降；肝主升发，气机从左侧上升，协助肺胃之气从右侧下降；肾位居下焦，肾阴蒸腾上滋于脾，心阳下温于胃，心肾上下相交依赖脾胃升降的通达，由此构成水液代谢的循环系统，黄元御在《四圣心源》曰："中气者，和济水火之机，升降金木之轴，道家谓之黄婆，婴儿姹女之交，非媒不得，其义精矣。"道出了脾胃与心肾、肺肝的关系。调理脾胃升清降浊的功能，注重心肺阳气的下降，肝肾阴气的上升，方可保障水湿代谢的平衡。

顾润燥、纳化常：是调整脾胃的习性，以中正平和，使脾胃发挥正常升降功能的治法，脾喜燥而恶湿，胃喜润而恶燥，脾为阴土，其性喜燥，脾燥则升，脾气健运，水液代谢正常，水精四布。反之，湿浊内生，困于脾胃，脾气不升，影响代谢功能，故"脾恶湿"。脾喜燥，对脾湿证要采取燥湿之剂治疗，胃喜润，说明胃病要用滋润之剂治疗。清·石寿棠认为燥湿二气是百病之源，在《医原》曰："人禀阴阳五行之气，人生于天地间，无处不与天地合。"人之生病亦感天地之气以病，亦必法天地之气以治。"然天地之气，在于阴阳之气，即燥湿之气也"。认为乾为天，天气主燥；坤为地，地气主湿，燥湿之气的偏盛和偏衰是导致百病的原因。国医大师周仲英教授指出："在正常生理状态下，燥湿有如水火互济的关系，保持不干不润的动态平衡，病则盈亏失调，互为影响，燥湿同病，转化相兼。其病理特点为'燥胜则干'，表现为阴血津液的亏耗不足；湿性濡润，为津液的潴留不能输化，故治燥需润之，治湿应燥之。"顾润燥就是调理脾湿胃燥，使脾得升清，胃得降浊，达到阴阳的平衡，升降和谐，则水液代谢归于正常。胃主受纳，脾主运化，二者功能简曰纳化，纳化常是恢复脾胃功能治法之一，路志正教授指出："不纳者胃损，不化者脾伤，纳化皆难则脾胃俱困，脾升而善磨，水谷腐熟，精气不能化者，乃胃不病而脾病也，当治脾；凡纳呆，食之而安然者，乃胃病而非脾病。"临证当审证求因，随证治之，纳化常，中焦运，升降乃调，湿去正存，诸病不生。

3. 圆机活法

湿病的治疗，不可拘泥一法一方，应审机立法，法随机圆，运用中医圆机活法的辨证思维，在涉及燥润、升降、寒热、消补等方面，应常中寓变，灵活施治。

燥润相济：脾胃同居中州，互为表里，脾主湿，"喜刚燥"，脾湿为患者，宜"以刚燥之土培之"。脾虚湿盛，应用苦辛温、苦辛凉之剂，由于苦能燥湿，辛以宣散升阳除湿，凉以滋润而补阴。同样，因"胃喜柔润"，胃燥阴伤者，应以甘凉濡润、酸甘济阴、甘缓益胃之品，佐行气利湿，以防滋腻太过。常用燥湿药物为炒杏仁、薏苡仁、苍术、白术、防风、羌活、黄芩、厚朴、半夏、茵陈；濡润相济为太子参、西洋参、炒麦冬、沙参、玉竹、生地黄。

升降相依：脾胃为人体气机升降之枢纽，脾以升为健，胃以降为和，对于脾阳受损，运化失司，中气下陷，以致出现头晕乏力，精神萎靡，四肢倦怠，大便溏泻，或脏器下垂，舌淡胖、边有齿痕，苔白滑，脉濡缓者，治宜升提中气，同时为防止升提太过，稍佐以润降；胃气不降者，表现为恶心欲呕，食欲不振，胸脘满闷，或脘胁胀痛，大便不爽，舌质暗，苔白厚腻，脉滑实。治当和胃降逆，下气除胀，为防降气太过，应稍佐以升阳之品，所谓升中有降，降中有升。常用升阳药物有黄芪、升麻、柴胡、防风、羌活、葛根、苍术、僵蚕等；降胃药物为木香、枳实、厚朴、枇杷叶、旋覆花等。

寒温并用：脾阳不足则生寒湿，胃阴不足则生燥热，脾湿胃热形成中焦湿热之候，症见口苦口黏，恶心欲吐，胸脘痞满，大便不成形或黏滞不爽，舌质暗红，苔黄腻，脉滑数或濡数。湿为阴邪，治当温化燥湿；热为阳邪，当用寒凉清热；湿热中阻，当寒温并用，辛开苦降。寒、热药之量，要随脾阳、胃阴损伤程度而定。常用热药为桂枝、干姜、淡附片、半夏、厚朴、肉桂、吴茱萸、艾叶、乌药；寒药为黄连、黄芩、栀子、猫爪草、布渣叶、黄柏、知母、蒲公英、茵陈、大黄等。

消补兼施：胃主受纳，腐熟水谷，脾主升清，二者同居中州，共同完成饮食水谷的消化、吸收过程。饮食失节可伤脾胃，脾胃功能失常又可导致饮食停滞，二者互为因果。饮食失节，食滞中焦，影响脾胃运化功能，导致气机痞塞者，症见脘腹胀满疼痛，嘈杂，嗳气腐臭，矢气频作，大便臭秽不爽，舌质暗，苔白厚腻，脉滑。治应消积导滞，疏通气机。同时加健脾益气之品，一助其运化，二防止消导太过耗伤气血，所谓"消补兼施"。主要消导药有生麦芽、炒麦芽、焦三仙、炒枳实、木香、八月扎、厚朴、山楂、槟榔片、鸡内金、炒莱菔子；益气健脾药有人参、黄芪、白术、党参、甘草、山药等。

肝脾同调：五脏是一个整体，功能上相互制约，病理上相互影响，尤其肝脾关系最为密切。肝（胆）属木，脾胃属土，脾胃功能健运，有赖肝气条达，肝气过旺，易克制脾土。故治疗脾胃病，莫忘调肝（胆），木气条达，脾胃功能自健，否则土壅木郁，症见头晕口苦，性急易怒，胁肋胀满，乳房胀痛，腹痛腹泻，舌暗边尖红，苔薄腻，脉弦。治疗应在健脾益气同时加入调肝药物，如郁金、柴胡、八月扎、木香、白芍、生麦芽、娑罗子、素馨花等。

四、巧用方药

1. 轻灵活泼

治疗湿病，药不在多而在精，量不在大而在中病，贵在轻灵活泼，恰中病机。所谓轻灵，即药量不宜过大，药味不可庞杂，量大药杂味厚气雄，难以运化，脾胃不伤于病而伤于药。所谓活泼，即药物选用辛散芳香流动之品，不可壅滞滋腻，壅滞则涩敛气机，滋腻则有碍脾运，助湿生痰。轻灵之药多为轻清宣肺、芳香流动之品，以为活泼醒脾，调畅气机，推陈致新之用。近代名医曹炳章认为湿病治法"必以化气为主，在上焦则宣肺气，在中焦则运脾气，在下焦则化膀胱之气"，国医大师路志正教授也十分强调调畅三焦气机来治疗湿病，倡导"善治湿者，不治湿但治气、气化则湿化、气行则水行"的说法，路老用药善用化湿醒脾开胃理气之品，常用方剂如三仁汤、藿朴夏苓汤、甘露消毒丹。宣畅肺气，多用杏仁、枇杷叶、桔梗、桑白皮、荆芥穗、薄荷等；醒脾运湿、调畅三焦则用薏苡仁、草果仁、草豆蔻、苏梗、荷梗、藿梗、炒苍术、茯苓、炒枳实、厚朴花、六一散、木香、砂仁；理气解郁祛湿多用玫瑰花、鸡冠花、素馨花、佛手花、绿萼梅、娑罗子；清热解毒常用玉蝴蝶、凤凰衣、金荞麦、金蝉花、猫爪草；清利湿热则多用鸡血藤、炒椿皮、滑石，石见穿。反对过用苦寒、滋腻之品，认为湿为阴邪，"非阳日不化，气滞则难消"，过用苦寒则耗伤阳气，致湿邪更甚，弥漫难消。过用滋腻，则助湿为害，阻滞气机，胶着难解。

2. 因势利导

《证治汇补》中对祛湿的方法进行了全面概述："湿病总治，势轻者宜燥湿，势重者宜利便，在外宜微汗，在内宜渗泄，所贵乎上下分消其湿。凡风药可以胜湿，泄小便可以引湿，通大便可以逐湿，吐痰涎可以祛湿，湿而有热，苦寒之剂燥之，湿而有寒，辛热之剂除之，脾虚多中湿，故治湿不知理脾，非其治也。湿乃津液之属，随气化而出者也，清浊不分，则湿气内聚，故治以利小便为上。湿淫所胜，助风以平之，有阳气不升，湿邪内陷者，当用升阳风药，以辅佐之，不可过服淡渗，中绝其气。"祛除湿邪，应根据湿邪所在部位，采取因势利导的方法，"随其性而宣泄之，就其近而引导之"，这是祛除湿邪的重要法则，湿在肌表宜汗法，药用防风、藿香、羌活、香薷、苍术、前胡、麻黄等，宜微微出汗为佳，不可令大汗淋漓，否则湿去热存，逆传心包，成为危证；湿在上焦宜芳香化湿，药用藿香、佩兰、苏叶、苏梗、草果、豆蔻、石菖蒲等；湿在中焦宜苦温燥湿，药用苍术、厚朴、陈皮、草豆蔻、草果仁、砂仁等；湿在下焦，宜淡渗利湿，药用通草、滑石、车前子、灯芯草、竹叶、茵陈、茯苓、猪苓、泽泻、薏苡仁、草薢、金钱草等；湿在大肠可攻下逐湿，药用皂荚、瓜蒌、莱菔子、大黄、槟榔等；湿邪下陷，宜升阳除湿，药用升麻、柴胡、葛根、羌活、防风等；湿在体内积聚，形成水饮，如腹水、胸水等，宜攻逐水饮，药用甘遂、大戟、牵牛子、商陆等；湿在经络筋骨，形成痹证，宜通络祛湿宣痹，药用独活、威灵仙、桑寄生、海桐皮、豨莶草、伸筋草、五加皮、白花蛇舌草、络石藤、海风藤等；湿郁成毒，溃烂皮肤，宜燥湿祛毒，药用苦参、白鲜皮、地肤子、炒椿皮、蛇床子、木槿皮、土茯苓、黄柏、苍术、枯矾等。针对病机，因势利导，方可达到较好的祛湿效果。

3. 量化有度

湿病感邪有深浅，症候有轻重，将病情的寒热虚实、升降浮沉，予以量化，根据轻重缓急用药治疗，是实行精准治疗的前提和保障。

深浅轻重：湿邪伤于肌表，继而传入脾胃，出现湿在肌表和脾胃湿蕴的症状，应弄清几分肌表、几分里证，从而决定用药的比例，祛湿解表和调脾胃祛湿药物的侧重与搭配；感受湿热之邪，根据脾胃的虚实之别，病情的转化，可出现湿偏重，热偏重，湿热并重的类型，从而决定是以祛湿为主，还是清热为主，或者湿热并治；湿偏重者，多见脾阳虚者，表现为湿邪困脾，清阳被困的证候；热偏重者，多见胃阳素旺者，表现为邪热炽盛，津液耗伤的证候，脾阳虚和胃火旺的程度要以量化的形式分清，以确定温阳益气还是清泻胃火。

升降出入：内湿的产生主要取决于脾胃升清降浊的功能失常，心阳温煦、肝气升发、肺气肃降、肾之开合均影响脾胃升清降浊的功能，因此要明确五脏气机的升、降、出、入。如心阳的温煦，参与湿气的代谢，心功能强健，则湿的代谢正常，水湿顺利排出；心功能衰弱，则血液循环减慢，湿的代谢缓慢，湿气内停，就会出现胸闷憋气，肢体浮肿，纳呆便溏，清气不升，浊阴积聚，脾胃升降乖离。肝主疏泄气机，湿为阴邪，最易阻滞气机，湿邪蕴结中焦，肝胆气机疏泄受到困阻，可出现胸胁胀满、口苦、情志不畅、湿疹、少腹痛、睾丸肿胀疼痛、白带过多等。肺主气机宣发肃降和通调水道，对气机的升降出入有调节作用，湿邪胃有形之邪，很容易阻碍气机，影响肺气的升降出入活动，湿气郁阻，肺气宣发受阻，则咳嗽，气喘，肺气失宣，腠理开合失司，则出汗异常，肺为水之上源，对水湿的输布、运行、排泄起到调节作用，湿邪阻肺，水道不通，可引起全身的湿病。肾为决渎之官，肾司气化，所主膀胱有储存和排泄尿液的作用，湿邪流注下焦，影响肾与膀胱的气化，水液蒸腾气化，开合失司，则见尿频、尿急、排尿不畅、小便浑浊，甚者癃闭等。因此心阳温煦，肝胆升发，肺气通调，肾气开合，在脾胃升降活动中起到重要的作用，也影响水湿代谢的不同环节，首先要厘清病证中五脏气机是升还是降，几分升，几分降，从而决定用升药为主，还是以降为主，有几分证则用几分药，顺势而为，才能达到四两拨千斤的作用。

五、处方审核

处方开好后，药对处方进行全面审核，主要看辨证是否正确，立法是否符合病机，选方是否合理，用药是否恰当，逐一核实后，方为最终处方，这是防止失误，达到精准治疗的必要步骤。审核重点是立法选方、寒热补泻、升降浮沉三个方面。

1. 立法选方

一个处方立法是否正确，主要是病机分析是否全面，2005年以来我侍诊于国医大师路志正教授，直至2011年博士后出站，抄方6年余，路老开方每个患者都要写明病因病机、立方法则，病因证治非常清晰，处方首选经方，再选验方、时方，或自己组方，紧紧围绕方随法立，一人一证一方，没有一方应百病的情况，我曾总结路老治疗失眠的处方，50个患者运用了四十八法，基本上一人一法一方，路老常说："处方都是活的，要因人因时立法处方。"面对患者，首先要辨体质，审病证，立法处方，顺应四时，用药讲究轻灵活泼，方药相对，体现圆机活法，用药精当。

2. 寒热补泻

八纲辨证中最重要的是寒热虚实辨证，审识湿病处方，要辨清湿邪之轻重，夹风、夹热、夹燥、夹寒的比例，通过舌象、脉象、热象、寒象、口渴与否、出汗多少、精神状态等方面认真核实。再看五脏分属，心、肝、脾、肺、肾五脏功能是否正常，阴阳表里辨证是否正确，寒湿证审伤阳的程度，湿热证看伤阴的多少，湿与寒热的转化中，正气的盛衰与演变，以明确该方是偏寒，还是偏热，偏补，还是偏泻，"以平为期"，决定药物增减进退。

3. 升降浮沉

湿病处方多以调脾胃为中心，脾虚湿盛是内湿的关键，外湿的内因，故调脾胃祛湿是湿证治疗的重要法则，脾胃运化，输布水湿，在五脏的气机升降中起到枢纽的作用，每个处方均含有脾胃升降之理，因此首先要弄清病证的升降出入，审核处方用药升降浮沉的符合度，证为气滞者理气疏通为主，气逆者以降气为主，气陷者以升阳为主，肺失宣降应予收敛，肾失开合宜潜藏，胆胃之证宜通降，脾肾之虚宜升提，湿热证中口渴甚者宜清泄滋阴，大便黏滞者宜运通，还要详审证之升降失调，以降为主，还是以升为主，几分降，几分升，以证之升降审核用药之降升，用药法度，升降相宜，药证相符方为精准之策。

六、治养结合

湿病病机复杂，往往寒热错杂，虚实兼夹，起病慢而病程长，治疗时以多脏受损，病势缠绵，反复发作，医者辨证用药要精当准确，方可一矢中的，然病却八九，即应停药，结合食疗、外治等非药物方法，以防止用药过度，损伤正气，留下复发的祸根。

1. 食疗结合

湿病患者，首要告诫，病在脾胃，食疗为要，一是饮食要节制，不论美味，饮食八成饱为度，不可梦浪多食，以损脾胃功能；二是饮食宜清淡，忌食油腻、辛辣、寒凉、甘甜黏腻等壅滞之品；三是药疗同时，结合茶饮，食疗等方法，如咽痛、口疮可配合茶饮方，金银花、金莲花、木蝴蝶泡茶饮用；咳嗽可用桂花茶、百合陈皮茶、百合大枣杏仁粥（百合、大枣、杏仁、粳米）、川贝梨汤（梨、川贝、鲜枇杷、冰糖）；慢性腹泻可用荷叶姜丝茶（荷叶、姜丝、冰糖）、山药扁豆粥（山药、扁豆、粳米、盐）、山药芡实汤（山药、芡实、扁豆、桂皮、八角、香菜、盐）；多汗可用小麦莲藕茶（小麦、莲子、莲藕）、山药百合饮（山药、百合、大枣、小麦）。处方后给予茶、粥、饮配合，既能增进药物的疗效，又能达到慢病缓治，事半功倍的效果。

2. 内外结合

根据湿病的病情、病态以及病势的发展，应顺势疗法和经络疗法相结合，采用穴位按摩、针灸、泡浴、外用药物等配合治疗。如痛经的治疗，在温阳祛湿的同时可结合穴位按摩（按摩中极、曲泉穴），益母草泡脚，花椒

（碎）、生姜（切）、盐敷肚脐等外治法，增进疗效；慢性腹泻可用温阳止泻散敷肚脐（肉桂、干姜、小茴香为粉，调匀外敷），艾灸脾俞、天枢穴；湿疹严重者，内服药同时结合中药外洗（苦参、白鲜皮、地肤子、海桐皮、地骨皮、土茯苓、黄柏、苍术、枯矾，水煎，外洗用）；风湿性关节炎可艾灸曲池、阳陵泉穴，饮用复方威灵仙酒（威灵仙、炒杜仲、五加皮、狗脊、骨碎补、乌梢蛇、白酒浸泡）；冠心病心绞痛发作可于郄门穴、膻中穴刮痧，活血止痛膏外敷（当归、丹参、川芎、没药、桃仁、红花、乳香、鬼箭羽、花椒，制成药膏，贴于膻中穴处）；失眠可配合睡前按揉百会穴、睡前泡脚、脚踏鹅卵石、搓脚心、梳头等外治法。

3. 养生医嘱

祛湿应多法并举，处方开好后，还要给患者一道医嘱，如自我情绪调节，保持心态平和状态，根据自身条件，指定适当运动方式，锻炼身体，提高素质，增强免疫力，如慢性腹泻可练揉腹功，练内养功；慢性肾炎蛋白尿，宜练静养功，按摩肾俞、气海、关元穴；经常鼻塞流涕，应跑步锻炼，增强体质，同时用凉水洗鼻，增强局部抵抗力；湿气重的人要忌烟酒，避免湿邪对人的伤害；多晒太阳也是补充阳气、祛湿散邪的好方法；社会的高速发展，普遍压力较大，湿邪损伤心脾功能，造成睡眠不佳，因此要注意调整睡眠，睡眠好了，心脾功能恢复，有利于祛除体内的湿邪；要注重四季除湿，春季养肝、夏季养心、秋季补肺、冬季补肾，由于提高五脏功能，排出体内的湿气；排湿还可以练拍打功，如拍拍手、拍打腋窝、拍打肘窝、拍打腘窝，通过拍打这些排湿的穴位，可以把体内多余的水湿排出去。

第五节　湿病与微炎症

一、湿的特点

湿病具有如下特点：一是发病隐匿，不易察觉，不知不觉中觉得疲倦、乏力，沉重易伤阳气，阻滞气机，可表现为头晕、头痛、痹证等。二是湿性重浊，缠绵难愈，症见大便稀溏、女性白带多、患病多为慢性病。三是湿性弥漫，无处不到，可表现为上、中、下病变并存。四是湿性趋下，湿多兼夹，可夹风、寒、暑、郁、食、瘀为病。五是湿聚为痰，痰阻血瘀，湿、痰、瘀形成心脑血管病、肿瘤等多种疾病的病机。

二、湿与微炎症

湿的本质，从现代实验研究看主要与肠道菌群、代谢组学、水液转运等有关，由此产生的微炎症状态是重要机制之一，微炎症在多种慢性疾病中普遍存在，其本质是免疫炎症。

微炎症状态可视为患者出现临床症状和实验室指标异常之前的"临床病变前期表现"，类似湿病发病隐匿，不易察觉。此时机体已经分泌少量炎性介质如白介素、趋化因子等对内环境进行保护；而随着炎性介质浓度升高，可诱发胰岛素抵抗、氧化应激、免疫功能下降、胃肠黏膜环境紊乱等反应，继而引起慢性肾脏病、代谢综合征、糖尿病等慢性疾病。

微炎症是涉及全身循环的炎性反应，可影响机体多个系统，与湿邪致病广泛湿气弥漫、无处不到、累计全身的特点相同，是代谢综合征、动脉粥样硬化、恶性肿瘤、慢性肠病、神经退行性疾病和自身免疫性疾病等多个疾病的发病机制之一。

微炎症相关的多是慢性疾病，具有湿病缠绵难愈、病程迁延的特点。炎性介质在微炎症中发挥着重要作用，微炎症状态下促炎因子大量分泌，而抑炎因子相对不足，机体的免疫应答机制无法有效启动，这是大多自身免疫性疾病迁延不愈的重要原因。湿性黏腻，湿病病情亦常胶着，疾病后期多为正气损耗、虚实夹杂、寒热错杂之证，致病程绵长、迁延难愈，临床诊治具有较大难度。"湿"的性质和发病特点与微炎症状态一致，血管系统是微炎症反应的主要场所，如炎性因子刺激黏附分子表达，并直接影响血流动力学，降低血管内皮细胞的通透性，这与湿性黏滞、易致气机滞塞的特征相似。

微炎症可导致 5 – 羟色胺减少破坏抗氧化防御功能而促炎因子过度分泌，可使神经元凋亡和萎缩，引起抑郁、焦虑及身体沉重、经休息无法缓解的疲劳感等，这与湿性重浊导致的症状相似。如代谢综合征患者均伴有微炎症，微炎症又可加重代谢障碍，促进并发症的发生，这与湿阻气机、损伤阳气，使气机升降失常、运化无权较为一致。微炎症过程中可伴随多种病理产物的累积，如高脂血症的脂质堆积、肾炎中肾小球系膜增生及系膜基质增多、血管内皮动脉斑块的形成，可认为湿是代谢产物的堆积。

微炎症对人体产生的影响概括为免疫、内分泌和代谢异常、炎症因子过度释放、病理产物堆积、脏腑功能下降，此过程可能与"湿"对人体造成的气机阻遏、水液代谢紊乱，致使脏腑功能受损具有一定的相关性。痰湿证是肥胖症的核心证型。多食则脾运不及，津液水谷停滞而成生痰之源；化痰祛湿是中医药防治肥胖的重要切入点。肥胖者肠道免疫功能失调和白色脂肪组织扩张引起促炎因子过度分泌，促进前脂肪细胞增生，加重肥胖，使人体长期处于肠黏膜免疫功能低下的微炎症状态。这就是湿聚为痰。

炎性反应是冠状动脉粥样硬化性心脏病病变的始动环节和主要过程，CRP 通过与脂蛋白结合和激活补体系统加重血管内皮损伤，TNF-α 介导内皮细胞的功能紊乱，黏附分子辅助炎症因子促进动脉斑块形成，导致冠心病的发生发展。中医分析其病机为痰阻血瘀，痰湿主要出现在疾病早期，终末期则以血瘀证最为多见。微炎症可能是冠心病早期形成痰湿（浊）证的病理因素，初步推测微炎症的进展或许是痰浊阻络而生瘀血的机制之一。我们对冠心病的病理认识是湿、痰、瘀、虚，与此说病理形成过程相一致，也证实了从湿论治冠心病的有效性。

肠源性微炎症是微炎症状态的常见类型。肠道菌群通过与宿主间的相互作用而调控肠道稳态，肠道菌群平衡是中医脾胃运化稳定的内在机制，肠道微生态失衡则是脾虚湿困发病的关键。在湿病发生时，肠道菌群紊乱、肠道黏膜免疫功能破坏，会引起腹泻、胀气、水湿代谢障碍等湿病症状，这可能是脾失健运，继而小肠泌别清浊和大肠传导功能失常的微观表现。故肠道菌群失调可能是湿病形成的生物学机制之肠道菌群紊乱可促进全身炎性反应。

其一，肠道菌群的能量吸收、分解能力下降导致脂肪合成过量，脂肪与三酰甘油合成大量新鲜的乳糜颗粒可加速启动炎症反应，同时脂肪本身释放的大量炎性因子是代谢性炎症反应发生的基础。

其二，肠道通透性增加，细菌死亡溶解后内毒素被释放进入血液而引起的炎症反应不断发生。

其三，肠道微生物可作用于免疫系统，使血液中促炎细胞因子和抗炎细胞因子水平发生改变。在湿病发生时，自身免疫反应和肠道菌群导致的炎症反应是同时出现的。

水分代谢研究较多的领域是水通道蛋白，其为细胞膜上组成"孔道"的蛋白质，可以选择性地介导水和其他无电极小分子的跨膜转运，在维持机体水液转运和代谢平衡中发挥着重要作用，相关研究表明湿邪侵犯会导致受影响脏腑的 AQPs 表达降低，而祛湿中药的干预有助于 AQPs 的升高。AQPs 表达受炎症因子调控，其自身也参与了炎症因子的调控过程，包括在皮肤免疫应答过程中调节信号通路，参与调控慢性肺损伤、神经性炎症、肠道疾病和骨关节病变等多个系统的炎性疾病，这一特点与微炎症和湿病致病广泛的特征相一致。AQPs在微炎症反应中改变了细胞渗透微环境，使细胞水液渗透性和体积增大，最终导致水液过剩，甚至出现水肿症状，这一机制也可看出AQPs或许是微炎症与湿病关联的重要桥梁。脂质代谢和微炎症之间是相互影响的关系。脂质代谢失衡会引发氧化应激反应，导致细胞因子过度分泌，也可活化促炎作用、抑炎作用巨噬细胞诱导微炎症，还可通过炎症小体调控炎性反应。微炎症反应可通过增加脂质的摄取和积累、抑制脂质流出、抑制胆固醇转运等加重脂质代谢紊乱。故高脂血症为湿气重的表现。

肠道微生态平衡被打破，出现肠道菌群失调，可导致一系列疾病的发生，如糖尿病、肥胖。肠道菌群失衡与糖代谢异常间的关系已被证实，但通过补充益生菌调节肠道菌群来预防和治疗糖尿病的研究结果却不尽理想。绝大部分研究结果提示，单纯补充益生菌并不能改善糖尿病或糖尿病前期患者的血糖水平，也不能降低糖尿病的发生风险。肠道菌群受饮食、药物、年龄、性别、遗传等多种因素影响，故益生菌治疗应综合考虑个体和菌群的特点，进行个性化的治疗。

肠道菌群通过影响黏膜免疫中特定的炎症因子来发挥对机体免疫系统的整体调节作用。许多免疫相关疾病如系统性红斑狼疮、强直性脊柱炎等风湿、类风湿疾病的发生与肠道菌群失调密切相关。

肠道菌群生态与胃癌、肝癌、肠癌及胰腺癌等紧密关联。当肠道菌群组成发生改变时，会对代谢系统以及免疫系统产生影响，也会影响药物的吸收、代谢及转化，这对癌症的发生、发展以及癌症治疗都存在一定的影响，这也提示肠道菌群是潜在的癌症诊断与治疗的靶标。通过靶向调节肠道菌群对癌症进行治疗，能够有效地避免放化疗药物带来的副作用，有望成为癌症治疗的一种更加有效且低副作用的治疗方式。

中枢神经系统与肠道神经系统系由同一组织分化而来，人体存在肠道与大脑的联系通道。细菌－肠－脑轴是近年来提出的新概念，指的是由肠道菌群、肠道本身以及参与连接作用的多种神经系统三部分组成的一条大脑与胃肠道及存在其中的相关菌群相互作用的双向调节轴。这是一条能够双向交流的调节轴，健康人体的肠道中存在着大量处于平衡状态的与人类协同共生的统称为肠道菌群的微生物群落，当肠道菌群发生微生态失调时，会导致机体发生病理性变化，诸如直接导致胃肠道消化功能受损甚至是如抑郁症之类的心理疾病。同样的当机体发生脑部等身体疾病时，肠道菌群的平衡状态也会被打破，肠道菌群失调产生的内毒素对神经、血脑屏障、脑细胞均有一定的影响，加重大脑的炎性发应。

脑－肠轴功能失常可能是抑郁症的主要病理机制，食品添加剂、药物、环境压力及不良饮食等均可为肠道菌群异常的直接诱因，而肠道菌群改变导致菌－肠－脑轴功能异常更可能促进抑郁症发生；通过益生菌、益生元、健康饮食及粪便菌群移植等方式重建肠道菌群平衡，改善菌－肠－脑轴功能则能减轻甚至治疗抑郁。

肠道微生物的紊乱导致的肠道通透性和血脑屏障通透性增加会增加神经退行性病变的发生。肠道微生物的代谢产物及其对宿主神经生化的影响会增加或降低阿尔茨海默病的风险，病原微生物的感染也会增加阿尔茨海默病的风险，这些结果都提示阿尔茨海默病可能起源于肠道，与肠道微生物的紊乱密切相关。通过个性化的饮食定制或有益微生物的干预调节肠道微生物的平衡与治疗阿尔茨海默病、自闭症与肠道微生物失衡及肠－脑轴异常密切相关。

由于肠脑发育与头脑发育同步，因而在婴幼儿发育的关键期肠道微生物发育异常可增加自闭症风险。肠道微生物可通过代谢产物、免疫、神经内分泌以及迷走神经等途径影响自闭症，特定有益微生物菌株主要通过微生物－肠－脑轴、调节微生态平衡和抗感染、调节宿主代谢和吸收、改善肠漏等方式改善和治疗自闭症。益生菌以肠道菌群为靶点或可成为自闭症有效辅助治疗方法。

第二章 湿病案例辨析

第一节 肝胆病案例

一、眩晕

眩晕与外感、内伤有关，《灵枢·大惑论》有"故邪中于项……入于脑则脑转"的记载，指出了感受外邪可以导致眩晕。汉·张仲景在《伤寒杂病论》中论述了痰饮导致眩晕的病机和温阳化饮治疗眩晕的方法。金元脾胃大家李东垣则认为脾虚湿重是眩晕发作的主要原因，朱丹溪提出："无痰则不能眩"之说。如今随着饮食结构和生活环境的改变，过食肥甘厚味，损伤脾胃，运化失司，水湿内停，致使清阳不升，浊阴不降，而发为眩晕，治以祛湿化浊、升布清阳，使水湿消散，阳气升达，眩晕可止。

案例1 芳香化湿治疗眩晕

患者，男，68岁，主因头昏沉半年于2019年11月27日初诊。患者半年来出现头昏沉，头重如裹，测量血压高，血压169/80 mmHg，伴胸闷心痛，乏力，大便次数增多，有时不成形，眼皮浮肿，睡眠多梦，舌红苔白腻，脉弦细。既往有慢性肾炎病史5年。中医辨证：既往有肾炎病史，水气内停，水湿上泛，清阳被蒙，故出现头昏，血压升高。治以芳香化湿，温阳健脾，补肾除湿。方选藿朴夏苓汤加减，用药：藿香12 g，厚朴12 g，姜半夏10 g，茯苓30 g，泽泻15 g，猪苓15 g，生薏苡仁20 g，胡芦巴12 g，白蔻仁12 g，生黄芪15 g，薤白12 g，桂枝6 g，炒白术15 g，茯神20 g，太子参15 g，川芎12 g。7剂，水煎服。

二诊：药后头昏沉减轻，血压145/80 mmHg，胸闷减，大便成形，睡眠好转，眼皮浮肿消失。上方去桂枝，加川牛膝15 g、补骨脂12 g。7剂，水煎服。

三诊：药后血压 138/75 mmHg，血压已恢复正常，继如上法调理半个月，血压稳定。

【案例分析】

[病症要点]　患者眩晕，主要表现为头昏沉、头重如裹且伴有高血压，胸闷心痛，乏力，大便次数增多，有时不成形，眼皮浮肿，睡眠多梦，舌红苔白腻，脉弦细等症。

[证候分析]

1. 辨体质、审病因

患者既往有肾炎病史，为肾虚体质；肾为先天之本，主藏精，主膀胱气化，开窍于耳及二阴，为水液代谢的开关，若老年肾虚，肾精亏损，气化不利，水湿内停，湿伤脾胃，运化失常，湿浊内盛，水湿上犯于心而胸闷心痛，中阻于脾胃而大便不成形，上蒙清阳而致眩晕。

2. 辨病位、定脏腑

患者既往有肾炎病史，为肾虚体质，定位在肾；肾主膀胱气化，肾虚气化不利，水湿内停，定位于肾与膀胱；内湿伤于脾胃，运化失常，大便稀溏，定位在脾胃；水湿内停，凌心射肺，故胸闷心痛，定位在心肺。证属肾、膀胱、脾胃、心肺病变。

3. 辨寒热虚实

患者眩晕伴乏力，眩晕，眼皮浮肿，为肾虚水气上泛，证为本虚标实证；伴有高血压，胸闷心痛为水湿内停，凌心射肺，睡眠多梦为水湿之邪瘀阻，为实证；有乏力，大便次数增多，有时不成形，舌红苔白腻，脉弦细，为湿邪内停，脾胃运化失司，湿阻中焦，为本虚标实证。证为脾肾虚，湿邪内阻，凌心射肺，水湿内停上泛，清阳不升，而致眩晕。

[病机治法]　证属水湿内停上泛，肾失气化，脾失运化，湿浊上蒙清阳而致眩晕。治疗主要在于补脾肾，化水湿，升清阳，湿邪弥漫三焦，采取三焦祛湿，上以芳香化湿、中以健脾燥湿、下以淡渗利湿，方选三焦祛湿之藿朴夏苓汤加补脾肾之品。通过补脾益肾、化湿祛浊使三焦湿邪去，气血调畅，清阳得升，浊阴得降，五脏调和，眩晕自止。

[方药特点]　选用藿朴夏苓汤加减。

藿朴夏苓：藿香、厚朴、半夏、茯苓。

补肾淡渗利湿：猪苓、泽泻、薏苡仁、胡芦巴。

温通心阳利湿：薤白、桂枝、茯神。

健脾补气祛湿：太子参、黄芪、白术、白蔻仁。

通阳化气行水：川芎。

案例 2　升阳除湿治眩晕

孔某，男，50 岁，已婚，于 2009 年 3 月 16 日初诊。患者有眩晕多年，发作时天旋地转，甚至仆倒，影响正常工作，曾于北京某大医院诊断为内耳病变，施行手术及中、西药物治疗，均未见效。症见面色萎黄，精神不振，眩晕时作，工作劳累时加重，甚则跌仆，伴有耳鸣如蝉，纳差，眠不安，便调，咽部有痰，舌体胖，质紫暗，苔薄腻，脉弦弱无力。辨证为清阳不升，浊阴不降，清窍失养而致眩晕。治以升阳除湿降浊法。处方：炒荆芥穗 8 g$^{(后下)}$，葛根 15 g，蔓荆子 10 g，炒蒺藜 12 g，姜半夏 12 g，天麻 12 g，茯苓 30 g，生白术 15 g，僵蚕 10 g，炒杏仁 9 g，炒薏苡仁 30 g，胆南星 9 g，苏、荷梗各 12 g$^{(后下)}$，茵陈 12 g，升麻 6 g，荷叶 6 g，苍术 10 g，莲子 12 g，炒枳实 15 g，生龙、牡各 30 g$^{(先煎)}$。

二诊：服上药 7 剂后，眩晕大减，耳鸣稍减轻，但疲劳时可加重，知其为肾精不足，宗上法进退，方去茵陈、蔓荆子、胆南星，加杜仲 15 g、桑寄生 15 g、黄精 12 g。取"滋下清上"之意，14 剂。

三诊：药后眩晕止，耳鸣明显减轻，平日工作精神转佳，无明显疲劳感。宗上方续服 14 剂，同时注意生活规律，饮食调养，随访未复发。

【案例分析】

[病症要点]　患者系眩晕，发作时天旋地转，伴面色萎黄，精神不振，眩晕时作，工作劳累时加重，甚则跌仆，伴有耳鸣如蝉，纳差，眠不安，便调，舌体胖，质紫暗，苔薄腻，脉弦弱无力等症状。

[证候分析]

1. 辨体质、审病因

患者面色萎黄，精神不振，遇劳累则跌仆，为气血虚体质；先天禀赋不足，或届中年，忧思劳倦，损伤脾胃，导致气血生化不足，气血清阳不升，清气不升；血虚则肝失所养，而虚风内动，故患者眩晕，天旋地转，面色萎黄，精神不振，工作劳累时加重，甚则跌仆。《景岳全书·眩晕》曰："原病之由有气虚者，乃清气不能升，或汗多亡阳而致，当升阳补气；有血虚者，乃因亡血过多，阳无所附而言然，当益阴补血，此皆不足之证也。"

2. 辨病位、定脏腑

患者眩晕伴有面色萎黄，精神不振，为气血不足，心脾两虚，定位在心、脾；工作劳累则眩晕加重，甚则跌仆，耳鸣如蝉，为血虚不能养肝，肝风内动之象，定位在肝；食欲不振，纳差，为脾胃运化失职，定位在脾胃。证属心、脾胃、肝的病变。

3. 辨寒热虚实

患者眩晕伴面色萎黄，精神不振，工作劳累时加重，为气血不足的表现，为虚证；伴有跌仆，耳鸣如蝉，为血虚不能养肝，肝风内动，为虚证；还伴有纳差，眠不安为心脾两虚之象；有蝉鸣，咽部有痰，为气虚清阳不升，浊阴内停，凝聚为痰，为正虚邪实证。证属气血不足，心脾两虚，肝失所养，痰湿内生，为本虚标实证。

[病机治法] 证属气血不足，心脾两虚，肝失所养，肝风内动，痰湿内阻，清阳不升而致眩晕。治疗主要在于补益心脾，调脾胃升降，祛湿化痰，疏肝补虚祛风。

[方药特点] 以清震汤为基础方加减。

清震汤：升麻、荷叶、苍术。

风药升阳：荆芥穗、葛根、蔓荆子。

疏肝清肝：天麻、茵陈、炒蒺藜、牡蛎。

健脾祛湿：薏苡仁、白术、茯苓。

化痰降浊：半夏、僵蚕、枳实、苏梗、荷梗、杏仁。

镇惊宁心：莲子、生龙骨。

案例3　健脾祛湿息风治颈性眩晕

颈性眩晕是指由于颈椎退行性改变、颈椎间盘突出、颈椎失稳、颈椎关节紊乱、颈部软组织僵硬等因素致椎动脉直接受到压迫，或颈交感神经受到刺激，引起椎-基底动脉痉挛，造成椎-基底动脉供血不足，引起以位置性、发作性眩晕为特征，常伴有恶心、呕吐、耳鸣、耳聋、眼震、失眠、颈项部僵硬疼痛等症状的一系列临床综合征。属中医"眩晕""项痹"范畴。辨证依据《素问·至真要大论》："诸风掉眩，皆属于肝"，以肝经受伤为主，肝郁气滞，气郁化火，肝风内动，上扰头目，发为眩晕。肝易伤脾胃，导致运化功能失职，聚湿生痰，痰湿内阻，上扰清窍，致眩晕加重。颈椎病多发于老年人，年老体衰肾精不足，髓海空虚，脑失所养，或肾精亏虚，肝阳上亢，也是眩晕反复发作的原因。因此秉承路志正教授"持中央，运四旁，怡情志，调升降，顾润燥，纳化常"之调脾胃十八字方针，笔者常以健脾除湿、升清降浊为主，辅以平肝潜阳、补肾填精治疗。

金某，女，63岁，2019年7月24日初诊。既往患颈椎病且行手术治疗。症见头晕沉，时有视物旋转，转头明显，严重时伴有恶心、呕吐、站立不稳、颈部发僵，睡眠时好时差，近1个月来大便不成形，舌红，苔薄，脉沉细。中医诊断：眩晕病；辨证为脾虚湿盛、肝风上扰。治疗以健脾除湿，化痰息风，方药：砂仁12 g^(后下)、木香12 g、生白术15 g、炒枳实15 g、高良姜12 g、茯苓30 g、泽泻20 g、荷叶12 g、川芎15 g、天麻20 g、钩藤15 g、川牛膝30 g、炒杜仲20 g、乌梢蛇6 g、葛根30 g、酸枣仁30 g。配方颗粒，早晚分服，7剂。

二诊：2019年7月31日。药后患者头晕发作频次减少，颈部仍发僵，严重时不能睁眼，睡眠有改善，大便仍有不成形，舌脉同前。患者症状减轻，增健脾益肾填精之力，上方去木香、生白术、炒枳实，加用生山药15 g、补骨脂12 g、益智仁15 g，7剂，配方颗粒，每日1剂。

三诊：药后觉疗效不如第一次好，仍大便稀，睡眠不好，舌脉同前。处方：炒苍术15 g、炒白术15 g、补骨脂12 g、干姜12 g、茯苓30 g、泽泻20 g、川牛膝30 g、炒杜仲20 g、益智仁20 g、川芎15 g、天麻20 g、乌梢蛇6 g、葛根30 g、合欢皮20 g、酸枣仁30 g、木瓜30 g。7剂，配方颗粒，每日1剂。

四诊：药后头晕进一步减轻，仍大便不成形。方药：上方去杜仲、木瓜，加用肉豆蔻12 g、生山药15 g，7剂，配方颗粒，每日1剂。

五诊：患者未再发作眩晕，偶有头晕沉，大便成形，量少。处方：砂仁12 g^(后下)、木香12 g、高良姜12 g、补骨脂12 g、合欢皮20 g、酸枣仁30 g、茯神30 g、荷叶12 g、太子参12 g、茯苓30 g、川芎15 g、天麻20 g、葛根30 g、川牛膝30 g、乌梢蛇6 g、蒲公英15 g。7剂，配方颗粒，每日1剂。随访2个月，患者未再发作眩晕，颈部僵硬感亦减轻，大便可。

【案例分析】

［病症要点］患者头晕沉、视物旋转，转头明显，伴有恶心、呕吐、站立不稳、颈部发僵，睡眠时好时差，大便不成形，舌红，苔薄，脉沉细等症。

［证候分析］

1. 辨体质、审病因

患者原有颈椎病，曾手术治疗，平素肝经不调，为气郁体质；平素忧思恼怒太过，肝失条达，肝气郁结，气郁化火伤阴，肝肾阴虚，不能滋水涵木，肝阳上亢，肝风内动，患者睡眠不好，大便不成形，乃肝血不足，肝经失养，心脾两虚，中焦失运，湿浊内停，肝风上扰清阳而致眩晕。

2. 辨病位、定脏腑

患者患颈椎病多年，头沉视物旋转，为肝气不调，定位在肝；伴有恶心、呕吐，大便不成形，为胆胃不和，定位在胆与脾胃；有颈部僵硬，站立不稳为肝风内动，定位在肝与颈椎；有睡眠不好，大便不成形，为心脾两虚，定位在心、脾。证属肝、胆、脾胃、心、颈椎病变。

3. 辨寒热虚实

患者头晕沉，视物旋转，站立不稳，为肝阴不足，肝风内动，为虚证；伴有恶心、呕吐、颈部发僵，为胆胃不和，为本虚标实证；睡眠时好时差，大便不成形，舌红，苔薄，脉沉细，为心脾两虚。本病系心脾两虚，脾虚湿盛，胆胃失和，肝风扰动，清阳不升之象。

［病机治法］证属肝经不调，脾胃虚弱，湿浊内停，肝风夹湿浊上蒙清阳而致眩晕。治疗以疏肝息风，调脾胃升降，升阳除湿。采取调肝经气血而疏理心脾，补脾降胃以祛湿泄浊，注重调气血，调升降，使气血调和，升降相依，清阳得生，浊阴得降，眩晕得止。

［方药特点］选用天麻钩藤饮加减。

平肝息风：天麻、钩藤、川牛膝、杜仲、川芎。

升阳化瘀止痛：葛根、乌梢蛇。

温脾和胃祛湿：砂仁、木香、白术、枳实、高良姜。

淡渗利湿：茯苓、泽泻。

化湿祛浊：荷叶。

养心安神：酸枣仁。

案例4 平肝祛湿治眩晕

郑某，女，56岁，主因头晕半个月于2020年5月9日初诊。患者既往血脂高、视网膜阻塞，近半个月来出现头晕头沉，视物模糊，耳鸣，腰痛、下肢发酸，大便稀溏，每日一次，睡眠可，舌淡暗，苔薄白，脉弦细。中医辨证为风阳上扰，瘀血阻络，脾虚湿重。治以平肝潜阳，活血通络，健脾祛湿。处方：川芎15 g，钩藤20 g，天麻20 g，泽泻20 g，茯苓30 g，密蒙花15 g，炒决明子15 g，生姜12 g，山药15 g，麸炒薏苡仁30 g，川牛膝30 g，三七8 g，炒白术20 g，麸炒枳实15 g，太子参15 g，预知子15 g。7剂，配方颗粒，每日1剂。

二诊：头晕沉减，仍大便不太成形，黏滞不畅，近几天咳嗽，舌淡暗，苔薄黄，脉弦细滑。上去密蒙花、三七、预知子，加虎杖15 g、浙贝母12 g、百合15 g，14剂，配方颗粒，每日1剂。

三诊：药后未再出现头晕，大便成形，咳嗽缓，睡眠可。继以上法调理巩固，7剂，配方颗粒，每日1剂。

【案例分析】

[病症要点] 患者头晕沉半个月，伴有视物模糊，耳鸣，腰痛、下肢发酸，大便稀溏，每日一次，睡眠可，舌淡暗，苔薄白，脉弦细等症。

[证候分析]

1. 辨体质、审病因

患者原有高血脂、视网膜堵塞病史，今头晕半个月为湿阻气滞，清窍失养为湿性体质；饮食不节，肥甘厚味太过，损伤脾胃，脾阳不振，健运失职，水湿内停，积聚成痰，痰阻经络，清阳不升，脑窍失养而致眩晕。

2. 辨病位、定脏腑

头晕、头沉，视物不清为湿气重而肝气郁，气滞痰阻所致，定位在肝与脑；伴有耳鸣、腰痛为肾虚精亏，定位在肾；有下肢发酸，大便稀溏，为脾虚湿重，定位在脾胃。证属肝、肾、脾胃、脑的病变。

3. 辨寒热虚实

患者头晕、头沉，视物不清，为湿气重而肝气郁，肝血不足，风阳上扰于头，为本虚标实证；伴有耳鸣、腰痛为肾虚精亏，为虚证；有下肢发酸，大便稀溏，是脾虚湿重，为虚实夹杂证。系肝肾虚，脾虚湿重，气滞血瘀，风阳上扰所致眩晕。

[病机治法] 本案眩晕，为脾虚湿重，肝气不调，肝肾亏虚，风阳上扰所致。刘完素《素问玄机原病式·诸风掉眩皆属肝木》曰："所谓风气甚而头目眩晕者，由风木旺，必是金衰不能制木，而木复生火。风火皆属阳，多为兼化，阳主乎动，两动相搏，则为之旋转。"肝阳化风，肝风内动，上扰头目，则见头昏头沉、时有耳鸣。腰为肾府，膝为筋府，肝肾阴虚，筋脉失

养，故腰膝酸软；脾虚湿重，故大便稀溏。痰湿瘀阻脉络，则见视网膜阻塞。治疗以平肝潜阳、健脾祛湿、活血通络为法。

［方药特点］选用平肝潜阳、活血祛湿法组方加减。

平肝息风：天麻、钩藤、决明子、川芎。

补肾活血：川牛膝、三七。

清肝明目：密蒙花、预知子、虎杖。

健脾祛湿：茯苓、薏苡仁、泽泻、枳实。

健脾益气：山药、太子参、生姜。

清化痰热：浙贝母、百合。

二、中风后遗症

我国每年大约有 270 万人发生脑中风，中风后遗症发生率达 65%，中医治疗中风后遗症，多从气虚血瘀论治。王履在《医经溯洄集·中风辨》中曰："中风者，非外来风邪，乃本气病也，凡人年逾四旬气衰之际，或因忧喜忿怒伤其气者，多有此疾，壮岁之际无有也，若肥盛则间有之。"清·王清任《医林改错》亦指出"半身不遂，亏损元气是其本源"，认为气虚血瘀是其主要病机，创补阳还五汤治疗。笔者认为脑中风并非单纯一脏损伤，常常伴多脏器损害，病机复杂，由于脾为后天之本，"脾长四脏"，故繁中执简，滋灌脾土可育诸脏，故以脾为中心辨证治疗，亦即国医大师路志正教授"持中央，运四旁"之义。

案例 曹某，女，63 岁，2019 年 8 月 7 日初诊。既往有类风湿关节炎多年，关节变形，长期坐轮椅，2018 年年底患脑梗死，后遗进食慢，流口水，神情淡漠。就诊时症见右侧口角流口水，手巾不离手，情志淡漠，不欲言语，下颌脱臼，进食很慢，每餐进食时间约 1 小时，食欲差，周身疼痛，四肢麻木抽筋，睡眠每晚 2~4 小时，大便干，3~4 天一次，舌红少苔，脉弦细。中医辨病：中风病（中经络）；中医辨证：脾虚失运，瘀血阻络。治以健脾助运、活血通络。方药：法半夏 10 g，砂仁 12 g^(后下)，木香 12 g，生白术 60 g，瓜蒌 30 g，石斛 15 g，生山药 20 g，厚朴 12 g，生黄芪 30 g，肉苁蓉 30 g，乌梢蛇 8 g，土鳖虫 15 g，首乌藤 20 g，川牛膝 30 g，芒硝 6 g^(冲)，太子参 20 g。7 剂，水煎服。

二诊：2019 年 8 月 14 日，药后大便偏稀，口水减少，仍腰痛，四肢麻木抽筋，睡眠仍较差，舌脉同上。上方去厚朴，芒硝改为 3 g，加蜂房 6 g，

7剂，水煎服。

三诊：2019年8月21日。药后大便仍偏稀，口水明显减少，腰痛、四肢麻木依旧，睡眠改善，每晚睡3～5小时，舌脉同前。方药：法半夏10 g，生黄芪30 g，砂仁12 g（后下），生白术30 g，炒枳实20 g，厚朴12 g，肉苁蓉30 g，乌梢蛇6 g，补骨脂12 g，太子参15 g，首乌藤15 g，生山药15 g，木香12 g，川牛膝30 g，炒杜仲20 g，酸枣仁30 g，石斛20 g。7剂，水煎服。

四诊：2019年8月28日。药后口水只有在看到食物时才流出，睡眠每晚4～5小时，四肢麻木减轻，面部有表情，对人微笑，简单问答，大便成形。上方生黄芪改为40 g，去杜仲、石斛、厚朴，加茯神30 g、生姜12 g。7剂，水煎服。

五诊：2019年9月4日。药后下颌脱臼已恢复，进食较前增快，食量仍少，看见食物时有口水流出，量少，周身麻木明显减轻，眼干。处方：法半夏10 g，砂仁12 g（后下），木香12 g，生白术30 g，炒枳实20 g，厚朴10 g，干姜8 g，生黄芪20 g，生山药15 g，乌梢蛇6 g，钩藤15 g，石斛15 g，枸杞子12 g，首乌藤15 g，代赭石15 g（先煎），川牛膝20 g。7剂，水煎服。

守法再调方1月余，患者未再流口水，睡眠每晚5～6小时，可正常交流，偶有身体麻木。

【案例分析】

[病症要点] 患者系脑中风后遗症，症见右侧口角流口水，手巾不离手，情志淡漠，不欲言语，下颌脱臼，进食慢，食欲差，周身疼痛，四肢麻木抽筋，睡眠每晚2～4小时，大便干，3～4天一次，舌红少苔，脉弦细。

[证候分析]

1. 辨体质、审病因

患者有脑中风病史1年余，关于脑中风的病因，唐宋以前多以"内虚邪中"立论，宋·严用和《济生方·中风论治》有曰"荣卫失度，腠理空疏，邪气乘虚而入，及其感也，为半身不遂"；金玉时期李东垣认为，中风病发病是因为"正气自虚"；清·叶天士结合自身临床体验，认为"精血衰耗，水不涵木，木少滋荣，故肝阳上亢"是导致"内风旋动"的发病病机；王清任在《医林改错》中指出：中风半身不遂，偏身麻木是由"气虚血瘀"而成。结合患者发病以半身不遂、口角流涎为特点，推测患者属于气虚体质；气虚运化无力则血行受阻，气虚血瘀，脑窍瘀阻，而导致脑中风。

2. 辨病位、定脏腑

患者脑中风，病机为气虚血瘀，人之元气来源于肾，后天之气源于脾胃，故定位脾胃与肾；患者情志淡漠，不欲言语，睡眠不好，定位在心；四肢麻木抽筋，周身疼痛，定位在肝。为脾、胃、肾、心、肝经病变。

3. 辨寒热虚实

患者半身不遂，口角流涎，进食慢，食欲差，大便干，为肾虚元气不足，脾虚失运，胃中燥热，升降失调，血行不畅的表现，为虚实夹杂证；情志淡漠，不欲言语，睡眠障碍，为心血不足，心神失养，为虚证；周身疼痛，四肢麻木抽筋乃肝气不调，肝血不足，经脉瘀阻，络脉不通所致。证属先天元气不足，后天失养，脾胃虚弱，运化失常，气虚血行不畅，肝气不调，气滞血瘀，脑络痹阻而致脑中风。

［病机治法］证属脾肾气虚，心脾两虚，肝郁气滞，血脉瘀阻，脑窍闭塞而致半身不遂，口角流涎，食欲差，进食慢，周身疼痛，四肢麻木抽筋。治宜补脾肾益气，理气活血，化瘀通络，使元气充沛，脾胃升降和谐，肝气条达，瘀血畅行，则脑窍通，气血和，半身不遂诸症得以好转。

［方药特点］补气化瘀通络汤加减。

健脾益气：黄芪、白术、山药、太子参。

和胃降逆：半夏、砂仁、厚朴、木香。

补肾填精：肉苁蓉、首乌藤。

祛瘀通络：牛膝、乌梢蛇、土鳖虫。

养胃滋阴：石斛。

通腑泄热：瓜蒌、芒硝。

三、头痛

头痛病首见于《内经》，称为"头痛""首风""脑风"。金元时代李东垣将头痛明确分为外感头痛与内伤头痛；朱震亨则强调"痰与火"；清·叶天士认为，头痛皆由清阳不升，火风乘虚而入所致。王清任则认为头痛多与瘀血相关。笔者从辨证论治角度出发，注重五脏失调在头痛发病中的作用，强调中焦湿浊阻滞为其病因，审识湿、痰、瘀的病理演变及病势趋向，辨证求因，审因论治。

案例 1　化痰祛瘀治头痛

赵某，女，67 岁，2018 年 10 月 14 日初诊。既往有高血压病史 8 年，长期服用降压类药物血压控制不佳，较容易波动，近 6 年间断头痛，外院考虑神经血管性头痛，症见满头疼痛，呈隐痛，记忆力减退，健忘，腰膝酸软，咽部有痰，睡眠可，二便正常，舌红苔黄腻，脉沉弦。辨证为肝阳上亢、痰瘀内阻证，治疗以平肝潜阳，化痰逐瘀。方药：天麻 15 g，川芎 15 g，地龙 12 g，僵蚕 12 g，法半夏 10 g，厚朴 10 g，砂仁 12 g^(后下)，全蝎 3 g，乌梢蛇 5 g，蜈蚣 2 条，钩藤 15 g，川牛膝 20 g，珍珠母 20 g，石决明 20 g，栀子 12 g，泽泻 15 g，14 剂，水煎服，每日 1 剂，早晚分服。

二诊：2018 年 10 月 28 日，头痛及头晕沉感明显减轻，咽部仍有痰，腿沉无力，舌脉同前。上方去石决明、栀子，加郁金 15 g、胆南星 8 g。14 剂，水煎服，每日 1 剂。

三诊：2018 年 11 月 11 日，头已不痛，但头昏沉不清感，有黄痰，健忘，容易乱想，大便偏稀，舌脉同前。处方：川芎 20 g，天麻 20 g，地龙 12 g，僵蚕 12 g，生石膏 30 g^(先煎)，厚朴 10 g，砂仁 12 g，全虫 3 g，乌梢蛇 5 g，蜈蚣 1 条，浙贝母 12 g，钩藤 15 g，川牛膝 20 g，生姜 3 片，大枣 3 枚，山药 30 g。14 剂，水煎服。

四诊：药后大便正常，健忘好转，大便正常。后随访 2 个月，患者未再头痛。

【案例分析】

［病症要点］患者间断头痛 6 年，表现为满头疼痛，呈隐痛，记忆力减退，健忘，咽部有痰，睡眠可，二便正常，舌红苔黄腻，脉沉弦。

［证候分析］

1. 辨体质、审病因

患者为老年女性且有高血压病史 8 年，从病史推断，为肝肾亏虚体质；"脑为髓之海"，主要依赖肝肾精血以及脾胃运化的水谷精微，输布气血以濡养，若肝肾亏虚，则肝阳上亢，肝气与风痰相结，上冲于头；或脾失健运，痰浊内生，以致清阳不升，浊阴不降而发生神经血管性头痛。

2. 辨病位，定脏腑

患者为老年女性，肝肾亏虚体质，头痛伴健忘、记忆力减退，定位在肾；既往有高血压病史，头痛为满头隐痛，脉沉弦，为肝阳上亢、风火上扰所致，定位在肝；伴有咽部有痰，舌苔黄腻，为脾胃失于运化，痰浊内生，郁而化热的表现，定位在脾胃。证属肾、肝、脾胃的病变。

3. 辨寒热虚实

首先要辨别外感、内伤头痛。外感头痛，起病急，伴有外邪束表或犯肺的症状，应区分风、寒、湿、热之不同。林佩琴《类证治裁·头痛》曰："因风者恶风，因寒者恶寒，因湿者头重……因火者齿痛，因郁热者烦心，因伏暑者口干。"内伤头痛，其痛反复发作，时轻时重，应分辨气虚、血虚、肾虚、肝阳、痰浊、瘀血之异，气虚者脉大，血虚者脉芤，肾虚者腰膝酸软，肝阳亢者筋惕肢麻，痰浊者头眩恶心，瘀血者痛如锥刺。本案患者间断头痛 6 年，时轻时重，确定为内伤头痛。呈现头隐痛，记忆力减退，健忘，腰膝酸软，咽部有痰，舌红苔黄腻，脉沉弦。病机为肝肾阴虚，肝阳上亢，肝风夹痰，上扰清空而致头痛。

[病机治法] 证属肝肾阴虚、肝阳上亢，痰瘀内阻导致头痛，治以平肝潜阳、化痰逐瘀、通络止痛法。通过平肝潜阳息风，引血下行，加化痰逐瘀通络，标本兼治，消除顽疾。

[方药特点] 方选天麻钩藤饮加减。

平肝潜阳：天麻、钩藤、石决明、珍珠母。

清心肝火：栀子、泽泻。

化痰降浊：半夏、地龙、僵蚕。

和胃降逆：厚朴、砂仁。

通络祛瘀止痛：川芎、川牛膝、全蝎、乌梢蛇、蜈蚣。

案例 2 平肝祛湿治头痛

郭某，男，20 岁，主因头痛、头晕 1 个月于 2019 年 11 月 26 日就诊。患者有高血压病史 1 年余，口服降压药但血压控制不稳定，1 个月来出现头晕、头痛症状，测血压 150/90 mmHg，伴有心率快，心烦躁，大便稀溏，舌红苔白腻，脉沉弦。中医辨证为肝旺脾虚湿重，治以平肝健脾祛湿。处方：川芎 12 g，钩藤 15 g，石决明 20 g，法半夏 10 g，砂仁 12 g$^{(后下)}$，干姜 10 g，茯苓 30 g，泽泻 20 g，炒栀子 12 g，合欢皮 20 g，炒酸枣仁 30 g，夏枯草 15 g，川牛膝 12 g，山药 15 g，炒白术 15 g，决明子 20 g。7 剂，水煎服，早、晚各一次。

二诊：药后患者头晕、头痛缓解，血压 140/80 mmHg，大便稀溏也有改善，舌苔薄白，脉弦细。上方去夏枯草，加荷叶 12 g。14 剂，水煎服。

三诊，患者血压已稳定，头痛、头晕未作，大便正常，继以上法调理 1 周，患者症状消失，口服降压药减半量维持。

【案例分析】

[病症要点] 患者头痛伴有头晕，血压高，心率快，心烦躁，大便稀溏，舌红苔白腻，脉沉弦。

[证候分析]

1. 辨体质、审病因

患者为年轻人且有高血压病史 1 年，平素肝旺脾虚，为肝脾不调体质；年轻人情志不调，肝郁化火，上扰清空而头痛而心烦易怒；饮食失节，脾胃运化失职，湿浊内生，清气不升，浊阴不降，故大便稀溏，舌红苔白腻而头痛。

2. 辨病位、定脏腑

患者头痛伴有心烦易怒，为肝郁化火上扰清空所致，定位在肝；头痛伴大便稀溏，舌苔白腻，为脾虚湿重，清气不升而致头痛，定位在脾胃。为肝、脾胃的病变。

3. 辨寒热虚实

患者头痛伴头晕，原有高血压病史，伴有大便稀溏，从症状特点看定位在肝脾，定性为肝火在上、脾湿在下，虚实夹杂。分析其症状头晕、头痛，乃肝阳偏亢，风阳上扰所致。肝阳有余，化热扰心，故心率快，心烦，失眠多梦。大便黏滞、稀溏、舌苔白腻为脾虚湿重之象。病机为肝旺脾虚湿重所致头痛。

[病机治法] 证属心肝火旺、脾虚湿盛导致头痛，治以清心泻肝，健脾除湿。肝火旺则克脾土，导致脾虚湿重，通过泻肝火，引火下行，以温散脾胃之湿，脾胃升清降浊功能恢复，则火热之邪下降，清阳之气上升，清窍通利，则头痛头晕之证得以缓解。

[方药特点] 方选天麻钩藤饮加减。

平肝潜阳：钩藤、石决明、决明子。

泻心肝火：栀子、夏枯草。

活血祛瘀：川芎、牛膝。

健脾除湿：山药、白术、干姜。

和胃降逆：砂仁、法半夏。

淡渗利湿：茯苓、泽泻。

安神解郁：合欢皮、炒酸枣仁。

案例 3 化浊祛湿治头痛

李某，男，57，已婚，2009 年 7 月 3 日初诊。患者于 5 年前开始出现头痛，涉及全头部，头昏沉重，以下午为甚。自觉面部发热，两颊口唇周围拘紧不适，曾经多方治疗效果不佳，近日来头痛加重，面部发胀发烧，晨起即发，口干不欲饮，口黏腻，自觉流口水，纳可，大便干燥，日一行，寐安，平素喜饮茶，既往有血管性头痛、腔隙性脑梗死、椎动脉供血不足病史。望诊可见眼睑坠胀，双目乏神，舌偏胖，质暗，边有齿痕，舌苔厚腻，脉沉涩。证属湿厥头痛，风湿上扰，清阳不展。治以疏风祛湿，芳香化浊法。处方：法半夏 10 g，蔓荆子 10 g，荷叶 12 g^(后下)，天麻 10 g，藿、苏梗各 10 g^(后下)，钩藤 15 g，炒薏苡仁 20 g，佩兰 10 g^(后下)，砂仁 10 g^(后下)，厚朴花 12 g，茯苓 30 g，生白术 12 g，泽泻 15 g，黄芩 12 g，防风 8 g，防己 15 g，川牛膝 12 g，生姜 1 片为引，14 剂。

二诊：2009 年 7 月 17 日，药后头胀大为减轻，面部发热亦不显，仍有面部发紧，口黏，舌胖质暗，苔腻，脉沉细。继以上方出入，原方去黄芩，加苍术 10 g，继服 14 剂。

三诊：2009 年 7 月 31 日，药后，头胀基本消失，继以上法巩固，随访 3 个月未发。

【案例分析】

［病症要点］患者头痛，涉及全头部，头昏沉重，以下午为甚，伴面部发胀发热，口唇周围拘紧，口干不欲饮，口黏腻，流口水，大便干燥，眼睑坠胀，双目乏神，舌偏胖，质暗，边有齿痕，舌苔厚腻，脉沉涩。

［证候分析］

1. 辨体质、审病因

患者已有头痛 5 年，伴头昏沉、面部发热，还有口黏、流口水、口干不欲饮、舌体胖、大便干等症状，系伏邪留于体内，遇暑湿季节而发，属于厥阴头痛。严用和在《济生方·头痛论治》中曰："凡头痛者，血气俱虚，风、寒、暑、湿之邪伤于阳经，伏留不去者，名曰厥头痛。盖厥者逆也，逆壅而冲于头也……又有风热痰厥，气虚肾厥，新沐之后，露卧当风，皆令人头痛。"叶天士在《临证指南医案》中亦云："头为诸阳之会，与厥阴肝脉会于巅，诸阴寒邪不能上逆，为阳气窒塞，浊邪得以上据，厥阴风火乃能逆上作痛。故头痛一症，皆由清阳不升，火风乘虚上入而致。"本证素有伏邪内留，浊邪阻塞，与暑风邪气上郁而为头痛；或脾虚湿重，肝火夹风阳上扰，亦可引发头痛。

2. 辨病位、定脏腑

本证头痛，伴有头昏沉重，面部发胀发热，口唇周围拘紧，为厥阴风火上扰所致，定位在肝；伴有口干不欲饮，口黏腻，流口水，大便干燥，眼睑坠胀，双目乏神，舌胖质暗，边有齿痕，舌苔厚腻，为脾虚湿重，湿郁体内，清阳不升而发头痛，定位在脾胃。证为肝、脾胃病变。

3. 辨寒热虚实

患者头痛伴头沉，面部发胀发热，为肝火上炎所致，为实证；伴有口黏，流口水，口干不欲饮，舌体胖，大便干等症状，系脾虚湿重，胃燥津伤，为虚实夹杂证。素有伏邪留于体内，加之情绪不调，肝郁化火，肝火夹风阳上扰；脾胃升降失调，脾不能为胃行其津液，胃燥津伤，则口干不欲饮，舌体胖，大便干燥，清阳不升而致头痛，为肝和脾胃病变，虚实夹杂证。

[病机治法] 头痛伴头昏、面部发热发胀，系风阳上扰，宜疏肝清火疏风；口黏，流口水，口干不欲饮，舌体胖，大便干，系胃燥津伤，脾虚湿重，以健脾祛湿，和胃润燥。病虽在头，但上下同病，遵叶天士"上下同病调其中"的原则，选用清肝疏风，结合宣上、畅中、渗下之祛湿法；火性炎上导致头痛，但根在于脾胃有湿不能潜藏肝火所致，故以祛湿为中心佐清火祛风之剂。

[方药特点] 方用藿朴夏苓汤和三仁汤加减。

清肝泻火：黄芩、钩藤、天麻。

疏风祛邪：防风、蔓荆子。

芳香化湿：荷叶、佩兰、苏梗、藿梗。

苦温燥湿：白术、苍术、厚朴花。

淡渗利湿：茯苓、泽泻、炒薏苡仁。

解肌祛湿：防己。

活血化瘀、引血下行：川牛膝。

四、抑郁症

郁证指由情志不舒、气机郁滞而引起以心情抑郁、情绪不宁、胸部满闷、胁肋胀痛为主要临床表现的病证。中医的郁证包括焦虑症及抑郁症两个方面。从"阴静阳躁"之说，抑郁症临床表现为抑郁、静默、内向、不爱动，归为阴证；焦虑症临床表现为焦虑、兴奋、烦躁、亢进，归为阳证。临证中焦虑症的人也有抑郁倾向，抑郁症的人也有焦虑表现，阴中有阳，阳中有阴。《医碥》曰："百病皆生于郁，郁而不舒则皆肝木之病矣。"故笔者治疗郁证，汲取古人经验，从肝郁脾虚论治，以脾虚湿盛，湿邪内阻为主要病理表现。现代医学认为，抑郁症与肠道微生态密切相关。健康人体肠道内存在着 10^{14} 个细菌，约为人体细胞数的 10 倍，他们与宿主互利共生，维系着宿主的生理平衡。肠道菌群与肠道之间的相互作用参与了神经系统功能的调节，肠道菌群通过炎症反应、调节肠黏膜上皮细胞功能影响神经递质的生成、影响下丘脑－垂体－肾上腺轴及肠黏膜屏障、血脑屏障等多途径，影响着抑郁症的发生发展。肠道菌群失调病理表现属于中医脾胃湿病，故通过调理脾胃功能，即可改善肠道微环境，治疗因肠道菌群失调引起的诸多疾病。

案例 宋某，女，60 岁，主因抑郁症 12 年于 2019 年 11 月 21 日初诊。其自患病以来长期服用抗焦虑抑郁类药物。症见精神紧张，易生气，入睡困难，服用地西泮方能入睡，头右侧发胀，头昏沉感，脱发明显，脸面易出油，双下肢浮肿，口干渴，耳鸣，怕冷，咽部有痰，易出汗，纳可，大便黏滞不畅，口唇紫暗，舌红苔薄白，脉弦滑。中医诊断：郁证；辨证：肝热脾虚，湿热内蕴，心神不宁。治以疏肝清热，健脾除湿，宁心安神。方药：川芎 12 g，钩藤 15 g，菊花 12 g，预知子 15 g，夏枯草 15 g，炒栀子 12 g，法半夏 10 g，砂仁 12 g(后下)，生白术 30 g，虎杖 20 g，炒柏子仁 30 g，生龙骨 20 g(先煎)，土茯苓 20 g，干姜 8 g，酸枣仁 30 g，茯神 30 g。7 剂，配方颗粒。

二诊：2019 年 11 月 28 日。药后胃脘烧灼感，肚子热，右侧头部麻木发胀，偶头晕，睡眠有改善，仍痰多，口渴，仍大便黏滞，睡眠改善，舌脉同前。上方去炒栀子、生龙骨，加生石膏 30 g、天麻 20 g，干姜改为 12 g，7 剂，配方颗粒，冲服。

三诊：2019 年 12 月 4 日。患者仍有肚子发热，头胀头麻好转，口渴减，关节手脚凉疼、睡眠进一步好转，已减少地西泮服用量，舌红苔薄白，脉弦滑。调整处方：法半夏 10 g，砂仁 12 g^{（后下）}，木香 12 g，生白术 30 g，干姜 10 g，虎杖 20 g，生石膏 30 g^{（先煎）}，知母 12 g，川芎 12 g，钩藤 15 g，枳实 15 g，大腹皮 15 g，川牛膝 30 g，乌梢蛇 6 g，元胡 15 g，酸枣仁 30 g。7 剂，配方颗粒，冲服。

四诊：2019 年 12 月 11 日。仍有头胀、肚子发热，胃灼热好转，大便黏滞改善，但仍有不畅感，关节手脚凉疼好转，睡眠可。上方去元胡、川牛膝、大腹皮，加蒲公英 15 g、土茯苓 30 g、厚朴 12 g。14 剂，配方颗粒。

五诊：2009 年 12 月 25 日，主诉症状逐渐减少，大便有改善，头胀减轻，继以上法调理，3 个月后，家属来访，诉患者已明显好转。

【案例分析】

[病症要点] 患者抑郁症以精神紧张，易生气，入睡困难，头胀、头昏，脱发，脸面出油，双下肢浮肿，口干渴，耳鸣，怕冷，咽部有痰，出汗，大便黏滞不畅，口唇紫暗，舌红苔薄白，脉弦滑为主要症状。

[证候分析]

1. 辨体质、审病因

患者患有抑郁症 12 年，属于气郁体质。《素问·举痛论》曰："思则心有所存，神有所归，正气留而不行，故气结矣"；《素问·本病论》又曰"人忧愁思虑即伤心""人或恚怒，气逆上而不下，即伤肝也"。肝主疏泄，性喜条达，忧思郁虑、愤懑恼怒等精神刺激，均可使肝失条达，气机不畅，致肝气郁结而成气郁，这是郁证的主要病机。气郁日久而化火，肝火上炎而形成火郁；肝气郁结，横逆侮脾，导致脾失健运，脾运化水谷及运化水湿作用受到影响，脾不能消磨水谷，必致食积不化，而形成的食郁；若不能运化水湿，水湿内停，而形成湿郁，湿郁化热而成湿热；若水湿内聚，凝为痰浊，则形成痰郁。久郁伤脾，饮食减少，气血生化之源不足，则可导致心脾两虚。

2. 辨病位、定脏腑

患者患抑郁症 12 年，平时易怒，头昏头胀，耳鸣，口唇紫暗，为肝气郁结，肝经气血失和，定位在肝；伴有脱发为肾虚，定位在肾；伴有双下肢浮肿，大便黏滞，舌苔薄白，怕冷，咽部有痰为肝郁脾虚，脾不能运化水湿，水湿内停，湿聚为痰，定位在脾胃；伴有入睡困难，为心脾两虚，心神失养，定位在心。为肝、肾、脾胃、心的病变。

3. 辨寒热虚实

患者抑郁症伴有精神紧张，容易生气，头胀头昏，耳鸣，定性为热，系肝气郁结，肝火内盛所致；审其他症状，脸面出油，双下肢浮肿，口干渴，怕冷，咽部有痰，出汗，大便黏滞不畅，睡眠困难，舌红苔薄白诸症，系心脾两虚，水湿内停，痰湿凝结，湿郁化热，定性为湿热，为本虚标实证。肝气郁结，肝郁化火，木克脾土，脾胃受伤，脾虚湿盛，湿郁化热，扰动心神，表现为肝脾失调，湿热内蕴，心神不宁病理变化。

[病机治法] 本患者抑郁症，虽症状较多，病情复杂，但可归类于两类：一是肝气郁结化火；二是脾虚湿盛、湿热内蕴。故治疗以疏肝解郁清热、调脾胃清湿热、宁心安神为大法。

[方药特点] 方用疏肝健脾解郁方。

清肝泻火：钩藤、菊花、夏枯草、预知子、炒栀子。

健脾和胃除湿：法半夏、白术、砂仁、干姜。

养心安神：炒柏子仁、生龙骨、酸枣仁、茯神。

清利湿热：虎杖、土茯苓。

升阳除湿：川芎。

五、耳鸣

耳是五官九窍之一，十二经脉、三百六十五络，其气血皆上于面而走空窍，会聚于耳，耳与五脏六腑均有联系，如肾开窍于耳，耳为心之客窍，胆经其支者从耳后入耳中，出走耳前。故肾、肝胆、心的病变均可引发耳鸣。耳为清阳之窍，对外界的影响尤其敏感，当受到风寒之邪的影响，或五脏虚而不能上荣，脏腑功能失调产生的虚火、痰火、郁火上扰或瘀血阻滞气血运行，均可影响于耳而致耳鸣。脾胃居中焦，运化水谷精微和水湿输布全身，一旦运化失职，导致湿邪内停，湿聚为痰，痰阻血瘀，阻于耳之脉络致耳鸣者，不乏其例，此当以健脾除湿化痰为大法，标本兼治，攻补兼施。

案例　王某，男，50岁，主因耳鸣半年、加重1个月于2010年6月12日初诊。患者从今年1月开始出现耳鸣，经治疗不见好转，后在北京某医院检查：确诊为鼻咽癌，已行化疗2个疗程。刻下：耳鸣如蝉，伴有咳痰，耳内潮湿，胸闷，肢体困倦，皮肤瘙痒，易起风团疹，纳谷一般，眠可，大便黏滞，舌红舌体胖苔薄，脉沉弦小滑。西医诊断：鼻咽癌。中医诊断：耳鸣；辨证为脾虚痰阻，肺窍不利。治以补肾健脾益气，肃肺化痰，佐以抗癌。处方：太子参 15 g，南沙参 15 g，功劳叶 15 g，胆南星 8 g，浙贝母 10 g，枇杷叶 15 g，黛蛤散 8 g^(包)，桃、杏仁各 9 g，猫爪草 15 g，半边莲 20 g，六月雪 15 g，川牛膝 15 g，枸杞子 10 g，生牡蛎 30 g^(先煎)，炒薏苡仁 30 g。14 剂，水煎服。

二诊：2010 年 6 月 26 日，服药后无不良反应，耳鸣减轻，易困倦，多汗，大便正常，小便泡沫多，睡眠可，舌质暗红，苔黄厚腻，脉沉弦小滑。以上方去太子参、浙贝母，加钩藤 15 g、黄芩 12 g。14 剂，水煎服。

三诊：2010 年 10 月 10 日，间断用药 3 个月。经过 30 次放疗后刻下：口腔溃疡反复，乏力，易感冒，咳嗽少许黄痰带血丝，不易咳出，耳鸣、流水已减轻，面肿，双下眼睑及下颌水肿，睡眠安，大便 3～4 日一次、干结，体重下降 20 kg，面色黧黑，张口困难，舌瘦质嫩红、苔薄白，脉细弦。治以益肺固卫，清热化痰，泄脾胃郁热。药用：五爪龙 20 g，功劳叶 15 g，桃、杏仁各 10 g，枇杷叶 15 g，胆南星 8 g，僵蚕 8 g，紫菀 12 g，黛蛤散 8 g^(包)，旋覆花 10 g^(包)，防风 10 g，地肤子 15 g，黄芩 10 g，甘草 6 g。14 剂，水煎服。

【案例分析】

[病症要点] 虽系鼻咽癌患者，但主诉为耳鸣，耳内有积液，流水。伴有咳痰带血丝，胸闷，乏力，皮肤瘙痒，易起风团疹，大便黏滞，小便有泡沫，舌红体胖苔薄，脉沉弦小滑等症。

[证候分析]

1. 辨体质，审病因

《诸病源候论》曰："肾气通于耳，足少阴，肾之经，宗脉之所聚，劳动经血，而血气不足，宗脉则虚，风邪乘虚随脉入耳，与气相击，故为耳鸣"。指出耳鸣与肾虚相关，今患者耳鸣，肢体倦怠，推测为肾虚体质；素体不足，肾虚体质，劳累过度或病后脾胃虚弱，气血生化不足，经脉空虚，或脾虚运化失司，湿邪内停，凝聚成痰，痰阻血瘀，耳窍痹阻，故导致鼻咽部肿瘤而发生耳鸣。

2. 辨病位、定脏腑

耳的病变与肾关系密切，因为十二经脉的气血皆可走空窍，经络气血之病变皆可导致耳鸣，定位在肾；本案耳鸣伴有耳内流水，伴皮肤瘙痒，易起风团，属于肝胆湿热，肝郁化火生风的表现，同时还有胸闷，咳痰有血丝，大便黏滞，舌体胖等症状，定位在肝胆；胸闷、咳痰带血，定位在肺，肺气不降，痰热壅肺，定位在肺；乏力，大便黏滞定位在脾，为脾虚湿盛，湿郁化热的表现。整体而言，本证定位为肾、肝胆、脾胃、肺的病变，定性为肝火、湿热、痰瘀。

3. 辨寒热虚实

患者为中年男性，症见耳鸣、咳痰带血，风疹，大便黏滞为肝胆火盛，肺郁痰阻，脾胃湿热表现，为实热证。同时还有乏力困倦、易感冒、舌体胖等为脾气虚卫外不固的表现，故证属虚实夹杂，火热夹湿，内有湿热痰郁，外有表虚不固。

[病机治法] 证属肾虚经脉空虚，脾虚湿重，肝郁化火，痰阻肺窍。治以补肾健脾益气，清肝化火，肃肺化痰，佐以抗癌。服药后，稍见效机，但又经第2次化疗，正气复伤，故复以益气固表，佐清热化痰之法而收功。

[方药特点]

益气健脾：太子参、薏苡仁。

清肺肝火：黛蛤散、胆南星、功劳叶。

化痰通窍：浙贝母、枇杷叶、杏仁。

活血化瘀：桃仁、川牛膝。

解毒抗癌：半边莲、六月雪。

养阴解毒：南沙参、猫爪草。

补肾收敛：枸杞子、生牡蛎。

六、癫痫

癫痫是一种发作性神志异常的疾病，以发作时神情恍惚，甚则昏仆、口吐涎沫、两目上视、四肢抽搐，或口中有声如猪羊般叫，移时苏醒，醒后如常人为临床特征。本病的发生与脾胃虚弱、痰浊内生、神机失灵密切相关。朱丹溪云："痫证有五……无非痰涎壅塞，迷闷心窍。"《证治汇补》曰："阳痫，痰热客于心胃……阴痫本乎痰热，因用寒凉太过，损伤脾胃变而为阴。"古代多数医家均认为本病与痰蒙心窍有关，在豁痰开窍治疗中，依据辨证求因，审因论治的原则，脾为生痰之源，健脾化痰平癫痫成为重要的治法。

案例　张某，女，51岁，主因心悸8年、不省人事发作1次于2012年10月20日初诊。患者于8年前发生心悸，经中、西药物治疗（具体不详）症状好转，2012年10月18日乘车时出现不省人事，口吐血沫，二便失禁，约 10 分钟后缓解，清醒后自觉记忆力下降，头痛，当时送到医院时，发现心律不齐，MRI 示多发腔隙性脑梗死、TCD 椎动脉供血不全，来诊时症见：心悸，心烦易惊，入眠困难，多梦，烦闷，食欲差，呃逆，餐后肠鸣，腹泻，大便稀溏不成形、乏力、肢体困倦，有痰，舌紫暗苔白腻，脉濡结代。中医辨证：脾虚生痰浊，痰蒙心窍，神机失用。治以健脾益气，祛湿化浊，宁神定悸。处方：西洋参 10 g $^{(先煎)}$，苏梗 10 g $^{(后下)}$，荷梗 10 g $^{(后下)}$，炒白术 12 g，厚朴花 12 g，郁金 10 g，焦山楂、神曲各 12 g，茯神 20 g，丹参 15 g，姜半夏 10 g，炒柏子仁 15 g，醋元胡 12 g，炒枳壳 12 g，炙甘草 8 g，制远志 15 g，苦参 6 g。14 剂，水煎服。

二诊：2012 年 11 月 3 日，药后心慌、烦闷诸症减轻，睡眠安，大便好转，癫痫未见发作，以上方去苏梗、荷梗，加生龙骨 20 g。14 剂，水煎服。

三诊：2012 年 11 月 17 日，药后心悸消失，诸症好转，继以上法调理，半年后诉癫痫未发。

【案例分析】

［病症要点］本证属癫痫患者，平时少发作，主诉以心悸为主，伴有心烦易惊，入眠困难，多梦烦闷，食欲差，呃逆，餐后肠鸣，腹泻，大便稀溏不成形，乏力、肢体困倦，舌紫暗苔白腻，脉濡结代等症状。

［证候分析］

1. 辨体质、审病因

《素问·奇病论》曰："人生而有病癫疾者，病名曰何，安所得之？岐伯曰：病名为胎病，此得之在母腹中时，其母有所大惊，气上而不下，精气并居，故令子发为癫疾也。"这里提出了癫疾病名，并指出癫疾为胎病，发病于先天因素有关。隋·巢元方《诸病源候论·癫狂候》对本病特点进行了较为详尽的描述："癫者，卒发仆也，吐涎沫，口㖞，目急，手足缭戾，无所觉知，良久乃苏"，认为本病是一种发作性神志失常疾患。金元时期朱丹溪《丹溪心法·痫》曰："痫证有五……无非痰涎壅塞，迷闷心窍"，认为痰浊与癫痫发作有关，后世有"无痰不作痫"之说，据此推断，患者为痰湿体质；患者脾虚失于建运，聚湿生痰，积痰日久，遇情绪波动及饮食失调等因素，触动积痰，扰乱神明而发癫痫。叶天士《临证指南医案》曰："痫证或由惊恐，或由饮食不节，或由母腹中受惊，以致脏气不平，经久失调，一触积痰，厥气内风，卒焉暴逆，莫能禁止，待其气反然后已。"

2. 辨病位、定脏腑

癫痫的主要病机为痰蒙心窍，神机失用。心主神明，心失所主则神机失用，痰蒙心窍，痰从何而来，脾为生痰之源，故病之源头在于脾，故定位在心、脾。同时伴有心烦易惊，入睡困难，食欲差，呃逆，餐后肠鸣，腹泻，大便稀溏不成形，乏力、肢体困倦，舌紫暗苔白腻，脉濡结代等症状均为心脾两虚的表现。

3. 辨寒热虚实

本病发作一般具有神志失常和肢体抽搐等特有症状，但在休止期，仍有一定的临床症状，如患者平时表现为心悸，心律不齐，心烦易惊，入眠困难，多梦，烦闷，病机为心气不足，心神失养，属于虚证。同时还有食欲差，呃逆，餐后肠鸣，腹泻，大便稀溏不成形，乏力、肢体困倦，舌紫暗苔白腻，病机为脾气虚弱，运化失职，湿气内停，为脾虚湿盛之虚实夹杂证。主要病机为心脾两虚，湿阻痰郁。

［病机治法］证属心脾两虚，湿阻痰郁。治以补益心脾、祛湿化痰、温胆宁神为法。

［方药特点］选健脾祛湿宁神方加减。

益气健脾：西洋参、炒白术、炙甘草。

祛湿化浊：苏梗、荷梗。

健脾消食：神曲、山楂、炒枳壳。

化痰降浊：姜半夏、郁金、厚朴花、元胡。

养心安神：柏子仁、制远志、茯神。

疏肝调气：元胡。

苦温燥湿：苦参。

七、胆囊息肉

胆囊息肉是指胆囊壁向胆囊腔内突起或隆起性病变，一般无症状，多为良性，少数可发生恶变或恶性倾向。中医认为胆囊息肉的形成与肝、胆、脾胃关系密切，肝主疏泄，喜条达，胆为中清之腑，以通降为顺，若情志失调，肝气郁结，或罹患肝疾，湿热内蕴，肝失疏泄，致胆腑失畅，气滞血瘀，络脉痹阻，日久可耗伤肝血，损伤阴津。肝胆与脾胃同居中焦，加之饮食无度，嗜食辛辣，饮酒无度，损伤脾胃，运化失司，湿浊内生，壅滞胆腑，又有素体肥胖、脾虚之体，痰湿内生，脾失运化，痰浊聚于胆腑，胆汁排泄不畅，日久使气滞血瘀，痰凝络阻息肉乃成。故肝胆失疏、湿热蕴结、痰浊凝滞、气滞血瘀、阴津耗伤为其主要病理机制。治疗以疏利肝胆、调脾胃、清利湿热、化痰活血为法。

案例 刘某，女，40岁，主因胆囊多发息肉1年余于2020年9月3日初诊。患者检查类风湿因子＞620，胆囊可见多发息肉，症见后背疼痛，双下肢沉重，口苦，不易入睡，大便可，日1~2次，舌暗，苔白腻，脉弦细滑。证属肝胆湿热，肝肾亏虚，风寒湿痹阻。治以清热利湿，补益肝肾，祛风除湿，通络止痛。处方：生白术20g，麸炒枳实15g，金钱草20g，炒鸡内金30g，川牛膝30g，盐杜仲20g，姜厚朴12g，砂仁12g^(后下)，酒乌梢蛇8g，合欢皮20g，炒酸枣仁30g，茯神30g，龙齿20g，蜂房10g，茯苓30g，泽泻20g。7剂，水煎服，每日1剂。

二诊：药后背痛减轻，口苦稍改善，睡眠时好时坏，大便尚可。上方去姜厚朴、砂仁，加鸡骨草12g、虎杖15g。14剂，水煎服。

三诊：药后背痛消，下肢沉重减轻，偶有口苦，睡眠改善。上方去蜂房、乌梢蛇，加夏枯草12g，14剂，水煎服。

四诊：患者依上法服药6个月，复查多发胆囊息肉消失。

【案例分析】

［病症要点］患者因胆囊多发息肉1年余就诊，检查可见类风湿因子＞620，胆囊多发息肉，症见后背疼痛，双下肢沉重，口苦，不易入睡，大便可，日1~2次，舌暗，苔白厚，脉弦细滑。

［证候分析］

1. 辨体质、审病因

患者素体肥胖且喜食凉食，属于脾虚湿重体质；由于脾失健运，湿聚于胆腑，造成胆汁排泄不畅，日久湿阻气滞血瘀，痰凝络阻，酿成息肉。

2. 辨病位、定脏腑

素体脾胃虚弱，舌苔白腻，定位在脾胃；伴有口苦，脉弦滑，定位在胆；后背痛，定位在督脉；不易入睡，定位在心。属于脾胃、胆、心、督脉病变。

3. 辨寒热虚实

患者素体肥胖，为脾虚体质，属于脾胃虚弱证；伴见口苦，脉弦滑，为胆经湿热，属于实证；后背痛，系寒湿侵袭经脉不通，证属实证；不易入睡，为血不养心，为虚证。证属脾胃虚弱，湿浊中阻，影响胆之疏泄，湿阻气滞郁于胆腑，而形成息肉，属于虚实夹杂证。

[病机治法] 本案证属脾胃虚弱，湿浊中阻，影响胆之疏泄，湿阻气滞郁于胆腑而形成的息肉。患者后背疼痛、双下肢沉重，虑其肝肾亏虚、风寒湿痹阻经络，不通则痛，湿性趋下，故双下肢沉重。治疗主要在调脾胃升降，疏利胆腑，化瘀通络，宁心安神。通过调五脏，调理胆腑环境，使胆气舒，脾胃调，心神安，则息肉消除。

[方药特点] 选疏利肝胆祛湿汤。

清胆利湿：金钱草、鸡内金。

淡渗利湿：茯苓、泽泻。

健脾燥湿：白术、砂仁、厚朴、枳实。

补肾祛瘀：川牛膝、炒杜仲。

祛风除湿：酒乌梢蛇、蜂房。

养心安神：合欢皮、炒酸枣仁、茯神、龙齿。

第二节　心病案例

一、心悸

心悸的原因不同，病机各异，但综合分析与中焦不调关系最为紧密，中焦与心悸的关系在《内经》中早有论述，《素问·平人气象论》云："胃之大络，名曰虚里，贯膈络肺，出左乳下，其动应衣，脉宗气也。"这就指明了心脏的搏动与中焦"胃"有密切关系，同时更明确指出："盛喘数绝者，则病在中。结而横，有积矣"。汉·张仲景《金匮要略》中有"惊悸吐衄下血胸满瘀血病脉证并治"专篇论述，指出"动即为惊，弱则为悸"，同时还指出水停心下（中焦）为心悸的重要病机，用半夏麻黄丸、小半夏加茯苓汤等治疗；还有治疗"脉结代，心动悸"的炙甘草汤，也是通过调理中焦，补益中气，而治疗心悸的方剂。之后各家，唐·孙思邈倡因虚致悸说；金元·朱丹溪主痰致悸说；明·虞抟因郁怒致悸说；清·王清任主因瘀致悸说。

《内经》已经提出心悸与脾胃关系密切，脾胃为后天之本，气血生化之源，若脾胃虚弱，化源不足，可使气血不足，心失所养，心神不宁，发为心悸。或中焦运化失司，蕴湿成痰，痰湿阻滞经脉，痰饮上凌于心，或痰浊蕴结，日久化火，痰火扰心，均可致心神不宁，发为心悸。若素体阳盛，喜食膏粱厚味，日久生热，阳明郁热，扰动心神，亦可导致悸动不安。以下介绍从脾胃、湿证论治心悸的病案 5 则。

案例 1　疏肝健脾除湿治心悸

马某，女，72 岁，于 2019 年 4 月 10 日初诊。患甲亢 30 年，曾[131]I 治疗好转后停药，10 年前复发，心悸不适，甲功五项正常。症见：心悸不安，易汗，精神恍惚，双眼干涩，睡眠易醒，大便基本不成形，进食可，舌红苔白腻，脉沉弦。24 小时动态心电图提示：频发房早、窦性心动过速。中医诊断：心悸病；中医辨证：肝郁脾虚，心神不宁。治以疏肝理气，清热泻火，益气健脾，养心安神定悸。方药：太子参 15 g，丹参 15 g，生黄芪 30 g，炒白术 15 g，高良姜 12 g，夏枯草 15 g，郁金 15 g，生龙骨 20 g，炒柏子仁 20 g，合欢皮 20 g，酸枣仁 30 g，蒲公英 20 g，炙远志 15 g，山药 15 g，益智仁 15 g，佛手 12 g。配方颗粒，7 剂，每日 1 剂。

二诊：2019 年 5 月 15 日。患者服药 1 周后心悸明显缓解，因外出未再服药。本次症见：心悸阵发，睡眠多梦易醒，眼干涩，头晕不适，大便有改善，舌脉同前。方药：太子参 15 g，炒柏子仁 20 g，生龙骨 20 g，炒白术 15 g，高良姜 12，蒲公英 15 g，夏枯草 15 g，香附 12 g，山药 15 g，合欢皮 20 g，酸枣仁 30 g，补骨脂 12 g，川牛膝 15 g，川芎 12 g，钩藤 15 g。7 剂，配方颗粒，每日 1 剂。

三诊：2019 年 5 月 28 日。心悸进一步好转，大便成形，仍睡眠多梦，双小腿沉重感，易惊。上方去柏子仁、钩藤，加泽泻 20 g，茯神 30 g，7 剂。

四诊：守法续调理 2 个多月，患者偶有心慌发作、不影响生活，大便常，睡眠尚可。

【案例分析】

[病症要点] 患者以心悸就诊，患有甲亢 30 年，经治疗后基本控制。主症心悸伴有易汗，精神恍惚，双眼干涩，睡眠易醒，大便基本不成形，进食可，舌红苔白腻，脉沉弦。

[证候分析]

1. 辨体质、审病因

患者系老年女性，患有甲亢 30 年，为肝肾阴虚，肝阳上亢体质；肝肾阴虚导致心悸主要有两种情况，一是肝肾阴虚，阴血亏耗，使心血不足，心失所养而发为心悸，如《石室秘录》曰"心悸非心动也，乃肝血虚不能养心也"；二是肝肾阴虚，则肝阳上亢，肝火内炽，上扰心神而致心悸，如《清代名医医案精华》曰："肝为心母，操用神机，肝木与心火相煽动，肝阳浮越不潜，彻夜不寐，心悸怔忡，有不能支持之候。"肝肾亏虚，还可以导致肝气郁结，木克脾土，脾虚湿重，心脾两虚，心神不宁而致心悸。

2. 辨病位、定脏腑

患者因心悸就诊，且患有甲亢病史多年，见心悸伴有易汗，精神恍惚，眼干涩，睡眠易醒，系肝阴不足，肝火内盛所致，故心悸虽发生在心，与肝关系密切；同时伴见大便不成形，舌苔白腻，系脾虚有湿的表现，故心悸一证，定位应在心、肝、脾。

3. 辨寒热虚实

患者心悸伴有易汗、精神恍惚为心肝火旺之象；双眼干涩为肝阴不足；睡眠易醒为血不养心，患者为老年人女性，证以阴虚火旺为主，又伴有大便不成形、舌苔白腻等，说明肝郁化火，肝旺乘脾，脾虚生湿所致。肝脾失调，脾虚生痰，痰气交阻，血行不畅，气、血、痰凝聚而成瘿病，瘿病日久耗伤阴液，肝阴不足，肝火内扰心神，脾虚湿盛，血不养心而致心悸。

[病机治法] 本患者心悸，系肝肾亏虚，肝郁化火，内扰心神，木克脾土，脾虚湿盛，血不养心而致。故治以补肝肾，疏肝理气，清热泻火，健脾除湿，养心安神。

[方药特点] 选疏肝祛湿宁心汤加减。

清肝解郁：郁金、合欢皮、佛手、夏枯草、蒲公英。

养血宁心：酸枣仁、柏子仁。

安神定悸：生龙骨、远志。

健脾除湿：太子参、生黄芪、白术、高良姜、山药。

补益脾肾：益智仁、生山药。

益气活血：太子参、丹参。

平肝息风：川芎、钩藤、牛膝。

案例2 调升降、除湿浊治心悸

张某，男，38岁，主因心悸2个多月于2019年6月27日初诊。患者2个月前无明显诱因出现心悸，伴口苦、胃胀、反酸，睡眠不佳，大便正常，舌红苔薄白，脉沉弦，血压 130/70 mmHg。2019 年 3 月 14 日曾在当地医院行胃镜检查，诊断为萎缩性胃炎、十二指肠炎。有饮酒病史 10 余年。24 小时心动图提示：室性期前收缩。根据患者以上临床表现，诊断为心悸病，辨证为脾胃升降失调、湿浊上犯而致心悸。治以益气活血，调脾胃升降，祛除湿浊。方用益气化湿活血汤（自拟方）加减：太子参 15 g，丹参 15 g，苦参 10 g，法半夏 10 g，砂仁 12 g^{（后下）}，木香 12 g，生白术 15 g，合欢皮 20 g，炒酸枣仁 30 g，茯神 30 g，炒枳实 15 g，炒麦芽 20 g，陈皮 12 g，高良姜 10 g，蒲公英 20 g，海螵蛸 15 g，荷叶 12 g。14 剂，每日 1 剂，水煎服。

二诊：患者自诉药后心悸明显缓解，仍时有胃胀、胃酸上泛，睡眠好转，二便调，舌红根部黄腻，脉沉弦。原方去陈皮、高良姜，加干姜 12 g、黄芩 10 g、大腹皮 15 g，继服 14 剂。

三诊：患者药后腹胀，胃酸上泛、心悸症状好转，唯有近日生气胸闷、心悸复发，心悸频发伴胃胀，寐可，二便调，舌红苔黄，脉细涩。上方减法半夏、海螵蛸，加佛手 12 g、炒栀子 12 g、郁金 12 g。继服中药 7 剂。

三诊后患者药后诸症明显好转，停药 2 个月时因胃病再次复发，继以上法调理半个月好转。2019 年 12 月 18 日在医院偶遇患者，自诉期前收缩已经痊愈，至今未复发。

【案例分析】

［病症要点］患者心悸伴口苦、胃胀、反酸，睡眠不佳，大便正常，舌红苔薄白，脉沉弦等症。

［证候分析］

1. 辨体质、审病因

患者系年轻男性，平时有饮酒史，本次发病前胃镜诊断萎缩性胃炎、十二指肠炎为脾胃虚弱体质；心主血脉，脾为气血生化之源，心脾两虚则气血生化不足，血虚不能养心，则致心悸；脾胃虚弱，健运失司，转输无权，则湿浊内停，水湿上犯于心也可导致心悸。

2. 辨病位、定脏腑

患者因心悸就诊，但有萎缩性胃炎、十二指肠炎病史，每次因胃不好而发生心悸。心悸发生在心，与脾胃功能关系密切，同时伴见口苦、胃胀、反酸等症状，说明心悸系由脾胃功能失调所引起。病证定位应在心、脾胃。

3. 辨寒热虚实

患者心悸伴口苦、胃胀、反酸等症状，病证定位在心、脾胃，证为脾胃升降失常，胃气不降，清气不升，湿浊内停，扰动心神而致心悸。脾虚湿停，湿浊化热，形成脾湿胃热，寒热错杂之证。

［病机治法］本患者心悸，系由脾胃功能失调所引起，故当心、脾胃同治，以健脾升清、和胃化浊、益气活血、安神定悸为法。

［方药特点］自拟益气化湿活血汤。

健脾祛湿：半夏、砂仁、木香、生白术、炒麦芽、陈皮、炒枳实。

益气宁心：太子参、丹参。

化湿燥湿：荷叶、苦参。

解毒制酸：高良姜、蒲公英、海螵蛸。

安神定悸：合欢皮、炒酸枣仁、茯神。

案例3　补脾肾、祛湿治心悸

杨某，女，56岁，主因心悸半年余于2019年1月9日就诊。患者半年前因睡眠不佳出现心悸，伴乏力，容易受惊，平时纳可，大便日1～2次，多数不成形，腰酸，偶发下肢浮肿，舌淡苔白腻，脉沉无力，血压130/80 mmHg。根据患者年龄、症状、舌苔脉象诊断为心悸病，辨证为脾肾俱虚，湿浊内停，心失所养而致心悸。治以健脾补肾，祛湿化浊，安神定悸。药用：太子参15 g，丹参15 g，苦参12 g，法半夏10 g，砂仁10 g^(后下)，木香12 g，炒白术15 g，炒苍术15 g，煅牡蛎20 g^(先煎)，茯苓30 g，干姜10 g，补骨脂12 g，茯神20 g，生龙齿20 g^(先煎)，珍珠母20 g^(先煎)。7剂，每日1剂，水煎服。

二诊：患者自诉药后睡眠可，心悸减轻，伴乏力，大便仍不成形，日1～2次，舌淡苔白腻，脉沉弦。原方减木香，加益智仁15 g、生山药20 g，继服7剂。

三诊：患者自诉药后心悸基本消失，纳可，睡眠多梦，大便成形，小便调，舌淡苔薄白，脉沉细。原方减法半夏、炒苍术、生龙齿、苦参，加莲子12 g、炒柏子仁20 g，继服中药7剂。

三诊后患者自行抄方服药1个月，药后心悸未再发作，寐可，大便成形，体力有所改善。继以补气化湿、重镇定悸法调理。2019年8月患者因其他问题来就诊，诉说心悸未再复发。

【案例分析】

［病症要点］患者心悸伴乏力，容易受惊，大便多数不成形，腰酸，下

肢浮肿，舌淡苔白腻，脉沉无力等症。

[证候分析]

1. 辨体质、审病因

患者系更年期年龄女性，为肝肾亏体质；症见睡眠不佳，心悸不宁，易惊，伴有大便多数不成形，腰酸，下肢浮肿，舌淡苔白腻，脉沉无力。属于肝肾亏虚，阴阳两虚，肾阳虚为主，伴有浮肿、大便不成形，为脾肾阳虚，心失所养而致心悸。《石室秘录》曰："怔忡之证，扰扰不宁，心神恍惚，惊悸不已，此肝肾之虚而心气之弱也。"

2. 辨病位、定脏腑

患者心悸易惊定位在心，伴有乏力，大便多数不成形，定位在脾胃；有腰酸，下肢浮肿，舌淡苔白腻，脉沉无力，定位在肾。证属脾肾阳虚，心失所养而致心悸，定位在心、脾、肾。

3. 辨寒热虚实

患者心悸伴有乏力，易惊，为气虚所致；伴有大便不成形，腰酸，浮肿，脉沉细，为脾气虚运化失常，湿气内停，肾气虚，气化不利，水湿代谢障碍，此乃脾肾俱虚所致。心悸证属虚证、寒证，夹有湿邪、水肿，以虚为本，虚实夹杂。

[病机治法] 患者心悸，由脾肾两虚，水湿内停，阻滞心脉，心失所养为其主要病机。故以补脾肾、祛湿利水、通心脉定悸之法治疗。

[方药特点] 自拟补脾肾祛湿通脉方。

益气宁心：太子参、丹参。

健脾升清：法半夏、砂仁、木香、炒白术。

燥湿化浊：苦参、苍术。

温脾利湿：干姜、茯苓。

补肾宁心：补骨脂、煅牡蛎。

镇惊安神：生龙齿、珍珠母。

案例4　通痹化浊治心悸

王某，女，67岁，主诉心悸伴胸闷、气短2年余于2019年9月19日就诊。患者2年前无明显诱因出现心悸，伴有胸闷、气短，不能平卧，偶有头晕、头痛，寐安，食欲不振，腹胀，大便正常，双下肢按之浮肿，舌红苔薄白，脉沉弦。患者既往有慢性胃炎病史20年、风心病病史2年，血压128/70 mmHg。

2019 年 8 月 3 日心脏彩超示：双房增大，二尖瓣、三尖瓣重度反流，肺动脉高压。颈动脉彩超示：双颈动脉斑块。根据以上临床表现诊断为心悸病，辨证为脾虚湿重，胸阳不振，湿浊上泛，浊气攻心，气滞血瘀而致心悸。治以补益心脾，祛湿化浊，通阳宣痹活血，药用：太子参 15 g、生黄芪 30 g、丹参 15 g、苦参 12 g、瓜蒌 15 g、薤白 15 g、法半夏 10 g、砂仁 10 g$^{(后下)}$、木香 10 g、川牛膝 20 g、补骨脂 12 g、炒白术 15 g、炒苍术 15 g、泽泻 15 g、香附 12 g、茯神 30 g、川芎 12 g。7 剂，每日 1 剂，水煎服。

二诊：患者自诉药后心悸、发憋、气短明显好转，头痛、头晕未作，走路时间长后有心前区不适感，伴心烦急躁，寐安，大便不成形，日 2 次，舌红苔薄白，脉沉弦。原方减木香、香附，加生龙骨 20 g$^{(先煎)}$、生山药 15 g，继服 7 剂。

三诊：患者自诉药后心悸未作，走路胸闷减轻，双下肢浮肿消退，伴有左侧乳房胀痛，左肩疼痛，仍有气短，寐可，纳安，二便调。舌红苔薄白，脉弦细。原方去砂仁、苦参、泽泻，加佛手 12 g、元胡 15 g、桂枝 6 g。继服中药 7 剂。

三诊后仍宗上法调理 1 月余，患者自诉药后期前收缩未再发作，遂停药。2019 年 12 月随访，患者自诉期前收缩已经痊愈，至今未复发。

【案例分析】

[病症要点] 患者心悸伴有胸闷、气短，不能平卧，偶有头晕、头痛，寐安，食欲不振，腹胀，大便正常，双下肢按之浮肿，舌红苔薄白，脉沉弦乏力等症。

[证候分析]

1. 辨体质、审病因

患者为老年女性，原有胃、心病史，为心脾两虚体质；心主血，血有赖心气的推动才能运行周身，荣养脏腑四肢百骸，心脏本身亦因有血液的奉养方能维持正常的生理活动。若心阳不振，心气不足则无以保持血脉的充盈，心神失养而心悸；或脾胃虚弱，气血生化之源不足，导致心血亏虚，心失所养而发为心悸。证与心、脾两虚的体质有关系。

2. 辨病位、定脏腑

患者心悸定位在心，伴胸闷、气短，不能平卧，为气虚不能充盈血脉所致，双下肢浮肿为心阳不振，水道不通；兼有腹胀，不欲食，为脾胃气虚，运化不利。偶有头晕、头痛，为本有肝肾不足，又心脾两虚，水湿内停，水气上泛，影响气血运行所致。病证定位在心、脾胃、胸、肝、肾。

3. 辨寒热虚实

患者心悸伴胸闷、气短，不能平卧为心气虚，伴有双下肢浮肿为阳虚，定性为虚寒证。腹胀，不欲饮食为脾胃气虚，失于运化所致，脾胃气虚可导致水湿内停，心阳不振亦可导致水气不化，故双下肢浮肿为心脾阳虚的表现，又有头晕、头痛，系影响肝肾气血不能上荣，心、脾胃、肝肾不足，导致气血循环、水湿代谢障碍，形成本虚标实之证。

[病机治法] 患者年老体弱，肝肾不足，且患有慢性胃病、风心病，致心脾两虚，脾胃虚则生湿，胸阳不振则饮停胸中，阻滞心阳，遂心中悸动不安。本病为本虚标实之证。本虚以气虚、脾虚、肝肾虚为主；标实以水湿、瘀血为要。治疗以补益心脾、补肝益肾、祛湿化浊、通阳宣痹活血为大法。

[方药特点] 自拟补心脾祛湿通脉方。

益气宁心：太子参、生黄芪、丹参。

通阳宣痹：瓜蒌、薤白、法半夏。

燥湿化浊：苦参、苍术、泽泻。

调脾和胃：砂仁、木香、白术。

活血通脉：牛膝、川芎。

疏肝理气：香附。

温补肾气：补骨脂。

安神定悸：生龙骨、茯神。

案例 5　清化痰热治心悸

张某，女，60 岁，主因心悸、胸前区憋闷疼痛 3 个月于 2020 年 8 月 24 日初诊。患者原有冠心病心绞痛病史，服用硝酸甘油可缓解，今因阴雨天气而诱发，症见胸前区憋闷疼痛，伴恶心、头晕，平素形体肥胖，睡眠不实，大便黏滞不爽，痰多，黄白痰，舌淡舌体胖，边有齿痕，舌苔黄腻，脉沉滑。诊断：胸痹心痛。辨证为痰湿化热，阻滞气血，心脉瘀阻。治以清化痰热，宽胸宣痹。方以瓜蒌薤白汤合菖蒲郁金汤加减，药用：瓜蒌 30 g，薤白 12 g，炒枳实 15 g，半夏 10 g，陈皮 12 g，石菖蒲 15 g，郁金 12 g，茯苓 20 g，竹茹 12 g，地龙 12 g，旋覆花 12 g(包)，川芎 12 g，生白术 30 g，太子参 20 g，丹参 15 g，砂仁 12 g(后下)。7 剂，水煎服，每日 1 剂。

二诊：药后胸闷疼痛减轻，恶心症状消除，仍头昏、肢体沉重，口黏而苦，舌脉同前。上方去旋覆花，加川芎 12 g、茵陈 12 g。14 剂，水煎服。

三诊：药后胸闷疼已明显减轻，头昏、肢体沉重亦减，舌红体胖，苔薄白略腻，脉沉滑。此为痰湿已化，胸阳复展，上方去竹茹、旋覆花，加山药 12 g、生黄芪 15 g，14 剂，水煎服。

四诊：药后诸症消失，1 年后随访，病情未复发。

【案例分析】

[病症要点] 患者主因心悸、胸前区憋闷疼痛 3 个月就诊。原有冠心病心绞痛病史，今因阴雨天气而诱发，症见胸前区憋闷疼痛，伴恶心、头晕，平素形体肥胖，睡眠不实，大便黏滞不爽，痰多，黄白痰，舌淡舌体胖，边有齿痕，舌苔黄腻，脉沉滑。

[证候分析]

1. 辨体质、审病因

患者为老年女性，体胖为痰湿体质；《血证论·怔忡》曰："心中有痰者，痰入心中，阻其心气，是以心跳不安。"痰湿导致心悸有以下原因：心血不足，痰湿阻滞，上焦气机不得宣畅而心悸。《证治汇补·惊悸怔忡》曰："心血一虚，神气失守，神去则舍空，舍空则郁而停痰，痰居心位，此心悸之所以肇端也。"脾肾阳虚，肾虚开阖失司，膀胱气化不利，脾失健运，转输无权，则湿浊内生停，脾肾阳虚不能蒸化水液，寒饮上迫，心阳被抑，则致心悸；火热内郁，痰湿化热，痰热扰心，亦可导致心悸。

2. 辨病位、定脏腑

患者心悸、胸闷、心痛，定位在心；恶心，大便黏滞，为湿阻脾胃，定位在脾胃；痰多，黄白痰，舌苔黄腻，为痰湿阻肺，定位在肺；头晕为痰湿阻滞，气血不能上荣，定位在脑。定位为心、脾胃、肺、脑的病变。

3. 辨寒热虚实

患者心悸，胸闷、心痛为痰湿阻滞，气血瘀组于心胸，为实证；伴睡眠不实为血不养心，为虚证；肥胖，大便黏滞不爽，为脾胃湿热；痰多，黄白痰，舌苔黄腻为痰热内阻于肺，属实证；头晕为气血不能上荣，兼有痰阻血瘀，属于虚实夹杂证。证属痰湿郁阻，气血瘀滞，心胸痹阻，脑窍不同所致，属于本虚标实之证。

[病机治法] 本案患者形体丰腴，为痰湿体质，原有冠心病，因阴雨天或饮食不节而诱发心痛。舌苔脉象又有痰郁化热之象，故辨证为痰湿内阻、痰郁化热、阻滞气血、心脉痹阻所致，治以化痰湿、祛痰热为中心，辅以宽

胸散结，健脾祛湿，使痰湿化解，胸阳舒展，气机通利，心悸胸痛方获缓解。

[方药特点] 方选瓜蒌薤白汤合菖蒲郁金汤加减。

化痰散结：瓜蒌、薤白、郁金。

清热化痰：瓜蒌、石菖蒲、竹茹。

健脾祛湿：砂仁、半夏、枳实、陈皮。

补脾益气：太子参、茯苓、白术。

活血化瘀：丹参、川芎。

降气化痰：旋覆花、地龙。

二、不寐

不寐即失眠，由于外感或内伤等原因，致使心、肝、胆、脾、胃、肾等脏腑功能失调，心神不安而成本病。不寐在中医古籍中成为"不得眠""目不瞑""不得卧"等。心为五脏六腑之大主，若心之本脏虚，或心经受邪，或五脏病变影响于心，均可使心神被扰而出现不寐。治疗不寐，当分辨外感、内伤，感受外邪者当驱邪以安神，五脏失调者当安五脏。

人感受四时不正之气，也可引起不寐，由于感邪性质、禀赋体质、宿疾的不同，可表现为不同的证候特点。素体元气亏乏之人，在夏暑之季，感受暑邪，暑热乘虚而入，暑与心火同气，暑气通心，心主血属营，暑气内扰于营分，外扰于卫分，致使阳不入于阴，可发生不寐。《灵枢·大惑论》曰："卫气不得入于阴……故目不瞑矣。"暑热之气，始受于肺，伤肺胃之气而干于心，心神扰动，不寐可兼见神疲乏力，发热，口干欲饮，饮不解渴，舌红少津等肺胃阴伤之症。暑多夹湿，暑湿弥漫，困于中焦脾胃，扰动心神，不寐兼心烦郁闷、头身沉重、不欲饮食等症，治疗应健脾祛湿，清暑安神。

随着生活条件的好转，饮食结构的改善，由脾胃功能失常导致不寐的患者越来越多。饮食不节，恣食生冷肥甘，损伤脾胃，脾失健运，内湿停聚，外界湿邪易乘虚而入与内湿相和为患，湿邪扰动心神可致不寐，其与"胃不和则卧不安"意旨相合。此不寐的特点是常伴有脾胃功能失调的症状，病发为湿，内伤在脾，可用升阳健脾除湿法治疗。

案例 1　升阳除湿治不寐

王某，男，45 岁，已婚，主诉多梦易醒 3 年于 2018 年 4 月 24 日初诊。

患者 3 年前因工作紧张，出现不寐、多梦易醒，平素多冷饮，有饮冰水史，晨起痰黏难咳，四肢沉重，容易疲劳，头昏蒙不清，胸闷，大便稀溏，日 3～4 次，食油腻后口气较重，舌质暗，苔白腻，脉沉滑。证属脾虚失运，湿浊内盛，扰动心神所致不寐。治以升阳健脾祛湿。处方：太子参 15 g，藿梗 10 g^(后下)，厚朴花 12 g，半夏 12 g，炒苍术 15 g，炒白术 15 g，茯苓 30 g，荷叶 12 g，升麻 8 g，砂仁 10 g^(后下)，陈皮 12 g，百合 20 g，车前草 15 g，炒枳实 15 g，六一散 20 g^(包)，生、炒薏苡仁各 30 g，茯神 30 g，炒酸枣仁 30 g。14 剂，水煎服。

二诊：药后头昏蒙减轻，时头脑清醒，睡眠质量较前提高，大便日 1～2 次，四肢沉重减轻。上方去车前草，加生山药 12 g，继服 14 剂。

三诊：患者已能入睡，诸症亦缓，继如法调理，3 个月后患者不寐基本消除。

【案例分析】

［病症要点］患者不寐、多梦易醒伴有多冷饮，痰黏难咳，四肢沉重，疲劳，头昏蒙不清，胸闷，大便稀溏，日 3～4 次，口气重，舌暗苔白腻，脉沉滑等症状。

［证候分析］

1. 辨体质、审病因

患者平素多冷饮，有饮冰水史，寒湿伤脾胃，为脾胃虚弱体质；饮食失节、劳倦内伤、吐泻等原因损伤脾胃，致胃气不和，脾阳不运，食少纳呆，气血生化来源不足，无以上奉于心，心神失养可导致不寐。《医法圆通》曰："因吐泻而致者，因其吐泻伤及中宫之阳，中宫阳衰，不能运津液而交通上下。"脾胃运化失常，造成水湿停留中焦，水湿扰心神而致不寐。

2. 辨病位、定脏腑

患者不寐源于心神不宁，病位在心；伴有多冷饮，四肢沉重，疲劳，大便稀溏，日 3～4 次，口气重，舌暗苔白腻等症为脾胃气虚，水湿运化不利所致，定位在脾胃；痰黏难咳，胸闷为痰湿阻于胸肺，胸阳不振，定位在肺；头昏蒙不清为肝肾不足，水气上泛所致。病证定位在心、脾胃、肺，涉及肝肾。

3. 辨寒热虚实

患者不寐伴有多冷饮，大便稀溏，日 3～4 次，口气重，舌暗苔白腻等症为脾气虚，脾胃虚寒；痰黏难咳，胸闷为肺气不宣，心阳痹阻；头昏蒙不清为湿影响气血不能上荣，肝肾不足所致。心脾两虚，水湿停滞，导致痰湿内阻，水湿内扰心神，既有心脾、肺、肝肾之虚，又有湿邪、痰湿阻滞，形成本虚标实之证。

[病机治法]

不寐由脾虚失运，湿浊内停，扰动心神所致，涉及肺气不宣，肝肾亏虚。故治以补益心脾、宣肺化痰、补肝肾、升阳祛湿之法，驱散体内的水湿、痰湿之邪，使气血运行正常，心神得安，不寐得缓。

[方药特点] 方选藿朴夏苓汤、平胃散、清震汤、二陈汤之合方加减。

芳香化湿：藿梗、荷叶。

燥湿和胃：苍术、白术、厚朴花、砂仁。

淡渗利湿：茯苓、薏苡仁。

清利湿热：六一散、车前草。

宣肺化痰：陈皮、半夏、百合。

升清化湿：升麻、荷叶、苍术。

补气安神：太子参、茯神、炒酸枣仁。

案例2　清暑祛湿治疗不寐

钱某，女，32岁，主因不寐2周于2015年7月21日初诊。患者2周外出郊游伤暑，出现不寐症状。诊时症见：夜不能寐，多梦易醒，心烦躁，纳食减少，口干欲饮，头昏沉，溲赤，大便黏滞，带下量多，色白无味，舌体胖大，尖边红，苔薄黄少津，脉沉弦。中医辨证为伤于暑湿，气阴两虚，湿热蕴结。治以清心解暑，健脾祛湿，宁心安神。药用：五爪龙20 g，太子参15 g，麦冬10 g，莲子肉15 g，石斛12 g，炒苍术12 g，炒白术12 g，荷叶12 g，生石膏30 g$^{(先煎)}$，生薏苡仁20 g，扁豆12 g，茵陈12 g，土茯苓20 g，滑石15 g$^{(包)}$，法半夏10 g，炒枳实15 g，生龙骨30 g$^{(先煎)}$。14剂，水煎服。

二诊：药后失眠好转，能入睡，纳食较前增加，仍有多梦，疲劳乏力，口干欲饮，舌质红，苔薄白少津，脉沉弦细小数。以前方去土茯苓、茵陈，另加苏梗12 g，炒柏子仁20 g，继服14剂。

三诊：药后睡眠基本恢复正常，续予上法调理7剂后停药。

【案例分析】

[病症要点] 患者不寐、多梦易醒伴心烦躁，纳食减少，口干欲饮，头昏沉，溲赤，大便黏滞，带下量多，色白无味，舌体胖大，尖边红，苔薄黄

少津，脉沉弦等症状。

［证候分析］

1. 辨体质、审病因

患者平素工作劳累，情志不舒，为心气虚体质；不寐因于郊游伤暑而引发，暑气通于心，伤于暑湿，心神扰动，故而夜不能寐，多梦易醒，心烦躁，口干欲饮；暑湿伤脾胃，故出现纳食减少，大便黏滞，带下量多。病证为暑湿伤于心脾，湿热内扰心神而致不寐。

2. 辨病位、定脏腑

患者不寐、多梦易醒伴心烦躁，因于伤于暑湿，暑气通于心，故病位在心；伴有纳食减少，大便黏滞，带下量多，舌体胖大，苔薄黄少津，为暑湿伤脾胃，脾胃运化失职，收纳失常，水湿运化障碍，湿邪内停所致，定位在脾胃；同时伴有口干欲饮、头昏沉、溲赤等，为暑热伤阴，湿热上犯于头所致，定位在心、脑窍。此不寐之证，定位在心、脾胃、脑。

3. 辨寒热虚实

患者不寐伴有多梦易醒，心烦躁，口干欲饮，为暑气伤心，心火旺，心阴不足；伴有纳食减少，大便黏滞，带下量多，舌体胖大为暑湿伤脾，脾虚湿盛；伴有便黏、溲赤、头昏为湿热内盛，充斥上中下三焦所致。不寐病证为心火旺，心阴不足，脾虚失运，湿热内蕴，充斥三焦所致。既有心脾之虚，又有湿热内阻，属于本虚标实之证。

［病机治法］不寐由暑气伤心，暑湿伤脾胃，心阴不足，脾虚失运，湿浊内停，扰动心神所致。故治以清心解暑，健脾祛湿，宁心安神。

［方药特点］选清暑健脾除湿宁心汤加减。

清心养阴：莲子肉、麦冬、石斛。

补气健脾：太子参、五爪龙、炒白术、枳实。

祛除暑湿：荷叶、土茯苓、滑石、薏苡仁、茵陈。

健脾燥湿：苍术、扁豆、法半夏。

辛寒清热：生石膏。

重镇安神：生龙骨。

案例3 芳化湿浊治不寐

胡某，男，51岁，2008年8月17日初诊。患者于2年前即出现不寐，时轻时重，久治未见好转，近1周工作忙碌而加重，求治中医。症见夜不能寐，多梦易醒，晨起咳嗽少痰，肢体疲劳，四肢沉重，头昏蒙不清，胸脘满闷，大便稀溏，日 3～4 次，平素喜冷饮，舌红苔白厚腻，脉沉滑。中医辨证：湿蕴脾胃，运化失常，值暑湿季节，内外皆湿，湿气弥漫三焦，湿热内扰，神不得安。治以芳香化浊，健脾祛湿，宁心安神。药用：竹节参 12 g，藿香 10 g^(后下)，苏梗 10 g^(后下)，厚朴花 12 g，半夏 12 g，炒苍术 15 g，炒白术 15 g，炒杏仁 10 g，茯苓 30 g，茵陈 12 g，砂仁 10 g^(后下)，车前草 18 g，益智仁 10 g，炒枳实 15 g，六一散 20 g^(包)，生薏苡仁 30 g，玉米须 30 g，荷叶 15 g。14 剂，水煎服，每日 1 剂。

二诊：药后睡眠质量较前提高，头昏蒙减轻，四肢已感清爽，大便也见成形。上方去车前草，加炒白术 15 g，14 剂，水煎服，每日 1 剂。

三诊：患者已能入睡，睡眠时间延长，诸症亦缓，继如法调理，3 个月后诸症基本消除。

【案例分析】

［病症要点］患者不寐表现为入睡难，多梦易醒，兼有咳嗽少痰，肢体疲劳，四肢沉重，头昏蒙不清，胸脘满闷，大便稀溏不爽，舌质暗苔白厚腻，脉沉滑等症状。

［证候分析］

1. 辨体质、审病因

患者平素喜甜食、饮冷水，嗜食肥甘，湿蕴脾胃，运化受阻，形成脾虚湿重体质；叶天士在《临证指南医案》中曰："如其人饮食不节，脾家有湿，脾主肌肉四肢，则外感肌躯之湿亦渐次入于脏腑矣。"时值仲夏，暑湿正盛，内外湿邪相合，湿蕴中焦内扰于心，神不得安，出现不寐。

2. 辨病位、定脏腑

患者不寐变现为入睡难，多梦易醒，定位在心；伴头昏不清，四肢沉重，肢体疲劳，胸脘满闷，属于外湿侵犯肌表，定位头部、胸部；同时伴有大便稀溏，肢体困重，舌苔白腻，里湿较重，定位在脾胃；暑湿季节，内外湿合，弥漫三焦，湿邪扰心，心神不宁而致不寐。定位为头、胸、营卫、脾胃的病变。

3. 辨寒热虚实

不寐的辨识，要审体质，看季节，审病因，病情轻重，辨外感内伤。患者为脾虚湿盛体质，素有脾湿，痰饮内蕴，又逢暑湿季节，外湿引动内湿，湿邪弥漫，扰动心神而不寐。湿邪伤于头，则头昏蒙不清；伤于肺则咳嗽少痰；伤于胸膈则胸脘满闷；伤于四肢则肢体倦怠；伤于脾胃则大便稀溏，舌苔白腻。内外湿合，表里俱湿，里湿较重，造成肺、脾胃、肾俱虚，此乃虚实夹杂证。

[病机治法] 本案素有里湿，又逢暑湿季节，内外湿合，里湿伤于肺，损伤脾胃，影响肾之气化，弥漫三焦，湿郁化热，内扰心神，导致"胃不和，则卧不安"。治以芳香化浊，健脾，肃肺，补肾祛湿，外治肌表之湿，内除体内之湿。

[方药特点] 选用藿香正气散、三仁汤、二陈汤之合方加减。

芳香化湿：以藿香、苏梗、荷叶。

健脾燥湿：苍术、白术、半夏、厚朴花、砂仁。

淡渗利湿：茯苓、玉米须、薏苡仁、车前草。

清利湿热：六一散、茵陈。

补气补肾：竹节参、益智仁。

肃肺祛湿：杏仁。

案例4　祛湿止痒治不寐

李某，男，32岁，主因入睡困难1年余于2020年9月7日初诊。患者2019年9月以来因反复呕吐被诊为焦虑症，口服西药治疗，但仍入睡困难，服用助眠药2点入睡，有时彻夜不眠，大便日7~8次，黏腻不畅，右下腹轻度压痛，周身皮疹10余天、瘙痒，进食可，既往患慢性阑尾炎10余年，舌紫暗边有齿痕，苔薄黄，脉沉细无力。中医辨证为脾肾亏虚，气滞湿阻，湿热蕴肤，心神不宁。治以健脾益肾，行气祛湿，清热止痒，养心安神。处方：法半夏10 g，生姜10 g，炒白术15 g，麸炒枳实12 g，山药15 g，盐益智仁15 g，醋香附12 g，佛手12 g，麸炒薏苡仁30 g，牡丹皮12 g，桃仁12 g，冬瓜子30 g，盐补骨脂12 g，地骨皮15 g，白鲜皮30 g，炒酸枣仁30 g。7剂，配方颗粒，每日1剂。

二诊：药后焦虑症减轻，睡眠有好转，仍有右下腹轻压痛，大便日3~4次，偏稀，皮疹消，上方去牡丹皮、地骨皮、香附，加高良姜6 g、合欢皮30 g、茯神30 g，14剂，配方颗粒，每日1剂。

三诊：药后右下腹压痛减轻，大便日2次，有时大便成形，能入睡，但睡眠易醒，舌苔白，脉弦细。上方去白鲜皮，加陈皮12 g，14剂，配方颗粒，每日1剂。

四诊：药后睡眠续有好转，继以上法调理月余，睡眠基本恢复。

【案例分析】

[病症要点] 患者不寐表现为难以入睡，甚者彻夜不眠，同时有大便日7~8次，黏腻不畅，右下腹轻度压痛，周身皮疹、瘙痒，既往有慢性阑尾炎病史10余年，曾患有焦虑症，舌紫暗边有齿痕，苔薄黄，脉沉细无力。

[证候分析]

1. 辨体质、审病因

患者既往有胃肠功能失调病史，大便黏滞，呕吐，为脾胃升降失调，脾胃虚弱体质；脾虚生湿，湿热阻滞肠道，结为肠痈。宋·《圣济总录》指出："肠痈由喜怒不节，忧思过甚，肠胃虚弱，寒温不调，邪热交攻，故营卫相干，血为败浊，流渗入肠，不能传导，蓄结成痈。"脾胃运化不通，湿邪外泛于肌肤而身痒，湿热内扰于心神而不寐。

2. 辨病位、定脏腑

患者为脾虚湿盛体质，不寐伴有大便黏滞，右下腹轻压痛，定位在脾胃、肠道；入睡困难，彻夜不眠，为气血不能养心，定位在心；伴有全身皮肤瘙痒为湿热郁结于皮肤，定位在皮肤。证属湿热蕴结于肠道，内扰于心，外泛于皮肤，为脾胃、心、肠道、皮肤的病变。

3. 辨寒热虚实

患者不寐，表现为入睡困难，甚者彻夜难眠，与能入睡，但易醒不实有所区别，不能入睡为心血不足，湿热扰心所致，为虚实夹杂证；伴有大便黏滞，右下腹压痛，为湿热蕴结于肠道，肠道气血壅滞的表现，为脾虚湿滞，虚实夹杂证；伴有皮肤瘙痒是湿热郁结于皮肤，为实证。湿热蕴结于肠道，外泛于皮肤，内扰心神，因而导致不寐。

[病机治法] 该患者既往先有慢性阑尾炎10余年，平素大便日7~8次，是肠道菌群失调的表现。后出现焦虑症，表现为入睡困难、呕吐等症状，是肠道菌群失调导致的精神神经症状。《黄帝内经》中早就提出"胃不和则卧不安"和"胃与大肠相表里"的观点，结合现代医学关于菌－肠－脑轴的系列发现，认为肠道菌群失调可导致胃肠脾运化功能失常，并通过影响下丘脑－垂体－肾上腺轴的神经递质分泌节律，影响中枢神经系统的认知、思维调节能力。故肠道菌群失衡可作为失眠诊断和预防的重要指标，也可以将其作为失眠干预的靶点，通过调节肠道菌群失调来治疗失眠。该患者表现为明显的肠道菌群失调，符合中医脾肾亏虚、气滞湿阻、湿热蕴肤的证

型，故从补脾益肾、行气祛湿、清热止痒等方面着手，治病求本，改善不寐。

[方药特点] 选用补脾肾祛风止痒安神方加减。

健脾益肾：山药、益智仁、补骨脂、白术。

清利湿热：薏苡仁、冬瓜子。

理气行滞：枳实、香附、佛手。

温脾和胃：生姜、法半夏。

祛风止痒：白鲜皮、地骨皮、牡丹皮。

活血化瘀：桃仁。

养心安神：炒酸枣仁。

三、汗证

汗证是指由于阴阳失调、营卫不和、腠理不固而引起人体津液外泄致使全身或局部出汗过多为主要症状的一种病证。分为自汗、盗汗、头汗、腋汗、半身汗、手足汗、心胸汗、生理性汗出、病理性汗出等方面。汗证的病因病机分为以下几种。一是肺气不足，肺与皮毛相表里，肺气不足者卫表不固，腠理开泄而致自汗；二是营卫不和，人体内阴阳的偏盛偏衰，或表虚之人微受风邪，以致营卫不和，卫外失司，而致汗出；三是阴虚火旺，烦劳过度，亡血失精，或邪热耗阴，以致阴精亏虚，虚火内生，阴津被扰，不能自藏而外泄作汗；四是邪热郁蒸，由于情志不舒，肝气郁结，肝火偏旺，或嗜食辛辣厚味，或素体湿热偏盛等，以致肝火或湿热内盛，邪热郁蒸，津液外泄而致汗出增多；五是饮食不节，饮食损伤脾胃，或外感湿邪，湿浊中阻，蕴久化热，湿热熏蒸肌表，则可为自汗；上蒸于头，则头汗出；旁达四末则为手足汗出；湿热蕴于肝胆，胆汁随汗液外渍肌肤，则见汗出色黄，而为黄汗；湿热久蕴，阴血已伤，则可为盗汗。临床还多见湿汗证。湿汗证的形成与脾胃肝胆活动失常有密切关系，脾属阴土而位居中央，既能运化水谷精微，又主人身之气机升降，所以脾虽属阴土但有生生不息健运之能，如因七情内伤，或六淫外侵，或饮食不节，或劳逸过度，都会使脾土受伤，运化功能失常，人体气机的升降也会受到影响，以致湿邪停聚，脾虚湿重，脾气失于固涩而汗出是湿汗形成的主要原因。

案例1 化浊利湿治汗证

李某，男，25岁，2018年2月初诊。患者2年前出现盗汗，近3个月症状加重，经实验室检查未见明显异常。患者自述睡眠欠佳，多梦易醒，口中黏腻不爽，晨起有口苦，有痰且不易咳出，口干不欲饮水，大便黏滞不爽，小便色黄，纳可但平素饮食不规律，舌淡苔黄腻，脉细滑。四诊和参，辨证为湿热盗汗，治以芳香化浊，燥湿健脾，佐以清热。处方：法半夏9 g，砂仁12 g^(后下)，茯苓30 g，炒苍术15 g，厚朴12 g，藿香12 g，佩兰10 g，炒薏苡仁20 g，茵陈10 g，黄连6 g，生白术30 g，生谷芽20 g，生麦芽20 g，车前草15 g。7剂，水煎服，每日1剂。

二诊：药后患者自述夜间盗汗大为减少，睡眠好转，大便通畅，小便色黄好转。上方去黄连，加山药30 g，续服14剂。随访半年无复发。

【案例分析】

［病症要点］患者盗汗伴有睡眠欠佳，多梦易醒，口中黏腻不爽，口苦，有痰且不易咳出，口干不欲饮水，大便黏滞不爽，小便色黄，平素饮食不规律，舌淡苔黄腻，脉细滑等症状。

［证候分析］

1. 辨体质、审病因

患者盗汗伴有平素饮食不规律，脾胃功能失调，为脾虚湿重体质；饮食不节或外感湿邪，损伤脾胃，脾胃失运，湿浊中阻，蕴久化热，湿热熏蒸则为汗出，熏蒸于肌表为自汗，湿热久蕴，阴血已亏，则为盗汗。《素问·经脉别论》曰："故饮食饱甚，汗出于胃；惊而夺精，汗出于心；持重远行，汗出于肾；疾走恐惧，汗出于肝；摇体劳苦，汗出于脾。"今饮食劳倦，损伤脾胃，脾胃湿蕴，运化受阻，湿郁化热，湿热内蒸，至夜阳不交于阴而致盗汗。

2. 辨病位、定脏腑

患者盗汗伴有口黏，有痰，口干不欲饮，大便黏滞，小便黄，舌苔黄腻等症状，系由于脾胃湿热所引起，定位在中焦脾胃；还伴有睡眠多梦易醒，夜间出汗为主，是心火内生，扰动心神所致；口苦为肝胆内热，证属脾胃肝胆湿热，引动心火，湿热迫汗外出。定位在脾胃、心、肝胆。

3. 辨寒热虚实

患者盗汗伴有口黏口苦，口干，大便黏，小便黄，舌苔黄腻，为湿热内蕴表现，平素饮食不规律，损伤脾胃功能，造成脾虚湿热内盛，湿热内扰，肝失疏泄，心神不宁，出现盗汗现象。

［病机治法］这个患者盗汗伴口中黏腻、口渴不欲饮水、尿黄、大便黏滞不爽、苔黄腻、脉细滑皆为湿热内蕴之象，湿热蕴蒸所致汗出。因湿邪黏滞，治疗的时候宜选用温药，切忌使用大辛大热之品，以免过燥伤阴；湿热搏结者虽应苦寒清热燥湿并重，又不宜过用大苦大寒之味，以免湿邪凝滞不化，或化燥伤阴。治疗以化浊祛湿清热为法，重点在于化湿，湿去则汗自止。湿在上焦宜芳香化湿、湿在中焦宜苦温燥湿、湿在下焦宜淡渗利湿，附以清肝火、清心火之药佐之，三焦祛湿，清散结合，寒温并用，动静结合，不特止汗而汗自止。

［方药特点］选用藿朴夏苓汤加减。

芳香化湿：藿香、佩兰。

中焦燥湿：苍术、白术、砂仁、半夏、厚朴。

下焦渗湿：茯苓、薏苡仁、车前草。

燥湿清热：黄连、茵陈。

健脾和胃：生谷芽、生麦芽。

案例2 宣肺涤痰治汗证

张某，男，42岁，主因盗汗5个月于2015年5月12日初诊。患者半年前患胸腺瘤，因不宜手术，予放疗2次，之后出现盗汗，夜间呼吸气促，盗汗明显，晨起湿透被褥，纳寐可，面色萎黄，平时有咳痰，痰白黏腻，腹胀，大便日1~2次，舌淡苔薄，脉弦滑小数。证属肺气阴两伤，痰湿内阻，治以益气扶正，宽胸涤痰，和胃降浊。药用：太子参15 g，瓜蒌皮15 g，半夏10 g，浙贝母10 g，郁金12 g，黛蛤散12 g（包），葶苈子15 g（包），石菖蒲12 g，旋覆花9 g（包），炒杏仁9 g，炒薏苡仁30 g，石见穿15 g，炒麦芽30 g，神曲12 g，炙甘草8 g，生姜2片，竹沥汁10 mL为引。14剂，水煎服。

二诊：药后盗汗即止，大便正常，睡眠轻浅，白天困乏，夜间口渴，面色萎黄，爪甲色暗，舌体瘦，舌质淡，苔薄白，脉弦细。肝功能检查轻度异常。以上方去黛蛤散、石菖蒲、葶苈子，加茵陈15 g、炒白芍15 g、炒酸枣仁20 g、炒白术15 g、茯苓20 g，14剂，水煎服。

三诊：药后睡眠改善，已无明显不适症状，盗汗之证告愈，以补肺化痰，健脾祛湿为法善后。

【案例分析】

[病症要点] 患者盗汗明显伴有呼吸气促，湿透衣被，面色萎黄，咳痰，痰白黏腻，腹胀，大便日 1～2 次，舌淡苔薄，脉弦滑小数等症。

[证候分析]

1. 辨体质、审病因

患者患有胸腺瘤，行化疗，胸腺瘤属于痰阻气滞，放疗气阴两伤，因此体质应为痰湿阻滞，气阴两伤。饮食不节或感受湿邪，损伤脾胃，脾胃失运，湿浊中阻，蕴久化热，湿热熏蒸于肌表则为自汗；湿聚为痰，痰湿阻滞，痰郁化热，痰热阻滞，肺气失宣，阴血已伤，可为盗汗。朱丹溪《丹溪心法》曰："盗汗属血虚、阴虚……盗汗发热，因阴虚，用四物加黄柏，兼气虚，加人参、黄芪、白术。"

2. 辨病位、定脏腑

患者盗汗伴有呼吸气促，湿透衣被，咳痰，痰白黏腻，舌淡苔薄，脉弦滑小数，定位在肺；还伴有面色萎黄，腹胀，大便日 1～2 次，定位在脾胃；证属肺失宣降，脾胃虚弱，痰湿阻滞，气阴两伤。定位在肺、脾胃。

3. 辨寒热虚实

患者盗汗伴有呼吸急促，咳痰白腻，为肺气不足，宣降失职，痰湿内阻；同时伴有面色萎黄，腹胀，为脾胃虚弱，运化失常，湿阻气滞；证属肺、脾胃虚，痰湿阻滞，气阴两伤而致盗汗，属本虚标实证。

[病机治法] 盗汗是指人体阴阳失调，营卫失和所致腠理开合失常，津液外泄，睡中汗出，醒来即止为主要症状的病证。盗汗有表、里、虚、实之不同。张介宾在《景岳全书》中指出："自汗、盗汗各有阴阳之证，不得谓自汗必属阳虚，盗汗必属阴虚也。"说明盗汗非阴虚所能包括。由于肺主皮毛，肺气通于表，主汗孔的开合，故盗汗与肺的功能关系十分密切。肺的气阴不足，肌表不固，汗孔开合失度；或痰湿阻肺，肺气不利，影响汗孔的开合，都可引起盗汗。本案患者盗汗严重，系由于放疗损伤而引起，伴有呼吸气促，肺气阴两伤，痰湿内蕴，肺失宣降，汗孔开合失司而致盗汗，故立足辨证施治，重在补肺之气阴以敛汗，祛痰湿以复肺肃降之职，健脾和胃祛除生痰之源。故采用补益肺气、化痰开胸、和胃降浊法。

[方药特点] 选用补肺化痰和脾胃方治疗。

补肺益气：太子参、炙甘草。

宽胸涤痰：瓜蒌皮、半夏、浙贝母、郁金、石菖蒲、竹沥汁。

宣肺降气：旋覆花、炒杏仁。

利湿活血：薏苡仁、石见穿。

清肝利肺：黛蛤散、葶苈子。

消食和胃：炒麦芽、神曲、生姜。

案例3 养阴祛湿治疗汗证

徐某，女，55岁，主因多汗、汗出湿衣伴咽部异物感10余年于2020年4月14日初诊。患者平素喜食凉性食物，感冒后出现咽部异物感，10年来出现多汗，汗出湿衣，饮食可，睡眠多梦易醒，口干，乏力，大便多数不成形，舌红苔白腻，脉弦细。中医辨证为气阴两虚，中焦湿盛，热毒内结。治以益气养阴，利水渗湿解毒。处方：太子参12 g，五味子12 g，麦冬12 g，山药30 g，青蒿15 g，醋鳖甲20 g，玄参15 g，茯苓30 g，炒苍术12 g，白术15 g，麸炒枳实15 g，合欢皮30 g，炒酸枣仁30 g，桑白皮12 g，连翘15 g，金银花12 g，生姜2片，大枣3枚。7剂，水煎服，每日1剂。

二诊：药后出汗减，以前每天要换3件衣服，现在换1件，咽部异物感减轻，大便有改善，睡眠可。上方去玄参，加炒薏苡仁20 g、桑白皮12 g，14剂，水煎服。

三诊：药后出汗续减，汗出沾衣改善，大便已成形，咽痛已不明显，上方去炒苍术、金银花、青蒿，加山萸肉12 g、益智仁12 g。14剂，水煎服，每日1剂。

【案例分析】

[病症要点] 患者平素喜食凉性食物，10年来出现多汗，汗出湿衣，饮食可，睡眠多梦易醒，口干，乏力，大便多数不成形，舌红苔白腻，脉弦细等症状。

[证候分析]

1. 辨体质、审病因

患者平素喜食凉性食物，饮食不节，损伤脾胃，脾虚湿重，大便不成形，为脾虚湿重体质；卫气有固护津液，不使妄泄的作用，《素问·生气通天论》曰："阳者卫外而为固也。"饮食不节，损伤脾胃，或久病耗气，脾气亏虚，化源不足而阳气衰弱，津液失于固护而汗出。本证多汗，伴乏力，大便稀溏，咽部异物感，睡眠多梦，系脾气虚，津液失于固涩，脾虚湿重，气阴两伤，固护失职而致多汗。

2. 辨病位、定脏腑

患者多汗伴有口干症状，汗为心之液，心之气阴两伤，故多汗口干，睡眠多梦，定位在心；伴有大便稀溏，为脾虚湿盛，定位在脾；有咽部异物感为热毒内结，定位在肺经。病属心、脾胃、肺的病变。

3. 辨寒热虚实

患者多汗伴有口干，睡眠多梦，为气阴两伤，为虚证；伴有大便不成形，为脾虚湿重，为虚实夹杂证；伴有咽部异物感，为热毒内结，为实证。证属气阴两伤，脾虚湿重，热毒内结而致多汗，为虚实夹杂证。

[病机治法] 本案患者多汗考虑原发性多汗症，西医认为与交感神经异常兴奋，汗腺功能异常增强有关。中医认为多汗与阳气虚弱、气虚不固、阴虚血热、营卫不和、三焦湿热、五脏功能失调等有关。本证辨证为气阴两虚，与心、肝、脾、肺均相关，《素问·经脉别论篇》曰："惊而夺精，汗出于心。"此由惊吓损伤心神，致"心无所倚，神无所归"，以致心液外泄而为汗。《素问·经脉别论篇》云："疾走恐惧，汗出于肝。"肝主藏血，主疏泄一身气机，藏魂，调畅情志，恐惧则伤魂。肝血不足肝气郁结之人，在精神紧张或情绪激动时，容易出汗。《灵枢·邪气脏腑病形》云："肺脉……缓甚为多汗，头以下汗出不可止。"《素问·经脉别论篇》云："摇体劳苦，汗出于脾。"脾主肌肉，固摄周身气血，脾虚失于固摄，精气外泄，故而汗出。同时水湿内盛之人，溢出汗孔为汗。故治疗本证，着重益气养阴，补心气、益脾胃、清肺疏肝，配合祛湿解毒法。

[方药特点] 选用生脉饮合青蒿鳖甲汤加减。

益气生脉：太子参、五味子、麦冬。

补脾益肺：太子参、白术、山药、生姜、大枣。

健脾祛湿：炒苍术、白术、茯苓、炒枳实。

清退虚热：青蒿、鳖甲。

养心安神：炒酸枣仁、合欢皮。

清热解毒：金银花、连翘。

养阴清肺：桑白皮、玄参。

案例4 补肝肾健脾除湿治汗证

李某，女，49岁，主因多汗3个月于2020年4月18日初诊。症见晨起一身汗，白天阵发出汗，夜间盗汗，烘热汗出，腹胀腹痛，大便长期不成形，急躁易怒，腰酸乏力，怕风怕凉，睡眠尚可，舌红苔薄，脉沉细。辨证：肝肾亏虚，脾虚湿重，治以补肝肾，健脾除湿止汗。处方：生地黄15 g，太子参15 g，茯苓20 g，炒白术15 g，麸炒枳实12 g，山药15 g，麸炒薏苡仁30 g，青蒿15 g，醋鳖甲20 g，知母12 g，牡丹皮12 g，醋香附12 g，元胡15 g，郁金15 g，煅牡蛎20 g，生姜2 片，大枣3 枚。7 剂，水煎服，每日1 剂。

二诊：药后出汗减，腹胀腹痛减，大便有改善，但仍不成形，睡眠可。上方去牡丹皮、醋香附，加芡实15 g，7 剂，水煎服，每日1 剂。

三诊：药后出汗续减，大便成形，急躁症减，有时口干，首诊方去知母、丹皮，加麦冬12 g、石斛12 g。14 剂，水煎服，每日1 剂。

【案例分析】

［病症要点］患者多汗伴烘热，腹胀腹痛，大便不成形，急躁易怒，腰酸乏力，怕风怕凉，睡眠尚可，舌红苔薄，脉沉细症状。

［证候分析］

1. 辨体质、审病因

患者，49 岁，值更年期年龄，《素问·上古天真论》曰："七七，任脉虚，太冲脉衰少，天癸竭，地道不通，故形坏而无子也。"女人到七七四十九岁，肝肾不足，经亏血少，月经断绝，说明本证患者属于肝肾亏虚体质，故见腰酸乏力，怕风冷，多汗出症状；王肯堂《证治准绳·盗汗》曰："虚劳之病，或得于大病后阴气未复，遗热尚留；或得之劳役、七情、色欲之火，衰耗阴精；或得之饮食药味，积成内热，皆有以伤损阴血，衰惫形气。阴气既虚，不能配阳，于是阳气内蒸，外为盗汗……"说明虚劳之人，阴虚火旺，可致多汗；同时本证还伴有腹胀痛，大便不成形，为脾虚湿重，湿阻气滞，脾胃升降失调，气虚不能收敛而致多汗。

2. 辨病位、定脏腑

患者值更年期年龄，多汗伴有腰酸乏力，为肝肾亏虚，定位在肝肾；伴有怕风，冷为肺气亏虚，卫外不固，定位在肺；伴有大便不成形，腹胀腹痛，为脾虚湿重，脾胃升降失调，气机不畅，定位在脾胃；伴有急躁易怒，烘热，脉弦细，为肝阴不足，肝火内扰，定位在肝。证属肝肾亏虚，脾虚湿重，肺卫不固，肝火内扰而致多汗。定位在肝肾、肺、脾胃。

3. 辨寒热虚实

患者多汗伴有腰酸乏力，为肝肾亏虚表现，为虚证；怕风怕冷为肺气亏虚，卫外不固，为虚证；伴有大便不成形，腹胀腹痛，为脾虚湿重，为虚实夹杂证；伴有急躁易怒，脉弦细，烘热汗出，为肝阴不足、肝郁化火的表现，为虚实夹杂证。证属肝肾亏虚，肝火内盛，肺气不宣，脾虚湿盛而致多汗。

[病机治法] 汗证病机总属阴阳失调、腠理不固、营卫失和导致汗液外泄失常。形成的主要原因在于气不足，不能固摄汗液；阴虚火旺或邪热郁蒸，迫津液外泄。《医学正传·汗证》有曰"各脏皆能令人出汗，独心与脾胃主湿热，乃总司耳"。笔者认为，五脏虚衰、功能失调亦能导致汗出异常。《素问·评热病论》有载"人所以汗出者，皆生于谷，谷生于精"，汗生于谷气精微，脾胃为气血生化之源，故其为汗之生化之源。故本证论治以脾胃为核心，注重体质和脏腑辨证。本例患者自汗、盗汗、烘热出汗兼备，伴有腹胀、乏力及大便长期不成形多为脾虚湿重；同时有烘热汗出，急躁易怒，为肝肾阴虚、肝郁化热之表现，怕风怕冷为肺气亏虚、卫外不固，故以健脾祛湿、补益肺肾、疏肝解郁、清热养阴为法治疗。

[方药特点] 选用青蒿鳖甲汤合四君子汤加减。

健脾祛湿：白术、茯苓、生姜、薏苡仁、炒枳实、大枣。

补脾益肾：太子参、山药、生地黄。

养阴透热：青蒿、鳖甲、知母、牡丹皮。

收敛止汗：牡蛎。

疏肝清热：郁金、香附、知母、元胡。

四、胸痹

胸痹以胸部闷痛，或胸痛贯穿背部，喘息不能平卧为主要症状的疾病。多与寒邪内侵、饮食、情绪、劳累、体弱久病等因素有关，心血瘀阻、气滞血瘀、痰浊痹阻、湿热内蕴、寒邪凝滞是主要病机。目前随着生活条件的提高，伤于饮食、肥甘厚味者不为少见，食伤脾胃，运化失司，聚湿生痰，痰湿痹阻心脉，清阳不展而致胸痹。治以祛湿化痰，通脉宣痹。

案例1 化湿涤痰治胸痹

杨某，女，54岁，主因胸前区憋闷疼痛2个月于2013年9月6日初诊。患者原有冠心病心绞痛病史，服用硝酸甘油等能缓解，今因阴雨天气而诱发，症见胸前区憋闷疼痛，伴腹胀纳呆，肢体沉重，头昏如蒙，口黏不欲饮，形体丰腴，睡眠欠安，大便黏滞不爽，晨起可见黏稠白痰，舌淡舌体胖，边有齿痕，舌苔黄腻，脉沉滑。证属脾虚湿浊内停，痰湿阻滞心脉而发心痛。治以化湿清热涤痰，宽胸宣痹。方用小陷胸汤合菖蒲郁金汤加减。药用：黄连 8 g，瓜蒌 15 g，炒枳实 15 g，半夏 10 g，荷叶 12 g^(后下)，藿梗 12 g^(后下)，陈皮 12 g，石菖蒲 15 g，郁金 12 g，茯苓 20 g，竹茹 12 g，旋覆花 12 g^(包)，桃仁 10 g，红花 10 g。7 剂，水煎服。

二诊：药后胸闷疼减轻，脘闷纳呆亦有改善，仍头昏，肢体沉重，口黏而苦，舌脉同前。上方去荷叶，加川芎 12 g、薤白 12 g。14 剂，水煎服。

三诊：药后胸闷疼已明显减轻，头昏，肢体沉重亦减，舌红体胖，苔薄白略腻，脉沉滑。此为痰湿已化，胸阳复展，但脾胃功能尚需恢复，上方去黄连，加炒苍、白术各 12 g，太子参 12 g，14 剂，水煎服。药后胸痛未发作，诸症消失。

【案例分析】

［病症要点］患者胸痛伴腹胀纳呆，肢体沉重，头昏如蒙，口黏不欲饮，形体丰腴，睡眠欠安，大便黏滞不爽，晨起可见黏稠白痰，舌淡舌体胖，边有齿痕，舌苔黄腻，脉沉滑等症。

［证候分析］

1. 辨体质、审病因

患者形体丰腴，为痰湿体质，原有冠心病心绞痛病史，遇阴雨天气而诱发胸痛，属于痰湿阻滞胸痹。饮食失节，过食肥甘厚味，或嗜烟酒，导致脾胃损伤，运化失常，聚湿生痰，上犯心胸，阻遏心阳，气机不畅，心脉痹阻而发为胸痹。本证胸痛伴腹胀，头昏，大便黏滞不爽，白痰，证属脾虚生痰，痰湿阻滞心脉所致胸痹。

2. 辨病位、定脏腑

患者胸痛伴腹胀纳呆，口黏不欲饮，形体丰腴，大便黏滞不爽，舌淡舌体胖，边有齿痕，舌苔黄腻，脉沉滑症状，定位在脾胃；胸痛伴有肢体沉重，头昏如蒙，睡眠欠安，晨起见黏稠白痰，定位在心胸，肺；病证在心胸，涉及肺、脾胃。

3. 辨寒热虚实

患者胸痛伴腹胀纳呆，口黏不欲饮，形体丰腴，大便黏滞不爽，舌淡舌体胖，边有齿痕为脾虚湿重，脾胃运化功能失常，舌苔黄腻，脉沉滑为湿郁化热之象；伴有肢体沉重，头昏如蒙，睡眠欠安，晨起见黏稠白痰，为清阳被困，痰湿阻滞，心脉痹阻。证为脾胃虚而生湿，痰湿阻于肺，湿郁化热，湿热痰湿互结，痹阻心脉，属本虚标实证。

[病机治法] 本案患者形体丰腴，为痰湿体质，原有冠心病，因阴雨天或饮食不节而诱发心痛。舌苔脉象又有痰郁化热之象，故辨证为痰湿内蕴，阻滞心脉而致胸痹，治以化湿清热涤痰、宽胸宣痹为法。

[方药特点] 选用小陷胸汤合菖蒲郁金汤加减。

清热涤痰：黄连、瓜蒌、半夏。

醒脾化湿：荷叶、藿梗、茯苓。

健脾化痰：炒枳实、陈皮、竹茹。

化痰开郁：石菖蒲、郁金。

宣肺降气：旋覆花。

升阳宣痹：川芎、薤白。

案例2　温阳通络治胸痹

张某，男，50 岁，主因胸闷、胸痛间断发作 3 年于 2020 年 3 月 9 日初诊。其患有室性期前收缩 10 余年、加重 2 年，2019 年 12 月份医院核磁显示心肌纤维化。平素胸闷胸痛，口苦口黏，偶有胸部刺痛，心悸心慌，头晕头沉，精神萎靡不振，口干不欲饮水，喉中有痰鸣声，痰黏不易咳出，晨起加重，大便不成形，日 2～3 次，胃脘不适，易腹胀，嗳气，泛酸怕冷，舌红略紫暗，苔白腻，脉弦涩尺细。诊断：胸痹心痛，辨证为脾虚湿盛，阳虚血瘀。治以活血通络，温阳化湿。方选三参生脉汤、枳实薤白桂枝汤合血府逐瘀汤加减，药用：太子参 12 g，丹参 20 g，苦参 20 g，炒枳实 20 g，瓜蒌 30 g，薤白 15 g，桂枝 12 g，厚朴 12 g，当归 15 g，生地 30 g，柴胡 12 g，地龙 12 g，川牛膝 30 g，川芎 12 g，赤芍 12 g，茯苓 30 g，炮姜 12 g。7 剂，水煎服，每日 1 剂，早晚分服。

二诊：药后大便基本成形，胸闷心悸好转，喉中痰黏好转，头晕昏沉好转，周身乏力好转，仍有腹胀，泛酸，舌红苔白腻，脉弦涩。上方去枳实，加佛手 12 g、黄芩 12 g。7 剂，水煎服，每日 1 剂，早晚分服。

三诊：药后胸闷，心悸大减，活动后无气喘，无其他不适症状，胃脘症状基本缓解。上方去苦参、柴胡、赤芍，加红花 12 g、南沙参 12 g。7 剂，水煎服。

四诊：药后胸闷痛缓解，余症不明显，继以上法调理 3 个月，半年后随诊，无复发。

【案例分析】

[病症要点] 患者胸闷胸痛，口苦口黏，偶有胸部刺痛，心悸心慌，头晕头沉，精神萎靡不振，口干不欲饮水，喉中有痰鸣声，痰黏不易咳出，晨起加重，大便不成形，日2～3次，胃脘不适，易腹胀，嗳气，泛酸怕冷，舌红略紫暗，苔白腻，脉弦涩尺细。

[证候分析]

1. **辨体质、审病因**

患者形体丰腴，平时大便不成形，偶有胸闷胸痛，口黏有痰，为阳虚痰湿体质；《素问·举痛论》指出："经脉流行不止，环周不休。寒气入经而稽迟，泣而不行。客于脉外则血少，客于脉中则气不通，故猝然而痛。"说明了心痛与寒凝气滞血瘀有关。张仲景《金匮要略》把胸痹的病因病机归纳为"阳微阴弦"，即上焦阳气不足、下焦阴寒气盛，本证患者因劳倦内伤或久病之后，或饮食失节致脾胃虚弱，气血生化之源不足，致心脏气血不足，心气虚进而导致心阳虚，阳气亏虚，鼓动无力，清阳不展，血行瘀滞，心脉痹阻而发胸痹心痛；脾虚湿重，痰湿内阻，晨起或遇阴冷天气，寒凝血脉，气滞不通，则胸痹心痛容易发作。

2. **辨病位、定脏腑**

患者胸部刺痛，心悸心慌，定位在心胸；伴头晕、头沉，精神萎靡，定位在头部；出现口干不欲饮水，喉中有痰鸣声，痰黏不易咳出，为痰湿阻滞，定位在脾肺；伴有大便不成形，日2～3次，胃脘不适，易腹胀，嗳气，泛酸怕冷，舌红略紫暗，苔白腻，为脾胃湿重，定位在脾胃。证属心胸、头、脾胃、肺的病变。

3. **辨寒热虚实**

患者胸部刺痛，心悸心慌，为气滞血瘀，心胸痹阻，属于实证；头晕、头沉、精神萎靡为湿浊上蒙于清窍，为虚实夹杂证；口干不欲饮水，喉中有痰鸣声，痰黏不易咳出，为痰湿阻滞，痰湿生于脾胃而贮于肺，今脾肺虚而生痰，属于本虚标实证；伴有大便不成形，日2～3次，胃脘不适，易腹胀，嗳气，泛酸怕冷，舌红略紫暗，苔白腻，为脾虚生湿，胃失和降，为本虚标实证。

[病机治法] 本案患者喉中有痰鸣声，胸闷疼痛，胃脘不适，大便不成形，为脾肺心功能失调，阳气不足，湿浊内生，阻滞气血运行，上蒙蔽清

窍、下阻痹心胸，胸阳不振，气血痹阻而致胸痛。故治以通阳宣痹，健脾宣肺，祛湿化瘀通络。

[方药特点] 选用三参生脉汤、合瓜蒌薤白桂枝汤合血府逐瘀汤加减。

益气活血：太子参、丹参、苦参。

通阳涤痰：瓜蒌、薤白、地龙。

和胃降气：厚朴、枳实。

温阳活血：桂枝、赤芍、川芎、牛膝、当归。

补脾补肾：生地、茯苓、炮姜。

疏肝理气：柴胡。

五、胃心痛

心与胃功能相连，因胃功能失调导致浊气上逆而引发的心痛称为胃心痛。胃心痛虽病在心，病因却起自于胃。其症状可见胸闷，胃痛，呈憋闷胀痛，或钝痛及剧痛，伴恶心欲吐，食后加重，嗳气吞酸，舌淡或晦暗，脉沉细小滑或沉迟，或胃中灼热隐痛，知饥纳少，疼时伴出冷汗，持续半小时以上，舌红少津，脉细数无力。胃心痛相当于冠心病心绞痛兼有胃的证候。胃主收纳，腐熟水谷，化生气血，上输以养心，如胃的功能失常，化源不足则气血亏虚，心失所养，从而出现心痛，心悸怔忡等；忧思过度则伤脾胃，"思则气结"气结于中，胃失和降，心神扰乱，气血运行受阻，亦可引发心痛；过食肥甘厚味，内生湿热，痰湿内停，心脉瘀阻可发为心痛；饮食过饱，食滞不化，胃胀满疼痛，心受累可引发心痛；胃失和降，浊气上逆，壅阻心脉，也可发生心痛。胃心痛的治疗应和胃降逆，健运脾胃，宣通心脉。

案例　张某，男，56岁，主因心前区疼痛半年于2016年3月12日初诊。患者素有胃病史，半年前突发心前区疼痛，经检查诊断：急性下壁心肌梗死。经治疗后缓解，但每饮食过饱即出现胸闷疼痛，伴心悸头晕，脘腹胀满，纳呆嗳气，口干口苦不欲饮，大便黏滞不爽，舌暗苔白腻，脉弦缓。此为胃失和降，运化失司，浊气上逆，阻滞心脉所致。治以和胃祛湿，化浊降逆，健脾助运消食。药用：荷叶12 g^(后下)，苏梗12 g^(后下)，清半夏10 g，茯苓15 g，竹茹12 g，炒枳实12 g，佛手9 g，太子参10 g，炒白术10 g，炒谷、麦芽各15 g，炒神曲15 g，炙甘草6 g，陈皮9 g，莲子心6 g。14剂，水煎服。

二诊：药后胸闷疼，脘腹胀诸症消失，饮食恢复，食后未再出现胸痛。

继以上方进退。

三诊：3 个月后复查，症状消失，心电图 S-T 段也恢复正常。

【案例分析】

［病症要点］患者心前区疼痛伴有饮食过饱即发作，同时有心悸头晕，脘腹胀满，纳呆嗳气，口干口苦不欲饮，大便黏滞不爽，舌暗苔白腻，脉弦缓等症。

［证候分析］

1. 辨体质、审病因

患者素有胃病史，后患心肌梗死，为脾胃虚弱，运化失常体质；患者长期饮食失节，或饥饱劳倦，导致脾胃虚弱，胃失和降，心脉血行不畅，故每遇饮食过饱即出现胸闷疼痛。本案患者心前区疼痛因饮食而发作，伴脘腹胀满，纳呆嗳气，口干口苦不欲饮，大便黏滞不爽，舌暗苔白腻，脉弦缓等。证属胃失和降，运化失常，心脉瘀阻而致心痛。

2. 辨病位、定脏腑

患者素有胃病史，心痛与饮食相关，伴有心悸，腹胀，纳呆嗳气，口干口苦，大便黏滞不爽，舌暗苔白腻等症状，病位在心与脾胃；还伴有头晕、脉沉弦等，属于脾胃失调，影响肝之和降，肝胃气逆所致。病证在心，涉及脾胃与肝。

3. 辨寒热虚实

患者心痛与饮食相关，伴有心悸，腹胀，纳呆嗳气，口干口苦，大便黏滞不爽，舌暗苔白腻，为脾胃虚弱，湿气内停，头晕，脉沉弦，属于肝胃气逆。证为脾胃虚生湿，肝胃气逆，心脉瘀阻，属于本虚标实证。

［病机治法］本例为胃心痛案，患者素有胃病史，食后出现心前区疼痛，伴心悸头晕，脘腹胀满，嗳气，证属胃失和降，浊气上逆，脾失健运，心脉瘀阻所致。虽病在心，但由胃的病变而引起，治疗以和胃降逆、健脾助运、通脉止痛为法。

［方药特点］方用温胆汤加减。

芳化湿浊：荷叶、苏梗。

健脾化湿：半夏、茯苓、白术。

健脾益气：太子参、白术。

健脾化痰：炒枳实、陈皮、竹茹。

消食开胃：炒谷芽、炒麦芽、炒神曲。

疏肝理气：佛手。

清心安神：莲子心。

六、脾心痛

心属火，脾胃属土，心与脾胃乃母子关系，若母病及子或子盗母气，均可因脾胃之失调而波及心。脾胃主运化水液和精微物质，若饮食失常，损伤脾胃，则水液停留为湿，湿浊入脉，凝聚为痰，痰浊在血，与血中的异常代谢产物搏结则产生血瘀。湿、浊、痰、瘀等异常代谢产物阻塞脉道，影响心脉的循环可导致冠心病。因此，饮食失常是冠心病发生的原因，其中脾胃失调是根本，湿浊是源头，痰浊是过渡，痰瘀是关键，所以治疗冠心病不能简单依据"不通则痛"的道理而攻逐、破散、疏通，而应从源头抓起，辨证求因，审因论治。从湿、浊、痰、瘀论治冠心病，标本兼治，才是治病求本。

案例 刘某，女，58 岁，主因心前区阵发性疼痛 1 年于 2012 年 10 月 12 日初诊。患者于 1 年前突发心前区疼痛，经检查当地医院诊为冠心病心绞痛，曾用异山梨酯及中成药治疗，一时缓解，但时有复发。刻下：患者心前区隐痛，胸闷，每于劳累后加重，每天发作 1～2 次，每次约 3 分钟左右，含服硝酸甘油可缓解，伴见心悸，胸闷，气短，倦怠乏力，失眠多梦，脘痞腹胀，纳呆食少，大便溏薄，面色萎黄，舌淡胖有齿痕，苔薄白，脉沉细无力，心电图呈 ST-T 改变，24 小时动态心电图见 T 波改变，西医诊断为冠心病劳累性心绞痛。中医诊断为胸痹心痛，证属心脾两虚，中气不足，湿阻血脉所致，治以健脾益气除湿。药用：太子参 15 g，炒白术 10 g，炒苍术 15 g，云茯苓 12 g，陈皮 9 g，砂仁 6 g$^{(后下)}$，广木香 3 g，炒枳实 10 g，生黄芪 20 g，益智仁 12 g，丹参 12 g，当归 9 g，炒酸枣仁 12 g，7 剂，水煎服，每日 1 剂。

二诊：药后胸痛次数减少，程度减轻，自觉体力有增，食欲增加，便溏消失，舌淡红苔薄白，脉沉细，重取无力，上方续进 7 剂。

三诊：药后胸痛明显减轻，劳累时偶有发作，休息后迅速缓解，已停服硝酸甘油，心悸，胸闷，气短，失眠均有缓解，上方去炒酸枣仁，加补骨脂 12 g，14 剂，水煎服。

四诊：药后胸痛未发作，劳作后亦未发作，继以上法，14 剂。药后诸症消失，复查心电图大致正常。为巩固疗效，以上法配成丸药继服。

【案例分析】

[病症要点] 患者心前区隐痛，胸闷，每于劳累后加重，含服硝酸甘油可缓解，伴见心悸胸闷，气短乏力，失眠多梦，脘痞腹胀，纳呆食少，大便溏薄，面色萎黄，舌淡胖有齿痕，苔薄白，脉沉细无力等症。

[证候分析]

1. 辨体质、审病因

患者为脾虚湿重体质，饮食饥饱不调，膏粱厚味，日久损伤脾胃，运化失司，饮食不能生化气血，聚湿生痰，上犯心胸清旷之区，清阳不展，气机不畅，心脉痹阻遂至心痛。本案患者心前区隐痛，伴有心悸，胸闷，气短，倦怠乏力，失眠多梦，脘痞腹胀，纳呆食少，大便溏薄，面色萎黄，舌淡胖有齿痕，苔薄白，脉沉细无力等，为心脾两虚，湿阻痰瘀，气血不畅，而致心痛。明·龚信《古今医鉴》曰："心脾痛者，亦有顽痰死血……种种不同。"

2. 辨病位、定脏腑

患者心前区隐痛，胸闷，每于劳累后加重，伴心悸，胸闷，气短，倦怠乏力，失眠多梦，病位在心；伴见脘痞腹胀，纳呆食少，大便溏薄，面色萎黄，舌淡胖有齿痕，苔薄白，脉沉细无力，定位在脾胃。属于脾胃气虚，升降失调，湿邪内停，湿阻血瘀，心脉痹阻而致心痛。病位在心胸与脾胃。

3. 辨寒热虚实

患者心痛，劳累后加重，伴见心悸、气短、倦怠乏力、失眠多梦等症，为心气血不足之象；伴脘痞腹胀，纳呆食少，大便溏薄，面色萎黄，舌淡胖有齿痕，苔薄白，脉沉细无力，属于脾虚湿重，升降失常。证为心脾两虚，血液运行不利，湿气内停，阻滞气血所致心痛，证属以虚为本，兼有湿郁。

[病机治法] 本例为脾心痛案，患者心前区隐痛，胸闷，劳累后加重，伴心悸，气短，倦怠乏力，失眠多梦，脘痞腹胀，纳呆食少，大便溏薄，面色萎黄，舌淡胖有齿痕，苔薄白，脉沉细无力，证属心脾两虚，运化失常，湿阻血瘀所致心痛。治以健脾益气除湿、活血通脉为法。

[方药特点] 方用理中汤合补中益气汤加减。

补中益气：黄芪、太子参。

祛湿和胃：苍术、白术、砂仁、木香、茯苓。

健脾化痰：炒枳实、陈皮。

活血养血：丹参、当归。

补肾祛湿：益智仁。

养心安神：炒酸枣仁。

七、胆心痛

胆气郁阻，影响于心致心脉痹阻，心痛发作称为胆心痛。此病虽在心，实则由胆所引起。胆心痛临床除见心痛症状外，还可伴见胆经的症状，心痛彻背，背痛彻心，胸背拘急，或胸胁痛，痛引肩背，色苍白，惊恐不安，冷汗自出，或耳鸣头晕、五心烦热，舌质红，苔薄黄，脉弦数。胆心痛相当于冠心病心绞痛兼有胆经证候。

胆心痛的辨证，重点在于辨别虚实，其虚者系胆气虚怯，心神失养，症状表现为心痛伴心悸易惊，坐卧不安；实则因胆气郁结，胆火内扰，痰瘀互结所致，胆气郁结者心痛伴心情抑郁，嗳气太息；胆火内扰者心痛伴灼热，烦躁易怒；痰瘀互结者表现为胸闷刺痛，呕吐痰涎。治疗上可采取温胆安神、清胆宁心、利胆舒心、化痰通络等方法。胆心同治是治疗本病的关键。

案例 魏某，女，57岁，主因心悸、心前区憋闷1个月于2017年3月初诊。患者因财务工作出现一些问题而情绪不舒，近1个月来常感心悸，心前区憋闷疼痛，善恐易惊，坐卧不宁，整天闭门不出，神疲乏力，头晕气短，纳呆，睡眠多梦易醒，大便黏滞不畅，口黏，舌淡苔薄腻，脉弦细。经查心电图、运动试验、心脏彩超，诊断为：冠心病心绞痛。中医辨证：情志不遂，心胆虚怯，痰浊内停，心脉痹阻而发胆心痛。治以温胆安神，化痰宁心。处方：茯神10g，炒枳实10g，竹茹10g，陈皮12g，太子参12g，丹参12g，百合10g，茯神20g，炒酸枣仁20g，合欢皮15g，柴胡9g，黄芩12g，生龙骨20g^{（先煎）}，生牡蛎20g^{（先煎）}，郁金10g，7剂，水煎服。

二诊：药后心痛发作次数减少，上方加入川牛膝20g、红花12g，继用7剂。

三诊：心痛发作控制，心烦易惊，头晕气短，睡眠多梦症状好转，继守方1个月，心绞痛未再发作。

【案例分析】

[病症要点] 患者心前区憋闷疼痛，善恐易惊，坐卧不宁，整天闭门不出，神疲乏力，头晕气短，纳呆，睡眠多梦易醒，大便黏滞不畅，口黏，舌淡苔薄腻，脉弦细等症。

［证候分析］

1. 辨体质、审病因

患者素有工作不顺心则情志不舒，心悸病史，1个月来出现心前区憋闷疼痛，善恐易惊，坐卧不宁，说明胆气不宁，影响心血的流畅而发生冠心病心绞痛，由于气虚湿停，气血运行受阻，因此心痛发作频繁。伴有神疲乏力，头晕气短，纳呆，睡眠多梦易醒，大便黏滞不畅，口黏，舌淡苔薄腻，脉弦细，为胆气不舒引起心脾两虚、湿阻血瘀之症状。

2. 辨病位、定脏腑

患者心前区憋闷疼痛，气短，睡眠多梦易醒，病位在心胸，属心气血不足，心神失养；又伴见善恐易惊，坐卧不宁，整天闭门不出，头晕，定位在胆，为胆气不宁，神魄失养；伴有神疲乏力，头晕气短，纳呆，大便黏滞不畅，口黏，舌淡苔薄腻，脉弦细等，定位在脾胃。证属胆气虚怯，脾胃虚弱，升降失调，湿邪内停，心脉痹阻而致心痛。病在心胸、胆和脾胃。

3. 辨寒热虚实

患者心前区憋闷疼痛，气短，睡眠多梦易醒，为心气血不足之象；伴善恐易惊，坐卧不宁，整天闭门不出，头晕，为胆气虚。还伴有神疲乏力，纳呆，大便黏滞不畅，口黏，舌淡苔薄腻，脉弦细为脾虚，湿气内停。证属心、胆气虚，脾虚湿阻，为本虚标实证。

［病机治法］本案心痛伴有善恐易惊，坐卧、睡眠不宁，纳呆，大便黏滞不畅，属于心胆气虚型胆心痛，故治以健脾益气养血，温胆安神，化痰宁心。

［方药特点］方用柴胡加龙骨牡蛎汤加减。

和解少阳：柴胡、黄芩、郁金。

重镇安神：龙骨、牡蛎。

安神定志：茯神、枣仁、合欢花。

补气养血：太子参、百合、丹参。

健脾化痰：竹茹、陈皮、枳实。

八、肺心痛

肺心痛乃肺的功能障碍，导致心血运行不畅，心脉痹阻引起的心痛。其病在心，根源在于肺。其症状可见阵发性心前区疼痛，气短乏力，劳累后疼痛加重，咳喘时作，自汗，舌体胖大舌边有瘀斑，脉细滑结代。相当于冠心病心绞痛兼有肺的证候。

肺心痛系肺病及心，或心肺同病，心血不畅由肺功能失调而诱发。辨证首先要明确心肺同病，心痛为标，肺气不利为本。肺心痛发病前一般都有肺病史。常常肺病在前，心痛在后，或心痛与肺的症状同时出现。心肺位于胸中，有赖胸阳的温煦，又容易感受寒邪，损伤心肺之阳，导滞寒凝血瘀而引发心痛。要注重分辨寒热，弄清是肺寒，还是肺热，还要分辨是单纯肺气虚，还是痰湿盛，或者气虚痰阻，虚实夹杂，这样才能更好地把握病证，准确施治。

案例　王某，男，65 岁，主因咳嗽、胸前区疼痛 1 个月于 2018 年 3 月 15 日初诊。患者于 1 个月前感冒，出现发热、咳嗽、咳痰等症状，伴心前区疼痛，遂来医院住院治疗，既往患高血压 10 余年，2 年前因冠心病行 PCI 术，本次因感冒后心前区疼痛复发，入院后检查示肺部感染，经治疗后发热咳嗽均缓解，请中医会诊，症见：胸闷疼痛，干咳，腹胀，双下肢浮肿，纳可，气短，寐安，咽部有痰，大便黏滞不爽，口唇紫暗，舌体胖，舌质暗滞，苔薄，急躁易怒，脉沉弦滑尺弱。证属脾胃虚弱，肺气不降，痰湿阻肺，血脉瘀阻而致心痛。治以健脾益气，宣肺止咳化痰，通血脉宁心。处方：太子参 12 g，麦冬 10 g，炒白术 15 g，茯苓 20 g，枇杷叶 12 g，紫菀 12 g，桔梗 10 g，郁金 12 g，陈皮 12 g，清半夏 10 g，炒麦芽 30 g，炒神曲 12 g，茵陈 12 g，炒苏子 12 g，枳实 10 g，炒枳壳 12 g，炙甘草 10 g，竹沥汁 20 mL 为引。7 剂，水煎服。

二诊：药后心前区疼痛缓解，干咳减轻，胸闷气短症亦见缓解，食后腹胀也有减轻，急躁易怒，上方减紫菀、枇杷叶，加娑罗子 12 g、醋元胡 15 g、大腹皮 12 g，14 剂，水煎服。

三诊：药后心前区疼痛未见发作，胸闷气短、急躁症缓，干咳消失，仍大便不畅，上方加火麻仁 15 g、瓜蒌 15 g，14 剂，水煎服。

四诊：药后大便通畅，诸症已不明显，继以上方巩固。

【案例分析】

［病症要点］患者胸闷疼痛，伴有干咳，腹胀，双下肢浮肿，纳可，气短，寐安，咽部有痰，大便黏滞不爽，口唇紫暗，舌体胖，舌质暗滞，苔薄，急躁易怒，脉沉弦滑尺弱等症。

［证候分析］

1. 辨体质、审病因

患者感冒后易发生咳嗽，为肺气失宣，宗气不足；本次感冒后出现胸闷疼痛，伴干咳，有痰，腹胀等症，说明肺气不利，影响心血运行，心脉痹阻而发生胸痛。

2. 辨病位、定脏腑

患者胸闷疼痛，气短，口唇紫暗，病位在心；伴干咳，咽部有痰，急躁易怒，系肺失宣降，肝气不调，定位在肺与肝；同时伴有腹胀，双下肢浮肿，大便黏滞不爽，舌体胖，舌质暗滞，脉沉弦滑尺弱，定位在脾胃。证为脾失健运，水湿内停，湿聚为痰，痰阻血瘀，心脉瘀阻而致胸痛。病在心、肺、肝与脾胃。

3. 辨寒热虚实

患者胸闷疼痛，气短，口唇紫暗，为心血不畅、心脉瘀阻的表现；伴干咳，咽部有痰，急躁易怒，系肺失宣降，肝气不调，气滞痰阻，还伴有腹胀，双下肢浮肿，大便黏滞不爽，舌体胖，舌质暗滞，脉沉弦滑尺弱，为脾虚升降失调，湿气内停。证属肺失宣降，脾虚失运，肝气不调，心血瘀阻，为虚实夹杂证。

［病机治法］本案患者有冠心病病史2年，本次因感冒后复发，症见干咳伴胸前区憋闷疼痛，辨证属于肺心痛。故治以健脾益气，宣肺止咳化痰，通血脉宁心。健脾祛湿调理脾胃升降，以绝生痰之源，清肺化痰疏肝，以疏通血脉。使咳嗽平、痰湿去、血脉通，胸闷心痛之症自解。

［方药特点］以宣肺化痰健脾祛湿方加减。

益气养阴：太子参、麦冬、炙甘草。

清肺清肝：枇杷叶、茵陈。

止咳化痰：紫菀、桔梗、郁金、炒苏子。

和胃降逆消食：半夏、枳壳、炒麦芽、炒神曲。

健脾化痰：竹茹、陈皮、枳实。

化痰降浊：竹沥汁。

九、肾心痛

肾心痛始见于《内经·灵枢·厥病》篇，提出："厥心痛，与背相控，善瘈，如从后触其心，伛偻者，肾心病也。"因肾的阴阳虚损致心失于濡养和温煦，心脉痹阻引起的心痛，称之为肾心痛。其病位在心，病本在肾。证见心痛彻背，背痛彻心，胸背拘急，畏寒肢冷，腰膝酸软，伛偻不伸，足跗浮肿；或面色苍白、惊恐不安、冷汗自出，舌胖质淡，或紫暗有瘀点，苔白滑润，脉沉涩、细弱或结代，或头晕耳鸣、咽干、腰酸、五心烦热、夜热盗汗，舌红苔少，或有裂纹，脉沉细小数，或虚大无力。肾心痛相当于冠心病心绞痛兼有肾虚的证候。本证本虚标实，虚实夹杂。由于肾气源于后天之本的不断补充，脾胃虚弱久之形成肾虚，脾肾亏虚往往并存，故补肾不要忘记补脾，脾肾俱虚也是发生肾心痛的常见原因，治应脾肾同调。

案例　张某，女，61岁，主因胸闷、阵发性胸痛、乏力1年于2015年3月初诊。患者于1年前因受寒冷刺激，出现胸部憋闷疼痛，放射至左臂内侧，剧痛难忍，伴窒息感，数分钟后疼痛自行缓解，但周身大汗，去医院诊治，确诊为：冠心病心绞痛。给予异山梨酯、硝苯地平等治疗，症状缓解。此后胸痛连及后背等症状间断性发作，伴有面部及下肢浮肿、便溏、恶寒肢冷等症状。今年春节后胸痛发作而住院治疗，经中、西医诊治疼痛缓解，患者求治中医。症见：神疲乏力，精神萎靡，面部虚浮，腰酸乏力，心悸短气，阵发胸部憋闷，四末欠温，大便稀溏，小便频，尿少，舌红质胖苔白腻有齿痕，脉沉细或小数。心电图示：下壁心肌梗死，诊断为冠心病心肌梗死，心绞痛。中医诊断：脾肾阳虚，水饮上犯，心脉瘀阻。治以温脾补肾，祛湿利水，活血通脉。药用真武汤合四君子汤加减：制附子6 g$^{(先煎)}$，干姜15 g，炒白术10 g，炒白芍12 g，太子参12 g，茯苓20 g，丹参15 g，川芎9 g，补骨脂12 g，巴戟天15 g，鹿角霜12 g，檀香5 g$^{(后下)}$，川牛膝20 g，7剂，水煎服。

二诊：患者药后胸痛发作次数明显减少，怯冷减轻，浮肿消退大半，仍腰痛，上方去炒白芍，加炒杜仲20 g。14剂，水煎服。

三诊：药后胸痛缓解，在上方基础上加减进退，服药2个月巩固，心绞痛未再发作。

【案例分析】

［病症要点］患者胸痛连及后背，伴有神疲乏力，精神萎靡，面部虚浮，腰酸乏力，心悸短气，阵发胸部憋闷，四末欠温，大便稀溏，小便频，尿少，舌红质胖苔白腻有齿痕，脉沉细或小数等症。

［证候分析］

1. 辨体质、审病因

患者为老年女性，为肝肾亏虚体质；年老体衰，或心气不足，久而及肾。肾阳不足，不能鼓动心阳，心阳不振，血脉失于温运，痹阻不畅，发为心痛。本案患者平时乏力，怕冷，因春节寒冷引起胸痛连及后背，伴乏力腰酸，精神萎靡，面部虚浮，心悸短气，四末欠温，大便稀溏，小便频，尿少，舌苔白腻有齿痕，脉沉细，为脾肾阳虚，阴寒内盛，心阳受损，阴寒之邪乘于阳位，阻滞心脉而致心痛。

2. 辨病位、定脏腑

患者胸痛，心悸气短，病位在心；伴见乏力腰酸，精神萎靡，面部虚浮，小便频，尿少，舌苔白腻有齿痕，脉沉细，定位在肾；还伴有四末欠温，大便稀溏，是脾失健运，水湿内停，定位在脾胃。证为心、肾、脾胃病变。

3. 辨寒热虚实

患者胸痛，心悸气短为心气不足，心血不畅，胸阳不振的表现；伴乏力腰酸，精神萎靡，面部虚浮，小便频，尿少，舌苔白腻有齿痕，脉沉细，为肾阳亏虚，气化失司，心肾阳虚；还伴有四末欠温，大便稀溏，是脾虚升降失调，湿气内停。证属心肾不足，脾肾亏虚，阳气不足，血行不利，心脉痹阻而致心痛。

[病机治法] 本案冠心病心绞痛伴有脾肾虚症状，归于"肾心痛"范畴。治以温脾补肾，祛湿利水，活血通脉。

[方药特点] 方取真武汤合四君子汤加减。

温补肾阳：制附子、巴戟天、鹿角霜、川牛膝。

温阳健脾：干姜。

补脾益气：太子参、炒白术、茯苓。

活血化瘀：丹参、川芎。

行气活血：炒白芍、檀香。

第三节 脾胃病案例

一、口疮

口疮是指以口腔内黏膜、舌、唇、齿龈、上腭等处发生溃疡为特征的一种口腔疾患。发生于口唇两侧者，又称燕口疮；满口糜烂，色红作痛者，又称口糜。本病相当于西医学口腔炎，任何年龄均可发生，以2～4岁的小儿多见，一年四季均可发病。《素问·至真要大论》已有"火气内发，上为口糜"的记载，《诸病源候论·口疮候》有"小儿口疮，由血气盛，兼将养过温，心有客热熏上焦，令口生疮也"的论述，指出心经热盛，发生口疮。《圣济总录·口疮》："论曰口疮者，由心脾有热，气冲上焦，熏发口舌，故作疮也，又有胃气弱，谷气少，虚阳上发而为口疮者，不可执一而论，当求所受之本也。"指出本病有虚实之分，实由心脾有热，虚由胃气虚弱所致。笔者认为口疮一证，多有心脾积热，外感热邪，或阴虚阳亢，或虚阳外浮所致，较为顽固者多夹有湿邪，治疗当辨证求因，审因论治。

案例1　清肝补肾、健脾除湿治疗口疮

李某，女，50岁，主诉口疮反复发作1年于2016年5月4日就诊。患者平时头晕，头痛，口疮反复1年，伴上腹胀满，大便稀溏，闭经10年，尿频尿急，睡眠不好，入睡难，舌红苔薄，脉弦细。既往有脑梗死病史。中医辨证为肝火上炎，肝肾亏，脾虚湿困，心神不宁。治以补肝肾，清肝火，健脾除湿安神。处方如下：太子参12 g，女贞子15 g，枸杞子12 g，茵陈30 g，八月札15 g，青蒿12 g，炮姜10 g，百合15 g，珍珠母30 g，厚朴12 g，砂仁12 g^(后下)，木香12 g，连翘12 g，炒白术15 g，合欢皮20 g，炒酸枣仁40 g，木蝴蝶12 g，山萸肉20 g。7剂，水煎服。

二诊：药后口疮减轻，仍有大便稀溏，上方去木香、青蒿，加炒苍术12 g、薏苡仁15 g。14剂，水煎服。

三诊：药后口疮消，继以上法调理7剂，医嘱少吃凉性、辛辣食物。

【案例分析】

［病症要点］患者口疮反复发作，伴上腹胀满，大便稀溏，闭经10年，尿频尿急，头晕，头痛，睡眠不好，入睡难，舌红苔薄，脉弦细，既往有脑梗死病史。

［证候分析］

1. 辨体质、审病因

患者为中年女性，已闭经10年为肝肾亏虚体质；素体阴虚或热病伤阴，或劳倦过度，真阴耗伤，阴虚生内热，熏灼口腔而发为口疮。经过凉血解毒药治疗后，病仍不愈者，多半有湿气内停，应予祛湿法治疗。朱丹溪在《丹溪心法》中曰："口疮服凉药不愈者，因中焦土虚，且不能食，相火冲上无制，用理中汤。"本证患者口疮反复发作，伴有上腹胀满，大便稀溏，尿频尿急，睡眠不好，入睡难，舌红苔薄，脉弦细，说明虽有肝肾亏虚，肝火旺，但脾胃虚弱，湿气内停，故而口疮反复发作。

2. 辨病位、定脏腑

患者口疮反复发作，伴上腹胀满，大便稀溏，系脾虚湿盛，定位在脾胃；已闭经 10 年，平时有头晕、头痛，系肝肾亏虚所致，定位在肝肾；又有尿频数，睡眠不好，入睡难，是心火旺，心神不安，定位在心。证为脾胃、肝肾、心的病变。

3. 辨寒热虚实

患者口疮反复发作，伴上腹胀满，大便稀溏，为脾虚湿重；有头晕头痛，闭经 10 年，尿频尿急为肝肾亏虚之虚象；伴睡眠不好，入睡难，为心火旺，心火上炎于口，而致口疮。证属肝肾不足，脾虚湿重，心火上炎所致。

[病机治法] 本病患者口疮反复不愈，大便稀溏，腹胀，均为脾胃失和，兼夹湿气之象。伴有头晕头痛，入睡难，为心肝火旺之象，患者闭经 10 年乃气血亏虚，肝肾不足的表现。治疗应补虚与清火相结合，调脾胃祛湿，补肝肾，清心肝火，从调理五脏入手而收效。

[方药特点] 取补肝肾清火祛湿方。

滋补肝肾：太子参、女贞子、枸杞子、山萸肉。

清肝火：茵陈、八月札、青蒿。

补脾和胃：厚朴、砂仁、木香、白术、炮姜。

宁心安神：百合、炒酸枣仁、合欢皮、珍珠母。

清热解毒：木蝴蝶、连翘。

案例 2 清利湿热治疗口疮

郭某，女，30 岁，主因口疮反复发作 5 年于 2016 年 9 月 23 日初诊。患者近 5 年来反复发作口腔溃疡，在食辛辣食物、工作压力大、熬夜后发病，曾用抗生素、复合维生素、口腔溃疡贴、康复新液等治疗，一般需要 2 周左右愈合，发作频率为每月 1～2 次，此起彼伏，严重时影响进食，产生焦虑情绪。诊时见口腔黏膜右侧近下唇有一红豆大小溃疡，舌面左侧有一米粒大小溃疡，疮面红赤、稍肿、灼痛，平素觉心率快，心烦闷，时气短，纳多易饥，食后又觉腹胀，眠不实、梦多，月经延迟 1 周，小便可，大便时干时稀、黏腻不爽，舌红边有齿痕，苔薄黄腻，脉弦细数，平素易生痤疮。诊断：顽固性口疮，辨证为脾胃虚弱，湿热中阻。治以清利湿热，顾运脾胃。方选甘露消毒丹加减，药用：滑石 20 g$^{(包)}$，黄芩 10 g，茵陈 12 g，淡豆豉

12 g，连翘 10 g，砂仁 10 g^(后下)，木蝴蝶 12 g，炒栀子 10 g，厚朴 12 g，佛手 12 g，八月札 15 g，生白术 30 g，炒酸枣仁 20 g，茯神 30 g，合欢皮 20 g。7 剂，配方颗粒，每日 1 剂，早晚分服。

二诊：患者诉服药 2 剂后疼痛减轻 90%，5 剂后口疮愈合，7 剂后疼痛消失，心烦减，仍梦多，气短、食后腹胀，上方去滑石、黄芩、连翘、木蝴蝶，加用茯苓 20 g、炙甘草 6 g、鸡内金 15 g、娑罗子 12 g，7 剂，每日 1 剂，早晚分服。

三诊：患者无新发溃疡，心情愉悦，食后腹胀明显减轻，纳可，时梦多，偶觉气短，大便偏稀，舌淡红苔薄白，脉弦细。此时为溃疡间歇期，湿热之象已退，脾胃虚弱为主要矛盾，治疗当健运脾胃为主，药用：党参 20 g，茯苓 20 g，炒白术 15 g，炒苍术 10 g，陈皮 10 g，厚朴 10 g，砂仁 6 g^(后下)，炙甘草 6 g，蒲公英 12 g，八月札 15 g，香附 10 g，酸枣仁 20 g，配方颗粒，7 剂，早晚分服。患者 7 剂后自行抄方再服 7 剂，无特殊不适。随诊 6 个月，未再发溃疡。

【案例分析】

［病症要点］患者口疮伴心烦闷，气短，易饥，食后腹胀，睡眠多梦，大便时干时稀、黏腻不爽，舌红边有齿痕，苔薄黄腻，脉弦细数，平时痤疮易发等症。

［证候分析］

1. 辨体质、审病因

患者口疮，平时喜辛辣食物，工作压力大，经常熬夜，饮食伤脾胃，导致脾胃湿热内蕴，为湿热体质；宋·《圣济总录·口舌生疮》曰："口舌生疮者，心脾经蕴热所致也。"又曰："口疮者，由心脾有热，气冲上焦，熏发口舌，故作疮也。又有胃气弱，谷气少，虚阳上发而为口疮者，不可执一而论，当求其所受之本也。"舌为心之苗窍，诸痛痒疮皆属于心；脾开窍于口，脾脉挟舌本，散舌下，故口疮之疾，与心脾关系最为密切。暴饮暴食，过食肥甘辛辣，煎炒烹炸，嗜酒可损伤脾胃，脾失健运而生湿，湿郁化热，湿热内蕴，又思虑过度，忧思恼怒等导致心肝火旺，故可见舌面溃疡，疮面红肿灼痛，心率快，心烦闷。说明心肝火旺，脾胃湿热，导致口疮的发生。

2. 辨病位、定脏腑

患者口疮，舌面溃疡，红肿灼痛，伴心率快，心烦闷，睡眠多梦症状，定位在心、肝；同时伴有易饥，食后腹胀，大便时干时稀、黏腻不爽，舌红边有齿痕，苔薄黄腻，脉弦细数等，定位在脾胃。证为心肝火旺，脾胃湿热蕴结，久而熏灼口腔而导致口疮的发生。

3. 辨寒热虚实

患者口疮，舌面溃疡，红肿灼痛，伴心率快，心烦闷，睡眠多梦为心火旺、心神扰动，心火引动肝火，魂魄不宁；同时伴有易饥，食后腹胀，大便时干时稀、黏腻不爽，舌红边有齿痕，苔薄黄腻，脉弦细数，为脾胃湿热，运化失常所致。证属心肝火旺，脾胃湿热所致口疮。

［病机治法］该患者口腔溃疡反复发作多年，素喜食辛辣，工作压力大，经常熬夜，饮食伤脾胃，导致脾胃湿热内蕴，工作压力大、熬夜，心肝火旺，湿热之毒浸蚀口腔，导致溃疡反复。治疗以清心肝火、清利脾胃湿热为主，热清口疮消，又以健脾祛湿、养心安神为法。

［方药特点］方取甘露消毒丹加减。

清利湿热：滑石、黄芩、茵陈。

清热解毒：连翘、木蝴蝶。

清心火：炒栀子、淡豆豉。

燥湿健脾：白术、厚朴、砂仁。

疏肝解郁：八月札、佛手、合欢皮。

养心安神：炒酸枣仁、茯神。

案例3 解毒清热治口疮

徐某，男，42岁，主因反复口腔溃疡11年于2007年10月30日初诊。患者11年来口疮反复发作，开始为口唇部，其后为口腔黏膜及舌，逐渐严重。曾用激素治疗缓解约半年，之后用中药治疗，效果不佳，就诊时症见口舌生疮，此起彼伏，疼痛异常，悬雍垂处可见溃疡，进水时疼痛加重，目眵较多，伴有头痛，口不干，纳寐可，大便黏滞不爽，小便黄浊，形体偏瘦，口唇内有硬结，舌体偏胖，质暗滞，苔黄腻，脉弦滑。依据口疮反复发作，大便黏，苔黄腻，辨证为热毒内结，中焦湿热。治以解毒清利湿热法，方选黄连解毒汤合半夏泻心汤加减，药用：五爪龙20 g、炒麦冬12 g、半夏12 g、炮姜10 g、西洋参10 g(先煎)、黄连8 g、炒黄芩10 g、黄柏8 g、焦栀子8 g、生石膏30 g(先煎)、炒防风12 g、生薏苡仁30 g、茵陈12 g、升麻10 g、醋香附10 g、甘草8 g。7剂，水煎服。

二诊：药后悬雍垂处溃疡即消，余证亦减轻，遂以上方进退，2个月后口腔溃疡未再复发，多年顽疾消除。

【案例分析】

[病症要点] 患者发生口疮11年，症见口疮此起彼伏，疼痛异常，伴有头痛，目眵较多，大便黏滞不爽，小便黄浊，形体偏瘦，口唇内有硬结，舌体偏胖，质暗滞，苔黄腻，脉弦滑。

[证候分析]

1. 辨体质、审病因

患者为中年男性，平时过食肥甘厚味，辛辣酒醴，形成湿热体质；明·张景岳在《景岳全书》中详细论述了口疮的证治，"口舌生疮，固多由上焦之热，治宜清火，然有酒色劳倦过度，脉虚而中气不足者，又非寒凉可治，故虽久用清凉，终不见效，此当察其所由，或补心脾，或滋肾水，或以理中汤，或以蜜附之类，反而治之，方可痊愈"。又有"口疮口苦，凡三焦内热等证，宜甘露饮、徙薪饮主之；火之甚者，宜凉膈散，元参散主之；胃火甚者，宜竹叶石膏汤、三黄丸之类主之；若心肝火旺之属，宜泻心汤、龙胆泻肝汤之类主之"的记载。本证患者过食肥甘厚味，嗜酒，日久酿湿积热，阻于中焦，脾胃湿热，蕴久成毒，三焦热盛，熏蒸口舌，而发生口疮。

2. 辨病位、定脏腑

患者口疮此起彼伏，疼痛异常，伴有头痛，目眵较多，大便黏滞不爽，小便黄浊，形体偏瘦，口唇内有硬结，舌体偏胖，质暗滞，苔黄腻，脉弦滑，为三焦热毒内结、湿热偏盛的表现，头痛，目眵较多为上焦热盛，定位在头部、心胸；大便黏滞为中焦热盛，定位在脾胃；小便黄浊为下焦热盛，定位在肾与膀胱。证为三焦热盛，湿热内蕴所致口疮。

3. 辨寒热虚实

患者口疮此起彼伏，疼痛异常，伴有头痛，目眵较多，大便黏滞不爽，小便黄浊，形体偏瘦，口唇内有硬结，舌体偏胖，质暗滞，苔黄腻，脉弦滑，口疮伴头痛剧烈为上焦热盛；大便黏腻不爽，舌苔黄腻为中焦热盛，小便黄浊为下焦热盛。证属湿热内结，三焦热盛，熏灼口舌所致口疮。

[病机治法] 湿热内蕴，火盛三焦，治疗当以清利湿热为法，清热散火、燥湿解毒、辛开苦降、祛除三焦湿热之邪。

[方药特点] 方用黄连解毒汤合半夏泻心汤加减。

清热泻火：生石膏、焦栀子、甘草。

泻三焦火：黄连、黄芩、黄柏。

发散郁火：防风、升麻。

辛开苦降：炮姜、半夏、黄芩、黄连。

清利湿热：薏苡仁、茵陈、五爪龙。

疏肝理气：香附。

二、胃脘痛

胃脘痛俗称胃痛，以胃脘部疼痛为主要症状，多由忧思郁怒，肝木横逆犯胃或饮食劳倦，损伤脾胃之气所致。早在《内经》就记载了"胃脘痛"之名，并指出胃脘痛的发生与肝、脾有关，唐宋以来的文献将胃脘痛与心痛相混淆。至金元时代，李东垣《兰室秘藏》首立"胃脘痛"一门，将胃脘痛的证候、病因、病机和治法与心痛明确区分开来，胃痛成为独立的病证。胃痛以脾胃纳化失常为病因，多兼见胃脘部痞满、胀闷、嗳气、吐酸、纳呆、胁胀、腹胀、大便溏薄等症。本症治疗上以调理脾胃气血，恢复脾胃升清降浊、纳化水谷的功能，兼顾疏肝理气、活血化瘀、清解郁热等为主要方法。

案例1 健脾祛湿治胃脘痛

梁某，男，48岁，主诉胃脘疼痛、胃胀2年于2019年11月13日初诊。症见胃脘疼痛不适，胃胀，晨起加重，无反酸烧心，进食后胃胀、胃痛症状加重，大便干燥，睡眠差，多梦，舌红、苔腻微黄，脉弦数。胃镜提示糜烂性胃炎，Hp为阳性。既往有高血压、糖尿病病史。中医辨证为脾胃不和，肝脾失调，心血失养，处以调和脾胃，疏肝健脾，益气祛湿之法。处方如下：法半夏10 g，砂仁10 g(后下)，山药30 g，干姜10 g，蒲公英15 g，生白术30 g，黄芪40 g，合欢皮20 g，瓜蒌30 g，佛手12 g，元胡15 g，炒酸枣仁30 g，茯神30 g，生龙齿20 g(先煎)，茯苓30 g，泽泻20 g，虎杖15 g。7剂，水煎服。

二诊：药后胃痛好转，仍有胃胀，排便仍不畅，上方去泽泻、虎杖，加佛手12 g、酒苁蓉30 g，14剂，水煎服。

三诊：药后无明显胃痛，大便通畅，上方去蒲公英、生白术，加黄芩12 g、厚朴12 g、炒白术20 g、木香12 g。

【案例分析】

［病症要点］患者胃脘疼痛不适，胃胀，进食后胃胀、胃痛症状加重，

伴有大便干燥，睡眠差，多梦，舌红、苔腻微黄，脉弦数等症。

[证候分析]

1. 辨体质、审病因

患者为中年男性，既往有高血压、糖尿病病史，胃镜提示有糜烂性胃炎，为脾胃虚弱体质；暴饮暴食，饥饱不调，易损伤脾胃之气，或过食生冷，寒积胃脘，气血凝滞不通，致胃寒作痛。古代医家均认为"不通则痛"，李中梓在《医宗必读》中曰："有以诸痛属实，痛无补法者；有以通则不痛，痛则不通者；有以痛随利减者，互相传授，以为不易之法。不知形实病变，便闭不通者乃为相宜；或形虚脉弱，食少便泄者，岂容混治。"叶天士在《临证指南医案》中亦持此法，认为"胃痛久而屡发，必有凝痰聚瘀。"本证胃痛伴胃胀，大便干燥，睡眠差，多梦，舌红、苔腻微黄，脉弦数等。证属脾胃升降失调，胃失和降，气机不通而致胃痛。

2. 辨病位、定脏腑

患者胃痛伴胃胀，大便干燥，舌红、苔腻微黄，脉弦数，定位在脾胃，系脾气不升，胃失和降所致，定位在脾胃；既往有高血压、糖尿病病史，进食后胃痛加重，为肝郁气滞，肝气犯胃的表现，定位在肝；伴有睡眠差，多梦，为心血不足，心神失养，定位在心。证为脾胃、肝、心的病变。

3. 辨寒热虚实

患者胃痛伴胃胀，进食加重，大便干燥，为胃失和降，脾失健运之象；舌红苔黄腻，脉弦数，为脾虚湿困，肝失疏泄；睡眠差，多梦，为心血不足，心神失养。证属脾胃气虚，胃失和降，肝气不调，心血失养，气血不通而致胃痛。

[病机治法] 脾胃居中焦，纳化相依，升降和谐，胃痛胃胀为脾胃气机不和的表现，脾胃虚弱，运化无权，则进食胃胀、胃痛加剧。脾胃运化无力，则大便干燥难以排出。舌红、苔腻、脉弦数提示脾虚湿困，肝脾不调。治以调和脾胃升降，疏肝健脾祛湿，养心安神。

[方药特点] 方选调和脾胃疏肝方。

调和脾胃：半夏、砂仁。

健脾益气：黄芪、白术、山药。

温胃散寒：干姜。

疏肝止痛：佛手、元胡。

养心安神：酸枣仁、茯神、生龙齿。

淡渗利湿：茯苓、泽泻。

清热解毒：蒲公英、虎杖。

案例2 通腑泄浊、清湿热治疗胃脘痛

孔某，女，56岁，主诉胃胀痛、腹胀1年于2019年9月18日初诊。患者患有非萎缩性胃炎，糜烂出血，肠化生，胃胀痛，腹胀，大便2~3天1次，睡眠不好，舌红苔薄，脉弦细。中医辨证为胃脘痛，脾胃不和，湿热蕴结肠腑，肝气不畅证，治以调和脾胃，通腑泄浊，疏肝理气。处方如下：法半夏10 g，砂仁12 g$^{(后下)}$，木香12 g，干姜10 g，蒲公英15 g，黄芩10 g，生白术30 g，炒枳实15 g，瓜蒌30 g，决明子30 g，虎杖15 g，合欢皮20 g，炒酸枣仁30 g，茯神30 g，炒麦芽20 g，茵陈15 g，香附12 g。7剂，水煎服。

二诊：药后患者胃胀痛大减，大便通畅，每日1次，睡眠好转，上方去虎杖，加山药15 g，7剂，水煎服。

三诊：药后胃痛消，大便常，睡眠可，继以上方巩固。

【案例分析】

[病症要点] 患者胃痛，胃胀，大便干，2~3天1次，睡眠不好，舌红苔薄，脉弦细。

[证候分析]

1. 辨体质、审病因

患者既往有非萎缩性胃炎，糜烂出血，伴肠化生，为脾虚胃热体质；脾弱则运化失常，中阳不运，寒从中生，为虚寒胃痛；胃热者因情志不遂，或饮食燥热辛辣，木郁不达或火热伤胃，则火郁胃痛。脾胃失和，胃失和降而腑气不通，则胃痛，胃胀，大便不通。

2. 辨病位、定脏腑

患者胃痛伴胃胀，大便干，舌红苔薄，定位在胃，胃失和降，腑气不通；同时睡眠差，为心神失养，定位在心；脉弦细，为肝血不足，肝失疏泄，定位在肝。证为脾胃、心、肝病变。

3. 辨寒热虚实

胃痛应辨寒热虚实，气血阴阳。寒邪犯胃之疼痛，胃痛拒按，纳呆，脉弦紧；虚寒胃痛，则胃隐隐作痛，喜温喜按，遇冷加剧；热结火郁，胃失通降胃痛，多烦热口渴，溲赤便秘；气滞胃痛，大便秘结而胀，痛无定处；血瘀胃痛，痛有定处，刺痛明显；今患者胃痛伴胃胀，大便干，睡眠差，脉弦细，为胃失和降，脾失健运，腑气不通，心肝血不足，肝失疏泄，气血不通所致。

[病机治法] 胃脘痛，胃胀，大便干为脾胃气机失和，胃气不降，腑气不通，肝失条达所致。治疗应调和脾胃升降，疏肝和胃，通腑泄浊。

[方药特点] 取和胃通腑疏肝方。

和胃降气：半夏、砂仁、木香。

清利湿热：蒲公英、黄芩、虎杖、茵陈。

温胃消食：干姜、炒麦芽。

疏肝理气：香附。

养心安神：酸枣仁、茯神、合欢皮。

健脾理气：生白术、炒枳实。

润肠通便：瓜蒌、决明子。

案例3　祛湿清肺利咽治胃痛

冯某，男，58岁，主因胃痛反复发作2年于2020年4月13日初诊。患者既往有糜烂性胃炎病史2年，经常受凉后及饮食不慎出现胃痛，现症见胃脘疼痛，呃逆，大便黏滞，日1~2次，腿酸软，咽喉不利、咽干，咽部有痰，胃纳可，睡眠尚可，舌淡胖大有齿痕，苔白腻，脉弦细。辨证为脾虚湿阻痰热犯肺。治以健脾祛湿，清肺化痰，解毒利咽。处方：法半夏10g，生姜12g，黄芩12g，布渣叶12g，厚朴12g，生白术20g，炒枳实15g，决明子20g，川牛膝30g，炒杜仲20g，茯苓30g，泽泻15g，连翘12g，生山药15g，佛手12g，百合15g，地龙12g，7剂，配方颗粒，每日1剂。

二诊：胃部疼痛好转，打嗝缓解，咽炎好转，紧张时心跳加速，下午困倦，大便有改善。上方去泽泻，加柏子仁20g。14剂，配方颗粒，每日1剂。

三诊：药后胃痛未发作，有时打嗝，胃纳可，大便常，有时乏力，上方去布渣叶，加太子参12g。14剂，配方颗粒，每日1剂。

[病症要点] 患者受凉及饮食不慎出现胃痛2年，伴见呃逆，大便黏滞，日1~2次，腿酸软，咽喉不利、咽干，咽部有痰，胃纳可，睡眠尚可，舌淡胖大有齿痕，苔白腻，脉弦细。

［证候分析］

1. 辨体质、审病因

患者既往有糜烂性胃炎病史 2 年，未经系统治疗，为脾胃虚气滞体质；清·叶天士在《临证指南医案》中对胃痛的论述颇有见地，曰"夫痛则不通，通字须究气血阴阳，便是看诊要旨矣。"又说："胃痛久而屡发，必有凝痰聚瘀"。本证胃痛伴见呃逆，大便黏滞、咽喉不利、咽干、咽部有痰，苔白腻，证属脾胃升降失调，脾虚湿滞，痰湿犯肺，肺失宣发，胃失和降，痰凝气滞而致胃痛。

2. 辨病位、定脏腑

患者胃痛因受凉及饮食不慎而发作，伴见呃逆，大便黏滞，舌苔白腻，定位在脾胃；同时伴见咽喉不利、咽干、咽部有痰，为痰湿阻肺，定位在肺；伴见腿酸软，定位在肢体；胃痛，脉弦细，为肝血不足，肝失疏泄，肝气犯胃，定位在肝。证为脾胃、肺、肢体、肝的病变。

3. 辨寒热虚实

寒性收引，寒邪犯胃之疼痛，多为胃痛胀满拒按；食积，痰阻胃痛者，胃脘痞满而痛，痛有定处拒按。朱丹溪《丹溪心法》曰："胃病者，腹䐜胀，胃脘当心而痛，上支两胁，膈咽不通，食饮不下。"又曰："郁而生热，或素有热，虚热相搏，结郁于胃脘而痛；或有食积痰饮；或气与食相郁不散，停结胃口而痛。"本证因受凉、饮食原因而胃痛发作，伴有大便黏滞，有痰，为寒热错杂，虚实相间而胃痛。

［病机治法］糜烂性胃炎病机多为浊毒内蕴，壅滞胃腑，致使胃黏膜腐败糜烂，病机多寒热错杂，虚实相兼。患者胃痛伴有呃逆和咽喉不利，考虑有脾虚湿阻，湿痰郁而化热，痰热犯肺致咽喉不利。故治以健脾祛湿，清肺化痰，解毒利咽。

［方药特点］方取祛湿和胃清肺利咽汤加减。

和胃降气：半夏、厚朴。

健脾益气：白术、山药、枳实。

辛开苦降：生姜、黄芩、布渣叶。

清肺化痰：百合、地龙。

疏肝清热：决明子、佛手。

利咽解毒：连翘、百合。

淡渗利湿：茯苓、泽泻。

补肾壮膝：牛膝、炒杜仲。

活血宁心：柏子仁。

三、腹痛

腹痛是指胃脘以下，耻骨毛际以上部位发生疼痛为主要表现的一种病证。腹痛疼痛范围可局限在大腹、胁腹、少腹，或小腹。疼痛性质可表现为隐痛、胀痛、冷痛、灼痛、绞痛、刺痛等。《内经》最早提出腹痛的病名，指出寒邪、热邪客于肠胃可引起腹痛，如《素问·举痛论》曰："寒气客于肠胃之间，膜原之下，血不得散，小络引急，故痛……热气留于小肠，肠中痛，瘅热焦渴，则坚干不得出，故痛而闭不通矣。"指出腹痛的发生与脾胃、大小肠等有关。《金匮要略·腹满寒疝宿食病脉证治》对腹痛的病因病机和症状论述颇详，并提出了虚证和实证的辨证要点。《古今医鉴》针对各种病因提出了不同治法，如"是寒则温之，是热则清之，是痰则化之，是血则散之，是虫则杀之"。王清任、唐容川等提出了瘀血腹痛，并确定行之有效的方剂论治。本病常见病因为寒、热、虚、实、气滞、血瘀6个方面，诸因导致脾胃升降失司，湿浊内停肠腑，脏腑气机阻滞，气血运行不畅，不通则痛，或为脏腑经脉失养，不荣则痛，但其间常常相互联系，相互影响，相因为病，或相兼为病，应灵活辨证论治。

案例 崔某，男，11岁，主因腹痛3天于2019年7月31日初诊。患者3天前进食生冷水果后出现上腹部疼痛，伴有肚脐周围疼痛，大便稀，日3~4次，偶有咳嗽，咽痛，纳差，舌淡苔白脉濡细。辨证为脾胃虚寒，脾虚湿盛。治以健脾祛湿，温补脾胃，清肺肃降。处方如下：荷叶12 g，麸炒苍术12 g，麸炒白术12 g，山药12 g，石斛15 g，煨肉豆蔻12 g，茯苓15 g，陈皮12 g，干姜10 g，蒲公英12 g，蜜桑白皮12 g，枇杷叶12 g。7剂，水煎服。

二诊：药后腹痛消失，咳嗽、咽痛诸症亦减轻，继以上法，去干姜、枇杷叶、蒲公英，加炒薏苡仁20 g，白扁豆12 g，百合15 g，7剂，水煎服。

三诊：药后未再出现腹痛，大便成形，日一次，食欲好转，咳嗽消。继服7剂以巩固。

【案例分析】

［病症要点］患者腹痛，伴有大便稀，次数增多，偶咳嗽，咽痛，纳差，舌淡苔白脉濡细。

［证候分析］

1. 辨体质、审病因

患者为儿童，平时喜进生冷饮食，本次食凉后发作腹痛，为脾胃虚弱体质；饮食失节，恣食生冷太过，中阳受伐，脾胃气机升降失调，阴寒内盛而作痛。隋·巢元方《诸病源候论》曰："凡腹急痛，此里之有病。"又曰："由腑藏虚，寒冷之气客于肠胃膜原之间，结聚不散，正气与邪气交争，相击而痛。"本证腹痛伴有大便稀，次数增多，偶咳嗽，咽痛，纳差，舌淡苔白脉濡细，为脾胃虚寒，运化失常，脾虚湿重，肺气失于宣降，气机不调而导致腹痛。

2. 辨病位、定脏腑

患者腹痛伴有大便稀，次数增多，纳差，舌淡苔白脉濡细，定位在脾胃、肠腑；同时有咳嗽、咽痛症状，定位在肺、咽部。定位为脾胃、肠腑、肺的病变。

3. 辨寒热虚实

首先辨识腹痛的性质，腹痛拘急，肠鸣腹泻，气逆呕吐，坚满急痛为寒实证，痛势绵绵为虚寒证；痛在脐腹，腹痛伴便秘喜冷饮为热痛；痛有定处，刺痛拒按，夜间加重，口唇发绀为瘀血疼痛；疼痛部位不定，时轻时重，伴腹胀，胸胁不舒为气滞痛；饮食太过，食积不化，嗳腐吞酸，痛甚欲便为伤食痛；患者腹痛伴有大便稀，次数增多，纳差，舌淡苔白脉濡细，为脾胃虚寒，脾虚湿重；同时有咳嗽，咽痛症状，为肺气失宣，咽与肺部有热；证属脾胃虚寒，脾虚湿盛，肺气不降，肺热内蕴，为寒热错杂，本虚标实证。

［病机治法］明·《古今医鉴》在治疗上提出"是寒则温之，是热则清之，是痰则化之，是血则散之，是气则顺之，是虫则杀之"。《医学正传》亦指出："浊气在上者涌之，清气在下者提之，寒者温之，热者清之，虚者培之，实者泻之，结者散之，留者行之，此治法之大要也。"本证患者腹痛伴大便稀溏，纳差，舌淡苔白脉濡细，为脾胃虚寒，伴有咳嗽，咽痛，为肺热失肃。治以温脾胃散寒，清肺肃降，祛湿行气止痛。

［方药特点］取温脾祛湿清肺方。

健脾祛湿：炒苍术、白术、茯苓、山药。

温补脾肾：干姜、肉豆蔻。

升清降浊：荷叶。

健脾化痰：陈皮。

清肺肃降：枇杷叶、桑白皮。

解毒清热：蒲公英。

四、湿秘

湿秘，因湿而致便秘者也。此说早在《内经》就有论述，《素问·至真要大论》曰："太阴司天，湿淫所胜，则沉阴且布，雨变枯槁。胕肿骨痛阴痹……时眩，大便难。"宋·严用和在《济生方·大便》中提出湿秘之名，"夫五秘者，风秘、气秘、湿秘、寒秘、热秘是也"。明代诸家进一步明确了湿秘的病机。明·徐春莆在《古今医统大全》中曰："湿秘者，湿热蕴结，津液不行而秘涩也。"说明湿秘主要是湿阻气滞，气推动无力而致便秘。明·《景岳全书·杂证谟》又曰："再若湿秘之说，则湿岂能秘，但湿之不化，由气之不行耳，气之不行，即虚秘也，亦阴结也。"说明了脾胃虚，气化失司，升清降浊功能失常，湿气内存，阻滞肠道气机，大肠推动无力，致大便排出不畅或排便困难。湿是把双刃剑，既可致泄又可致便秘，湿有"重浊""黏滞"的特点，湿邪黏附在肠壁，阻滞气机，可导致大便艰难不下。其特征是大便黏滞，虽虚责努力而大便难下，大便不是干而是黏稠，虽有便意，但排除困难，或量少不畅，且肛门周围手纸不易擦净。这是湿秘的症状特点，与大便干结如球之便秘迥异。湿秘因于湿与气，必先有脾虚（气虚）生湿，然后出现排便困难。除便秘外，常伴有面色萎黄，神疲乏力，肢体困重，胸闷腹胀，纳食不香，口渴不欲饮，舌苔白腻，脉濡等症状。湿秘出自肠道，根在脾胃，湿秘的治疗，在于祛湿、调气。祛湿之法，当熔化湿、燥湿、渗湿为一炉。以调脾为先，不可图一时之快而妄用攻下。正如朱丹溪所说的"如妄用峻利药逐之，则津液走，气血耗，虽暂通而即秘矣"。今将湿秘治疗的医案两则予以总结。

案例 1　健脾和胃祛湿治便秘

何某，女，51 岁，主因大便黏滞不畅、排便困难 2 个月于 2019 年 1 月 17 日初诊。症见大便黏滞，排便困难，时有腹胀，急躁易怒，爱生气，睡眠差，易醒，舌红苔黄，脉弦滑。辨证为腑气不通，湿浊内蕴，肝火扰神证，治以通腑降气，健脾祛湿，清肝祛火，解郁安神。处方如下：法半夏 10 g，瓜蒌 30 g，生白术 60 g，麸炒枳实 15 g，姜厚朴 10 g，砂仁 12 g^(后下)，木香 12 g，醋香附 12 g，郁金 15 g，合欢皮 20 g，炒酸枣仁 30 g，茯神 30 g，炒栀子 12 g，虎杖 20 g。7 剂，水煎服。

二诊：药后大便较前通畅，腹胀减轻，睡眠好转。上方去炒栀子，加陈皮 12 g、生龙齿 20 g。7 剂，水煎服。

三诊：药后大便通畅，腹胀消，急躁情绪缓，睡眠可。继以上方调理 1 周而愈。

【案例分析】

[病症要点] 患者大便困难，系大便黏滞不爽，排出无力，伴腹胀，急躁易怒，爱生气，睡眠差，易醒，舌红苔黄，脉弦滑。

[证候分析]

1. 辨体质、审病因

患者为中年女性，平时喜凉食，爱生气，大便黏滞不爽，为肝郁体质；平时感受湿邪，或饮食不节，过食肥甘、寒凉之物，致食积不化，湿邪中阻；或劳倦过度，久病失治，损伤脾胃，致脾胃虚弱，运化失常，中焦湿滞；或情志失和，肝郁气滞，影响脾胃运化，肠道传导失职，排便无力而便秘。本证排便不畅伴腹胀，急躁易怒，爱生气，睡眠差，易醒，舌红苔黄，脉弦滑，为脾虚湿重，肝气郁结，湿浊内阻，腑气不通，大肠传导失常而致便秘。

2. 辨病位、定脏腑

患者大便困难，系大便黏滞不爽，排出无力，定位在脾胃，脾虚湿重；同时伴腹胀，急躁易怒，爱生气，舌红苔黄，脉弦滑，为肝气郁结，郁而化火，定位在肝；睡眠差，易醒，为心神不宁，定位在心。证为脾胃、肝、心的病变。

3. 辨寒热虚实

患者大便困难，系大便黏滞不爽，排出无力，伴腹胀，为脾不升清，湿邪内聚，阻滞气机，闭塞不通；同时伴腹胀，急躁易怒，爱生气，舌红苔黄，脉弦滑，为肝气郁结，郁而化火；伴睡眠易醒，为心神不宁。证属脾失升清，脾虚湿盛，肝气郁结，肝郁化火，心神不宁而致便秘。

[病机治法] 便秘的病机从脏腑辨证角度来说，主要在于肺、脾胃、肝、肾。肺与大肠相表里，肺热肺燥移于大肠，导致大肠传导失职而便秘；脾胃主运化，脾胃运化失常，湿阻气滞，肠道传导失职而便秘；肝主疏泄，肝气郁结，影响肠道的传导而气滞便秘；肾司二便，肾精亏耗则肠道干涩，

肾阳不足则阴寒凝结，传导失常而致便秘。本证脾胃虚弱，运化失常，湿阻气滞，情志内伤，肝气不调，肝郁化火而影响肠道的传导，从而导致便秘。故治以健脾祛湿，清肝祛火，通腑降气。

［方药特点］取通腑降气祛湿方。

健脾降气：白术、炒枳实。

和胃降气：砂仁、木香、厚朴、半夏。

降气化痰：瓜蒌。

疏肝理气：香附。

清心肝火：郁金、炒栀子、虎杖。

养心安神：合欢皮、炒酸枣仁、茯神。

案例 2　理气健脾、通腑泄浊治便秘

孙某，男，81 岁，主诉大便不畅 1 年于 2019 年 1 月 16 日初诊。患者既往有胃癌病史，现症见大便不畅，排便困难，量少，腹胀，小便浑浊，乏力，活动后气喘，食欲不佳，舌苔白腻，脉沉细。辨证为腑气不通，脾胃气虚，推动无力，治以通腑降气，补益脾胃，理气健脾。处方如下：法半夏 10 g，姜厚朴 10 g，砂仁 12 g^(后下)，生白术 60 g，麸炒枳实 15 g，瓜蒌 30 g，木香 12 g，山药 30 g，虎杖 15 g，川牛膝 20 g，干姜 8 g，生黄芪 40 g，肉苁蓉 30 g，炒柏子仁 20 g，芒硝 6 g^(后下)，全蝎 5 g。

【案例分析】

［病症要点］患者大便困难，伴腹胀，小便浑浊，乏力，活动后气喘，食欲不佳，舌苔白腻，脉沉细。

［证候分析］

1. 辨体质、审病因

患者为老年男性，既往有胃癌病史，为气虚体质；年老体弱，或久病体虚，或用燥热之剂，损伤阴津，导致气血不足，肠道传导失职，气血亏虚而致便秘。本证为老年患者，原有胃癌病史，便秘伴有腹胀、乏力、气喘，食欲不佳，舌苔白腻，脉沉细，为气血亏虚，阴精不足，湿浊内滞，大肠传导失职，腑气不通，推动无力导致便秘。

2. 辨病位、定脏腑

患者大便不畅，排便困难，量少，定位在肠腑，为胃气不降，腑气不通；同时伴腹胀，乏力，活动后气喘，食欲不佳，舌苔白腻，为脾虚湿重，运化无力，定位在脾胃。证为肠腑、脾胃的病变。

3. 辨寒热虚实

患者大便不畅，排便困难，量少，为脾胃气虚，胃气不降，腑气不通；同时伴腹胀，乏力，活动后气喘，食欲不佳，舌苔白腻，为脾虚湿重，运化无力。证属脾胃气虚，脾虚湿盛，腑气不通。

［病机治法］便秘宜通便，但通便之法当辨证论治，《证治汇补·秘结》曰："如少阴不得大便以辛润之，太阴不得大便以苦泄之，阳结者清之，阴结者温之，气滞者疏导之，津少者滋润之，大抵以养血清热为先，急攻通下为次。"根据本证为脾胃虚弱，推动力减，腑气不通所治便秘。故治以补益脾胃、通腑降气、健脾祛湿之法。降中有升，升降相合，待脾气健运，胃气和降，腑气得通，大便困难方能恢复。

［方药特点］取五脏通腑降气祛湿方。

健脾降气：大剂量白术、山药、炒枳实。

和胃降气：砂仁、木香、厚朴、半夏。

温脾益气：黄芪、干姜。

润肠通便：瓜蒌、芒硝。

清肝通便：虎杖。

养心通便：炒柏子仁。

补肾通便：肉苁蓉。

活血抗癌：川牛膝、全蝎。

五、泄泻

泄泻是以排便次数增多，粪质稀溏或完谷不化，甚至泻如水样为主症的病证。多由于脾胃运化失职，湿邪内盛所致。古代一般将大便溏薄而势缓者称为泄，大便清稀如水而势急者称为泻，但临床难以截然分开，故一般统称为泄泻。本病首见于《内经》，并对其病因病机进行了详细的论述，如《素问·阴阳应象大论》有"湿盛则濡泄""春伤于风，夏生飧泄"之说，指出风、寒、湿、热皆可致泄泻，并有长夏多发的特点。同时指出了病变部位在脾胃、大肠、小肠，为后世认识本病奠定了基础。后世对本病认识多有发挥，《景岳全书·泄泻》有"凡泄泻之病，多由于水谷不分，故以利水为上策"的记载，提出治泻分利之法。李中梓在《医宗必读·泄泻》中提出治泻九法，即淡渗、升提、清凉、疏利、甘缓、酸收、燥脾、温肾、固涩，具有较高的临床实用价值。笔者认为泄泻的主要病机为脾虚湿盛，兼有肾虚。病位主要在脾胃和大小肠。治疗原则为健脾化湿，兼以温补脾肾。急性暴泻多以湿盛为主，侧重化湿运脾，慢性久泻以脾虚为主，以健运脾胃为主，兼以抑肝扶脾，补火暖土。

案例1　疏肝健脾祛湿治泄泻

韩某，女，45岁，主因大便稀溏5年于2016年6月22日来诊。症见大便稀溏，腹胀，两胁胀，急躁，乏力，月经减少，行经3～4天，舌淡边稍有齿痕，有时咳嗽，睡眠易醒，舌苔白腻，脉沉细。辨证为肝郁气滞，脾胃不和，肝肾亏虚证。治以疏肝解郁，健脾祛湿，补肝肾宁心。处方如下：八月札15g，香附12g，佛手12g，炒白芍12g，茵陈15g，法半夏10g，厚朴12g，砂仁12g$^{(后下)}$，炮姜12g，合欢皮20g，酸枣仁30g，生山药20g，肉豆蔻12g，女贞子15g，元胡15g，陈皮12g。7剂，水煎服。

二诊：药后两胁下、胃脘仍胀，大便稀溏，睡眠不好。上方去炒白芍、女贞子，加木香12g、生龙齿20g、炒白术15g。7剂，水煎服。

三诊：药后大便稀溏、胃胀及两胁胀均有好转，睡眠改善。继以上法调理14剂，诸症告愈。

【案例分析】

［病症要点］患者大便稀溏，腹胀，两胁胀，急躁，乏力，月经减少，行经3～4天，舌淡边稍有齿痕，有时咳嗽，睡眠易醒，舌苔白腻，脉沉细。

［证候分析］

1. 辨体质、审病因

患者为中年女性月经已减少为肝肾亏虚体质；脾阳与肾阳有密切的关系，命门之火可助脾胃腐熟水谷，助胃肠消化吸收。若年老体弱或久病之后，损伤肾阳，命门火衰，不能温煦脾土，运化失常，则引起泄泻。《景岳全书·泄泻》曰："肾为胃之关，开窍于二阴，所以二便之开闭，皆肾脏之所生，今肾中阳气不足，则命门火衰……阴气盛极之时，即令人洞泄不止也。"人到中年，肾气已虚，不能温煦脾胃，脾失健运而大便稀溏，腹胀，乏力，舌苔白腻。脾之运化，有赖肝的疏泄，情志失调，忧郁恼怒，精神紧张，以致肝失于疏泄，横逆犯胃，脾胃受制，运化失常，而成泄泻。《景岳全书·泄泻》曰："凡遇怒气便作泄泻者，必先怒时挟食，致伤脾胃，故但有所犯，即随触而发，此肝脾二脏之病也，盖以肝木克土，脾气受伤而然。"

2. 辨病位、定脏腑

患者肝肾亏虚体质，定位在肝肾；见大便稀溏，腹胀，乏力，舌苔白腻，定位在脾胃；同时伴两胁胀，急躁，定位在肝；咳嗽定位在肺，肺失宣降所致；睡眠不好，定位在心；证为肝肾、脾胃、肺、心的病变。

3. 辨寒热虚实

患者急性泄泻，发病急，病程短，以湿盛为主；发病缓慢，病程较长，迁延日久，每因饮食不当，劳倦过度而复发，以脾虚为主；病久及肾，出现腰酸怕冷，是命门火衰，脾肾同病；泄泻伴有脘腹胀满，腹痛拒按，泻后痛减，为实证；病程长，腹痛不甚，喜温喜按，为虚证；今患者乏力，脉沉细，为肾虚表现；大便稀溏，腹胀，舌苔白腻，为脾虚湿重，运化失常；伴两胁胀，急躁，为肝气郁结；咳嗽为肺失宣降；睡眠不好为，心神失养。证为脾肾俱虚，不能温运脾胃，湿盛气滞，心肺失养，为本虚标实之证。

[病机治法] 本证为肝肾虚体质，脾虚湿盛，脾胃不和，故出现泄泻，兼见两胁胀痛，急躁易怒，乃肝气郁滞，木克脾土之象，故治以调和肝脾，祛湿除胀，健运脾胃，滋补肝肾，宁心安神。

[方药特点] 方取痛泻要方加减。

疏肝理气：八月札、香附、佛手、元胡。

和胃降气：砂仁、厚朴、半夏。

温脾益气：炮姜、山药、肉豆蔻、陈皮。

清肝补阴：茵陈、女贞子、炒白芍。

养心安神：炒酸枣仁、合欢皮。

案例 2　温补脾肾祛湿治泄泻

董某，女，31 岁，主因大便稀溏 1 年于 2016 年 7 月 21 日就诊。症见大便稀溏，腰酸乏力，睡眠不好，月经不调，身体沉重，犯困，手心发热，舌红苔白腻，脉沉细。辨证为脾肾阳虚，湿浊内蕴，心神失养。治以温补脾肾，祛湿化浊，宁心安神。处方如下：太子参 15 g，女贞子 15 g，补骨脂 12 g，茯苓 30 g，泽泻 30 g，川牛膝 30 g，炒杜仲 20 g，合欢皮 20 g，炒酸枣仁 30 g，炮姜 12 g，肉豆蔻 12 g，茵陈 15 g，八月札 15 g，炒苍术 15 g，炒白术 15 g。14 剂，水煎服。

二诊：药后仍大便稀溏，日 3～4 次，腰酸减，手心热，舌苔白腻，脉沉细。上方去八月札、川牛膝，加炒栀子 12 g、白扁豆 12 g，14 剂，水煎服。

三诊：药后大便稀溏好转，次数减少，继以上法调理 14 剂而愈。

【案例分析】

[病症要点] 患者大便稀溏，腰酸乏力，睡眠不好，月经不调，身体沉重，犯困，手心发热，舌红苔白腻，脉沉细。

[证候分析]

1. 辨体质、审病因

患者为青年女性平素喜凉食为脾虚湿盛体质；症见大便稀溏，腰酸乏力，睡眠不好，月经不调，身体沉重，犯困，为脾肾俱虚，运化失职，湿盛而泄泻；伴有手心发热，舌红苔白腻，脉沉细，为久泻伤阴，湿郁化热，引动心肝之火所致。叶天士认为久泻之人，多伴有"阳明胃土已虚，厥阴肝风内动"之象，从而创立泄木安土之法。

2. 辨病位、定脏腑

患者大便稀溏，舌红苔白腻，定位在脾胃；伴腰酸乏力，身体沉重，犯困，定位在脾肾；月经不调，手心发热，定位在肝；睡眠不好，定位在心。证为脾胃、脾肾、肝、心病变。

3. 辨寒热虚实

患者大便稀溏，舌红苔白腻，为脾虚湿重，运化失常；伴腰酸乏力，身体沉重，犯困，为脾肾阳虚，经脉不通；月经不调，手心发热，为肝郁化火，心肝火旺；睡眠不好，为心神失养。证属脾肾阳虚，水湿内停，肝气郁结，心肝火旺，心神失养所致泄泻。

[病机治法] 本证泄泻为脾虚湿盛，脾肾阳虚，肝气郁结，心神失养所致。故治以温补脾肾，健脾祛湿，疏肝宁心安神。

[方药特点] 方取理中汤合茯苓泽泻汤加减。

温脾益气：炮姜、肉豆蔻、太子参。

利水祛湿：茯苓、泽泻。

补肾强腰：女贞子、补骨脂、川牛膝、炒杜仲。

燥湿健脾：炒苍术、炒白术。

解郁安神：炒酸枣仁、合欢皮。

疏肝清热：茵陈、八月札。

案例3　健脾祛湿治疗泄泻

吴某，女，37岁，主因大便稀溏5年于2020年5月23日初诊。患者近5年来，大便稀溏，日3~4次，饮食稍有不慎即腹泻，呈稀水样变，伴有不消化食物，便前腹痛，无肛门灼热，大便不臭秽，平素纳谷不香，睡眠不好，口干不欲饮水，体重减轻，易疲劳，舌红苔白腻，脉弦细。诊断为泄泻，辨证为脾虚湿盛。治以益气健脾，渗湿止泻。方选参苓白术散加减，药用：太子参15 g，茯苓30 g，炒苍术15 g，炒白术15 g，炒薏苡仁15 g，白扁豆12 g，陈皮12 g，干姜12 g，法半夏10 g，砂仁8 g，木香6 g，炒麦芽20 g，藿香12 g，荷叶12 g，乌药15 g，桃仁12 g，杏仁12 g。7剂，水煎服，每日1剂，早晚分服。

二诊：药后大便次数减少，大便日一次，但仍不成形，大便前腹痛消失，仍有气短，腿沉乏力，腰酸之证，舌红苔白，脉弦细。上方去藿香、乌药，加补骨脂12 g、芡实15 g。7剂，水煎服，每日1剂，早晚分服。

三诊：药后大便日一次，仍有不成形时，无腹痛，饮食好转，纳寐香，腰酸好转，仍有乏力，近2周体重无减轻，舌红苔薄，脉弦。药用：生黄芪30 g，炒白术15 g，太子参15 g，生山药20 g，砂仁10 g，木香10 g，干姜12 g，补骨脂12 g，荷叶12 g，茯苓30 g，炒白术15 g，白扁豆12 g，陈皮12 g，肉豆蔻12 g，炒麦芽15 g。7剂，水煎服，每日1剂，早晚分服。药后大便1次，基本成形，饮食好转，体重略有上升，患者无其他不适症状，随访半年，病情无反复。

【案例分析】

［病症要点］患者大便稀溏5年，日3~4次，饮食稍有不慎即腹泻，呈稀水样变，伴有不消化食物，便前腹痛，无肛门灼热，大便不臭秽，平素纳谷不香，睡眠不好，口干不欲饮水，体重减轻，易疲劳，舌红苔白腻，脉弦细等症。

［证候分析］

1. 辨体质、审病因

患者大便稀溏5年，平时纳谷不香，伴有不消化食物，为脾胃虚弱体质；长期饮食失调，或劳倦内伤，或久病缠绵，均可导致脾胃虚弱，因脾主运化，胃主受纳，脾胃虚弱则不能收纳水谷和运化精微，以致水反成湿，谷反成滞，湿滞内停，清浊不分，混杂而下，遂成泄泻。

2. 辨病位、定脏腑

患者大便稀溏，伴有不消化食物，纳谷不香，易疲劳，舌红苔白腻，为脾胃运化失职，定位在脾胃。伴有睡眠不好，为血不养心，定位在心。证为脾胃、心的病变。

3. 辨寒热虚实

本证患者腹泻 5 年，乏力喜按，大便稀溏，纳谷不香，舌苔白腻，腹痛不明显，口干不渴，为虚证；饮食稍有不慎即腹泻，呈稀水样变，伴有不消化食物，无肛门灼热，大便不臭秽，为寒证。证属脾胃虚弱不能收纳水谷和运化精微，水湿停滞，清浊不分，而成泄泻。

[病机治法] 本证泄泻日久，饮食不香，神疲乏力，为脾胃虚弱，纳运失司，脾为后天之本。湿阻中焦，升降失调，清浊不分，湿浊下趋而为泄泻，湿浊困于中焦而使水谷精微运化失调，故不思饮食，清阳不升而睡眠不安。故治以健脾益气助运化，三焦祛湿止泄泻。

[方药特点] 方取参苓白术散加减。

健脾益气：太子参、白术、茯苓。

燥湿健脾：半夏、炒苍术、炒白术、白扁豆。

芳香化湿：藿香、荷叶。

淡渗利湿：茯苓、薏苡仁。

醒脾和胃：砂仁、木香、陈皮。

温胃散寒：干姜、乌药。

降肺和血：杏仁、桃仁。

六、吐酸

吐酸是指胃中酸水上泛，或口中发酸，又称为反酸，若随即咽下称为吞酸，若随即吐出者称为吐酸。临床有寒热之别，与肝胃关系密切。《素问·至真要大论》曰："诸呕吐酸，暴注下迫，皆属于热。"认为本病多属于热，《医家心法·吞酸》曰："凡是吞酸，尽属肝母曲直作酸也。河间主热，东垣主寒，毕竟东垣言其因，河间言其化也。盖寒则阳气不舒，阳气不舒则郁而化热，热则酸矣。然亦有不因寒而酸者，尽是水气郁甚，熏蒸湿土而成也，或吞酸或吐酸也。"《寿世保元·吞酸》曰："夫酸者肝木之味也，由火盛制金不能平木，则肝木自甚，故为酸也。如饮食热，则易于酸矣，或言吐酸为寒者，误也，乃湿热在胃口上，饮食入胃，被湿热郁遏，食不得化，故作吞酸。如谷肉覆盖在器，湿则易于为酸也。"以上医家，对吐酸属于寒热虽有不同认识，但均认为吐酸与湿密切相关，笔者在临床中，注重健脾祛湿而治疗吐酸一证，取得较好的效果。

案例 桑某，男，62岁，主诉吐酸、胃痛1年于2019年12月5日就诊。症见吐酸，晨起夜间加重，胃脘胀满疼痛，腹胀，大便不成形，2日一行，睡眠差，易醒，舌红苔白腻，脉沉细。辨证为脾胃不和，湿浊内蕴。治以调和脾胃，祛湿抑酸，宁心安神。处方：法半夏10 g，砂仁12 g$^{(后下)}$，干姜12 g，蒲公英15 g，布渣叶12 g，麸炒白术15 g，麸炒枳实15 g，黄芩12 g，煅瓦楞子20 g$^{(包)}$，麸炒苍术15 g，炙黄芪20 g，茯苓30 g，合欢皮20 g，炒酸枣仁30 g，佛手12 g，八月札15 g，茵陈10 g。7剂，水煎服。

二诊：药后胃酸好转，胃痛减，仍有胃胀，上方去炒苍术、茯苓，加佛手12 g、木香8 g。14剂，水煎服。

三诊：药后腹胀除，吐酸未见发作。

【案例分析】

[病症要点] 患者吐酸，晨起夜间加重，伴胃脘胀满疼痛，腹胀，大便不成形，2日一行，睡眠差，易醒，舌红苔白腻，脉沉。

[证候分析]

1. 辨体质、审病因

患者为老年男性，患胃病1年余，为脾胃虚弱体质；饮食失节，过食肥甘厚味或劳倦内伤，脾胃受损，食少运迟，形成嗳气吞酸之证。郁怒伤肝，肝失疏泄，气机郁滞，逆犯脾胃，致腹胀满，两胁不舒。本证吐酸伴胃脘胀满疼痛，腹胀，大便不成形，睡眠易醒，舌红苔白，脉沉，为脾虚湿重，肝气郁结，胃气不降，心神不宁所致。

2. 辨病位、定脏腑

患者吐酸，伴大便不成形，舌红苔白腻，定位在脾胃；同时伴胃脘胀满疼痛，腹胀，定位在肝；睡眠易醒，定位在心。证为脾胃、肝、心的病变。

3. 辨寒热虚实

本证辨证首先要明辨寒热，李用粹《证治汇补·吞酸》曰："大凡积滞中焦，久郁成热，则本从或化，因而作酸者，酸之热也。若客寒犯胃，顷刻成酸，本无郁热，因寒所化者酸之寒也。"患者吐酸，伴大便不成形，舌红苔白腻，为脾虚湿重，运化失常；伴胃脘胀满疼痛，腹胀，为肝气郁结，脾胃升降失常；睡眠易醒，为心神失养。证属脾虚湿重，肝气郁结，胃失和降，心神失养所致吞酸。

[病机治法] 本证吞酸为脾虚湿盛，肝气郁结，胃失和降，心神失养所致。故治以健脾祛湿，疏肝和胃，宁心安神。

[方药特点] 取健脾祛湿疏肝和胃方加减。

健脾益气：黄芪、茯苓。

燥湿健脾：苍术、白术、枳实。

辛开苦降：干姜、黄芩、布渣叶、蒲公英。

和胃制酸：半夏、砂仁、瓦楞子。

解郁安神：炒酸枣仁、合欢皮。

疏肝清热：茵陈、八月札。

七、腹胀

腹胀是指胃脘以下，耻骨毛际以上部位发生胀满为主要表现的一种病证。腹胀范围可以较广，可以是全腹胀满，也可局限在大腹、胁腹、少腹，或小腹。腹胀一般分为虚胀和实胀。《金匮要略·腹满寒疝宿食病脉证治第十》有"病者腹满，按之不痛为虚，痛者为实，可下之""腹胀时减复如故，此为寒，当与温药""腹满不减，减不足言，须当下之，宜大承气汤""腹满，口舌干燥，此肠胃间有水气，防己椒苈丸主之"的记载，提出了虚实腹满，以及水饮腹满。《圣济总录》："论曰脾为仓廪之官，胃为水谷之海，脾气虚弱，宿寒留滞，胃受水谷，不能磨化，故令胀满。"认为脾气虚也可以导致腹满。笔者在临床过程中，发现湿邪是导致腹胀满的重要原因，故在辨证基础上，加以祛湿药物，疗效更捷。

案例1　疏肝健脾祛湿治腹胀

张某，女，27岁，主诉腹胀多年于2019年6月11日就诊。症见腹部胀满，小腹痛，食欲不振，打嗝，反酸，大便黏滞不爽，近日头晕，头痛，失眠多梦，易醒，舌红苔白脉弦。辨证为脾胃不和，湿浊上犯，肝火旺，心神不宁。治以调脾胃祛湿，清肝宁心。处方如下：法半夏10 g，川芎15 g，天麻15 g，砂仁12 g$^{(后下)}$，木香12 g，干姜6 g，蒲公英15 g，生白术30 g，麸炒枳实15 g，生山药15 g，合欢皮20 g，炒酸枣仁30 g，茯神30 g，川牛膝30 g，夏枯草20 g，生赭石15 g$^{(先煎)}$，7剂，水煎服。

二诊：头晕，头痛减，仍有腹胀，大便不畅，仍睡眠不佳。上方去天麻、夏枯草，加虎杖 15 g、炒麦芽 20 g，14 剂，水煎服。

三诊：药后腹胀减轻，大便通畅，睡眠可，继如上法调理 2 周而愈。

【案例分析】

［病症要点］患者腹部胀满，伴小腹痛，食欲不振，打嗝，反酸，大便黏滞不爽，头晕，头痛，失眠多梦，易醒，舌红苔白，脉弦。

［证候分析］

1. 辨体质、审病因

患者为年轻女性，平时容易急躁，喜凉食，为肝郁脾虚体质；症见腹胀满，伴小腹痛，食欲不振，打嗝，反酸，大便黏滞不爽，头晕，头痛，失眠多梦，易醒，舌红苔白，脉弦，为肝气郁结，经气不通，肝郁化火，心神不宁，肝郁克脾，脾虚湿重气机不畅而致。

2. 辨病位、定脏腑

患者腹胀满，伴小腹痛，食欲不振，打嗝，反酸，大便黏滞不爽，定位在脾胃；同时伴头晕，头痛，舌红苔白，脉弦，定位在肝；肝气郁结，肝火循经上扰于头，故头晕、头痛；肝火扰心，心神不宁而失眠多梦，易醒，定位在心。证为脾胃、肝、心病变。

3. 辨寒热虚实

患者腹胀满，伴小腹痛，食欲不振，打嗝，反酸，大便黏滞不爽，为脾虚有湿，运化失常，湿郁化热，系本虚标实证；伴头晕，头痛，舌红苔白，脉弦，为肝气郁结，肝火循经上扰于头，为实证；胃脘胀满疼痛，腹胀，为肝气郁结，脾胃升降失常，肝郁脾虚，为虚实夹杂证；失眠多梦，易醒，为肝火扰动心神，为虚实夹杂证。证属脾虚湿重，肝气郁结，胃失和降，心神扰动所致腹胀，为虚实夹杂证。

［病机治法］本证腹胀多年，伴有食欲不振，反酸，大便黏滞，头晕头痛，脾虚有湿，肝火上扰所致，既有肝火，又有湿浊，当清肝与健脾祛湿并用。故治以健脾祛湿、疏肝清火、宁心安神为法。

［方药特点］方取半夏白术天麻汤加减。

平肝息风活血：川芎、天麻、牛膝。

健脾祛湿：白术、枳实、山药。

和胃降逆：砂仁、木香、半夏。

清肝降逆：夏枯草、生赭石。

解郁安神：炒酸枣仁、合欢皮、茯神。

辛开苦降：干姜、蒲公英。

案例 2　健脾清利湿热治腹胀

杨某，女，65 岁，主因腹胀 10 余年于 2020 年 10 月 12 日就诊。患者主诉食后腹胀，下午腹胀明显，伴有大便不通畅，全身无力，怕冷，白带多，有异味，口气重，晨起齿痕重，进食可，睡眠多梦，舌胖大，苔偏黄腻，脉细滑。辨证为脾胃虚弱，湿热下注，治以健脾益胃，祛湿止带。自拟方：法半夏 10 g，厚朴 12 g，生白术 30 g，炒枳实 15 g，生姜 8 g，炒椿皮 15 g，鸡冠花 15 g，滑石 20 g，生山药 20 g，太子参 15 g，布渣叶 12 g，炒酸枣仁 20 g，木香 12 g，炒薏苡仁 15 g，炒麦芽 30 g，陈皮 12 g。14 剂，配方颗粒，每日 1 剂。

二诊：腹胀好转，大便排不净，全身无力减轻，仍怕冷，黄带多，膝关节疼痛，睡眠不好，舌脉同前。守方去滑石、木香、陈皮，加土茯苓 30 g、虎杖 12 g、乌梢蛇 8 g、茯神 20 g。14 剂，配方颗粒，每日 1 剂，分 2 次服。

三诊：药后大便通畅，腹胀基本缓解，睡眠好转，上方去滑石，加娑罗子 12 g。14 剂，配方颗粒，每日 1 剂。

【案例分析】

［病症要点］患者食后腹胀，下午加重，伴有大便不通畅，全身无力，怕冷，白带多，有异味，口气重，晨起齿痕重，进食可，睡眠多梦，舌胖大，苔偏黄腻，脉弦滑。

［证候分析］

1. 辨体质、审病因

患者为老年女性，腹胀 10 余年，食后明显，脾胃运化能力减退，又值肝肾亏虚年龄，体质辨证为脾胃虚，肝肾虚；元代中医脾胃大家李东垣在《兰室秘藏·中满腹胀论》中论述了腹胀的病因病机，指出："脾湿有余，腹满食不化""或多食寒凉，及脾胃久虚之人，胃中寒则生胀满，或脏寒生满病""亦有膏粱之人，湿热郁于内而成胀满者"。清·张璐玉认为老人、虚人腹胀多为"脾胃虚弱，转运不及"所致。老年人肝肾已亏，脾胃不健，中气久虚，或饥饱不调，或饮食生冷，或肥甘厚味不节，或病中过用寒凉，重耗脾胃之气，或病后胃气未复，皆可导致胃纳呆钝，脾失运化而腹胀。

2. 辨病位、定脏腑

患者腹胀，伴大便不畅，全身无力，为脾气虚，运化无力，定位在脾胃；伴有怕冷，口气重，齿痕重，为湿浊中阻，寒湿内停，定位在中焦；见白带多，有异味，舌苔黄腻，湿热郁结带脉，定位在下焦；失眠多梦，定位在心。病证涉及脾胃、带脉、心、中下焦的病变。

3. 辨寒热虚实

患者为老年人，腹胀伴有大便不畅，全身无力，怕冷，为虚证；脉弦滑，食后腹胀加重，乃肝气与食滞所致，为实证；腹胀喜按者为虚，腹胀按之疼痛者为实；腹胀伴有白带多，有异味，为下焦湿热，为实证；腹胀伴无力，怕冷，为虚寒；失眠多梦，易醒，为心神扰动，为虚。证属肝肾亏虚，脾失运化，胃失和降，食郁气滞而致腹胀。

[病机治法] 本证腹胀 10 余年，伴有无力，怕冷，食后腹胀明显，当从脾胃虚寒论治，同时伴有异味黄带，为湿热下注之征，病在中焦、下焦。治以健脾和胃，温中散寒，行气消滞，清下焦湿热而止带。

[方药特点] 方取厚朴生姜半夏甘草人参汤加减。

健脾益气：太子参、生白术、山药。

温中散寒：生姜。

行气消滞：厚朴、木香、炒麦芽、枳实、陈皮。

清热利湿：鸡冠花、炒椿皮、滑石、薏苡仁、土茯苓。

养心安神：炒酸枣仁、茯神。

搜风止痛：乌梢蛇。

第四节 肺病案例

一、鼻炎

鼻炎一般分为急性、慢性、萎缩性、过敏性鼻炎，相当于中医"鼻渊""鼻窒""鼻鼽"的范畴。鼻渊的病名首见于《黄帝内经》，曰："胆移热于脑，则辛频鼻渊，鼻渊者，浊涕下不止也。"《圣济总录·鼻门》曰："夫脑为髓海，藏于至阴，故藏而不泻，今胆移邪热上入于脑，则阴气不固，而藏着泻矣。故脑液下渗于鼻，其证浊涕出不已，若水之有渊源也。"明清时期对于鼻渊已很重视，医籍中多处可见有关鼻渊的专论，但理论上突破了《黄帝内经》囿于热的观点。如《景岳全书·卷二十七·鼻证》说鼻渊："新病者多由火热，久病者未必尽为热证，此当审查治之"。《医醇剩义》有

"脑漏者，鼻如渊泉，涓涓流涕，致病有三：风也，火也，寒也"的论述，明确了风、火、寒三因。风者多见于肺经风热；火者多见于肝胆热盛；寒者多指肺、脾、肾之虚损。笔者认为鼻炎虽病发于肺，但与脾胃运化失调，湿邪上犯鼻窍有关。病机为肺脾气虚，湿浊上犯。治疗以健脾除湿，佐清肺疏肝之法。

案例1　补脾肾祛湿治鼻炎

谷某，女，33岁，主诉产后腰酸8年、鼻炎3年于2016年3月9日就诊。患者8年前生产，产后出现腰酸，近3年鼻炎频繁发作，每夜晚流清涕，大便不畅，有时稀，怕冷，疲劳乏力，食欲欠佳，睡眠可，白天泛困，舌红苔白腻，脉沉弦，患桥本氏甲状腺炎3年。中医辨证为产后气血不足，肾虚，脾胃虚寒，肺窍不利。治以调脾胃益肾，宣肺通窍。处方：生黄芪15 g，炒苍术15 g，炒白术15 g，辛夷12 g，防风6 g，川牛膝30 g，炒杜仲15 g，补骨脂12 g，八月札12 g，香附12 g，枇杷叶12 g，法半夏10 g，厚朴12 g，炮姜10 g，木香12 g，蝉衣12 g。14剂，水煎服。

二诊：药后腰酸好转，仍流清涕，大便稀。上方生黄芪加至30 g，加生山药20 g，山萸肉12 g。14剂，水煎服。

三诊：腰酸好转，流涕减轻，睡眠不好。上方防风改为8 g，去香附，加酸枣仁30 g。药后鼻涕消，诸症减缓，继以上法巩固后痊愈。

【案例分析】

[病症要点] 患者3年来鼻炎频繁发作，夜流清涕，大便稀溏，怕冷，腰酸乏力，食欲欠佳，睡眠可，白天泛困，舌红苔白腻，脉沉弦。患有桥本氏甲状腺炎。

[证候分析]

1. 辨体质、审病因

患者为年轻女性，产后8年，经常腰酸乏力，大便稀溏，怕冷，为脾肾虚寒体质；又患鼻炎、桥本氏甲状腺炎3年，每晚阴气盛则鼻流清涕，经云："肺开窍于鼻，肺气通于鼻，肺和则鼻能知臭香矣。"肺气源于宗气，清·张璐《张氏医通》曰："宗气者，胃中生发之气也，因饥饱劳逸损伤脾胃则营运之气不能上升，邪塞孔窍，故鼻不利而不闻香臭也。"脾肾虚，宗气不足，肺窍不利，脾虚湿重，湿郁肺窍，清气不升而致鼻炎。

2. 辨病位、定脏腑

患者产后 8 年，经常腰酸，乏力犯困，定位在肾；鼻炎反复发作，夜间加重，定位在肺；伴有大便稀溏，怕冷，食欲欠佳，舌红苔白腻，定位在脾胃；还有睡眠可，脉沉弦，定位在肝。证为肾、脾胃、肺、肝的病变。

3. 辨寒热虚实

患者产后 8 年，经常腰酸，乏力犯困，怕冷，为肾虚阳气不足；鼻炎反复发作，夜间鼻流清涕，为肺气虚寒，失于宣降；伴有大便稀溏，怕冷，食欲欠佳，舌红苔白腻，为脾虚湿重，脾胃运化失常；伴有睡眠可，脉沉弦，桥本氏病，为肝气郁结，脾虚毋肝之象。证属脾肾虚寒，肺失宣降，湿气内停，鼻窍不利所致鼻炎。

[病机治法] 本证为产后肾虚，后出现脾胃虚寒，肺气失宣，肝气不调，表现为鼻炎反复发作之证。病在上，病机为肺、脾、肾同病，秉叶天士之"上下同病调其中"的理论，以调脾胃祛湿为中心，辅补肾益肺，疏肝为法。

[方药特点] 方取玉屏风散加减。

补脾肺祛风：黄芪、白术、防风、蝉衣。

补肾益气：川牛膝、炒杜仲、补骨脂。

温脾和胃：厚朴、炮姜、木香、半夏。

疏肝解郁：八月札、香附。

解郁安神：炒酸枣仁。

宣肺通窍：枇杷叶、辛夷。

案例 2 升阳除湿治疗鼻炎

王某，男，48 岁，主因鼻炎反复发作 2 年于 2015 年 11 月 26 日初诊。患者在 2 年前冬季受寒后出现感冒，鼻塞流涕，伴发烧，经治疗后痊愈，但以后每遇辛苦劳累、遇寒则感冒发烧，同时鼻炎反复发作，伴口干不欲饮，胃胀，乏力，双膝关节疼痛，睡眠差，难眠易醒，大便稀溏，日 3 ~ 4 行，小便稍黄，形体丰腴，舌质红，苔薄白，脉沉弦。西医诊断：慢性鼻炎。中医辨证：脾虚失于健运，湿浊内停，鼻窍不利，气虚卫外不固。治以益气升阳固卫，健脾祛湿。药用：太子参 12 g，炒白术 12 g，茯苓 20 g，辛夷 12 g，生、炒薏苡仁 20 g，苍耳子 15 g，炒苍术 12 g，升麻 12 g，荷叶 12 g，炒山药 15 g，百合 15 g，炙麻黄 5 g，焦三仙各 12 g，鸡内金 12 g，炒枳实

15 g，炙甘草 6 g，14 剂，水煎服。

二诊：药后大便成形，次数减少，每日 2 次，鼻涕减少，胃胀减轻，饮食正常，睡眠安，容易疲劳困倦。上方去山药、苍耳子、荷叶，加补骨脂 12 g、西洋参 10 g^(先煎)。14 剂，水煎服。

三诊：服药后大便已成形，每日 2 次，乏力减轻，感冒次数减少，关节痛减轻，鼻炎发作减少，且发作症状已不明显，继以上法调理。

四诊：2016 年 4 月 5 日，患者反复感冒、冬季鼻炎发作明显缓解，春季受风有不适感觉，口干，急躁。鉴于春季，阳气升发，肝气容易旺，治以疏肝清肝，健脾益气。处方：南沙参 15 g，西洋参 8 g^(先煎)，厚朴 12 g，苏梗 10 g^(后下)，生麦芽 20 g，半夏 12 g，夏枯草 12 g，炒白术 15 g，五爪龙 20 g，生山药 15 g，白芍 12 g，玫瑰花 12 g，车前草 15 g，炒枳壳 12 g，甘草 6 g，14 剂，水煎服。

五诊：药后症状已不明显，嘱调畅情志，放松精神，适量运动以巩固疗效。

【案例分析】

[病症要点] 患者鼻炎反复发作 2 年，伴口干不欲饮，胃胀，乏力，双膝关节疼痛，睡眠差，难眠易醒，大便稀溏，日 3～4 行，小便稍黄，形体丰腴，舌质红，苔薄白，脉沉弦。

[证候分析]

1. 辨体质、审病因

患者为中年男性，鼻炎反复发作，冬季容易感冒，为肾虚卫气不固体质；伴有胃胀，乏力，大便稀溏症状，为脾虚失运，后天不足，脾肺俱虚。本为肾虚卫外之气不足，又伤于饮食，导致脾虚湿重，肺窍不利，湿阻鼻窍而致鼻炎反复。

2. 辨病位、定脏腑

患者为中年男性，冬季容易感冒，为肾虚护卫失职，定位在肾；鼻炎反复发作为肺窍不利，定位在肺；伴有口干不欲饮，胃胀，乏力，大便稀溏，日 3～4 行，形体丰腴，为脾胃虚湿气重，定位在脾胃；还有睡眠差，难眠易醒，为气血不养心，定位在心；双膝关节疼痛为湿气阻于关节，定位在关节。证为肾、肺、脾胃、心、关节的病变。

3. 辨寒热虚实

患者鼻炎反复发作，鼻流清涕为肺气虚寒，肺失宣降，为虚实夹杂证；

伴有口干不欲饮，胃胀，乏力，大便稀溏，日 3～4 行，形体丰腴，冬季容易感冒，肾虚元气不足，护卫能力减退，后天失养则脾胃虚弱，失于运化，水湿停留体内，脾肾阳虚，为虚证；还有睡眠差，难眠易醒，为气血不足，血不养心，为虚证；双膝关节疼痛为湿气阻于关节，为实证。证属脾胃虚湿重，营卫失和，卫外不固，肺失宣降，鼻窍不利所致鼻炎，为本虚标实证。

［病机治法］本证患者每冬季遇冷则发感冒、鼻炎，平时乏力，胃胀，睡眠差，系脾胃升降失常，气血生化不足，营卫失和，卫外不固，故每受寒则感冒，鼻为肺窍，脾气虚，肺气不宣，鼻窍不利则鼻塞流涕。故治以益气升阳固卫、健脾祛湿、宣肺通窍为法。

［方药特点］方取四君子汤合清震汤加减。

补脾益气：太子参、白术、茯苓、炙甘草。

升清降浊：升麻、炒苍术、荷叶。

宣肺通窍：辛夷、苍耳子、麻黄、百合。

健脾祛湿：山药、薏苡仁、炒枳实。

消食除积：焦三仙、鸡内金。

二、咳嗽

咳嗽是肺失宣肃，肺气上逆，冲击气道，发出咳声或伴咳痰为临床特征的一种病证。有声无痰为咳，有痰无声为嗽，一般多为痰声并见，难以截然分开，故以咳嗽并称。咳嗽病名最早见于《内经》，其中对咳嗽的成因、症状、证候分类、证候转归及治疗原则等已有系统的论述。如《素问·宣明五气》说："五气所病……肺为咳。"《素问·咳论》指出："五脏六腑皆令人咳，非独肺也。"提出了五脏六腑皆可致咳。隋《诸病源候论·咳嗽候》中又论述了风咳、寒咳等不同咳嗽的临床证候。明·《景岳全书》将咳嗽分为外感、内伤两类，《明医杂著》则指出咳嗽需"治法须分新久虚实"，至此咳嗽的理论渐趋完善。笔者在临床上治疗咳嗽，多从湿立论，从调理脾肺入手，遵循"脾为生痰之源，肺为贮痰之器"的说法，调脾胃肃肺，化痰祛湿以止咳。

案例1 健脾肃肺治咳嗽

吴某，男，28 岁，主因咳嗽、咳痰半年于 2016 年 11 月 3 日就诊。胸部 CT 显示肺有阴影，血液化验肝功能异常，症见咳嗽，咳白痰，大便有时稀，咳则两胁肋痛，食欲不振，舌红苔白腻，脉沉细。辨证为脾虚湿蕴，痰阻肺逆，肝胆湿热。治以健脾祛湿，肃肺化痰，清利肝胆。处方如下：太子参15 g，浙贝母12 g，陈皮12 g，八月札15 g，茵陈30 g，山药20 g，厚朴12 g，砂仁12 g^(后下)，炒白术15 g，炒枳实15 g，百合15 g，木香12 g，紫菀15 g，炒苍术15 g，泽泻15 g。7剂，水煎服。

二诊：药后已不咳嗽，仍有大便不成形，肝功能恢复正常。上方去浙贝母、陈皮、泽泻，加炮姜10 g、荷叶12 g。14剂，水煎服。

三诊：药后大便成形，手心出汗，咳嗽缓解，睡眠可。上方去苍术，加玄参15 g、补骨脂12 g，14剂，水煎服。

【案例分析】

[病症要点] 患者咳嗽，咳白痰，大便有时稀，咳则两胁肋痛，食欲不振，舌红苔白腻，脉沉细。

[证候分析]

1. 辨体质、审病因

患者为青年男性，饮食劳倦，湿气内停，为痰湿体质；本次咳嗽，咳白痰半年不愈，伴有大便不成形，食欲不振，两胁肋痛等症。清·张璐《张氏医通》曰："盖咳嗽为病，有自外而入者，有自内而发者，风寒暑湿，先自皮毛而入。皮毛者肺之合，故虽外邪欲传脏，亦必先从其合而为嗽，此自外而入者也。七情郁结，五脏不和，则邪气逆上，肺为气出入之道，故五脏之邪上蒸于肺而为咳，此自内而发者也。"脾虚生湿，湿聚为痰，痰阻肺络，肝气不调，气机升降受挫，肺气不利而为咳嗽。

2. 辨病位、定脏腑

患者咳嗽，咳白痰为肺失肃降，痰湿阻肺，定位在肺；伴有大便不成形，食欲不振，舌苔白腻，脉沉细为脾胃升降失调，脾虚湿重，定位在脾胃；还有两胁肋痛为肝胆湿热，定位在肝。证为肺、脾胃、肝的病变。

3. 辨寒热虚实

患者咳嗽，咳白痰为肺失肃降，痰湿阻肺，为实证；伴有大便不成形，食欲不振，舌苔白腻，脉沉细为脾胃升降失调，脾虚湿重，为虚实夹杂证；还有两胁肋痛为肝胆湿热，为实证；证属脾胃运化失常，脾虚生湿，湿阻肺卫，影响肝胆气机，故咳嗽半年不愈，为虚实夹杂证。

[病机治法] 本证患者咳嗽、咳痰半年，肺部阴影久不消散，乃脾虚生湿，湿阻于肺，肺失宣降，痰浊不化，影响肝胆气机不调，肝气生于左，肺

气降于右，肝肺气机不调，则咳嗽久而不愈。治以健脾祛湿、肃肺化痰、清肝利胆为法。

［方药特点］取补脾肺疏肝止咳方。

补脾益肺：太子参、陈皮、百合。

化痰止咳：浙贝母、紫菀、百合、陈皮。

健脾和胃：厚朴、砂仁、山药、木香、白术、炒枳实。

燥湿利水：苍术、泽泻。

疏肝清热：八月札、茵陈。

案例2　燥湿化痰治咳嗽

袁某，女，39岁，患者咳嗽45天余，痰多，白痰，咳甚则胸痛，早晚加重，睡眠可，大便稀溏，每日1次，舌红，苔薄白，脉沉弦。辨证为痰浊阻肺。治以燥湿化痰，宣肺止咳。处方：法半夏10 g，桔梗15 g，甘草10 g，蜜紫菀15 g，橘红12 g，前胡15 g，白术15 g，麸炒枳实15 g，地龙12 g，炒僵蚕12 g，百合15 g，百部12 g，莘荙子30 g，炒薏苡仁20 g，生姜6 g，醋五味子10 g。7剂，配方颗粒，每日1剂。

二诊：咳嗽咳痰好转，稀便每天1次，舌红，苔薄白，脉沉弦。上方去百合、生姜，加生山药15 g、款冬花12 g。7剂，配方颗粒，每日1剂。

三诊：药后咳嗽缓，痰亦减少，大便正常，上方去前胡、僵蚕，加砂仁6 g、太子参10 g。7剂，配方颗粒，每日1剂。

【案例分析】

［病症要点］患者咳嗽45天，症见痰多，白痰，咳甚则胸痛，早晚加重，睡眠可，大便稀溏，每日1次，舌红，苔薄白，脉沉弦。

［证候分析］

1. 辨体质、审病因

患者咳嗽就诊，平素脾胃虚弱，大便稀溏，为脾气虚体质；脾虚失运，中气不健，中焦水湿犯于上焦，损伤肺气，遂至咳嗽，咳痰，胸痛等症，病因病机为脾肺气虚，运化失职，肺气失养，失于肃降，上逆而咳。

2. 辨病位、定脏腑

患者咳嗽，咳痰，胸痛为肺失肃降，气机不畅，定位在肺；伴有大便不成形，舌苔白，为脾虚湿重，定位在脾。证为肺、脾胃病变。

3. 辨寒热虚实

患者咳嗽，咳痰，胸痛为肺失肃降，痰湿阻肺，气机不畅，为虚实夹杂证；伴有大便不成形，舌苔白，为脾胃升降失调，脾虚湿重。证属脾胃运化失常，脾虚生湿，湿聚为痰，痰湿阻肺，影响气机升降，《素问》曰："久咳不已，则三焦受之……此皆聚于胃，关于肺。"《杂病源流犀烛》亦云："盖肺不伤不咳，脾不伤不久咳。"若人体中焦脾胃虚弱，肺气阻于中焦而上逆，日久则正气亏，内里邪气壅遏，迁延不愈，以致久咳不止。

［病机治法］本证患者咳嗽 45 天未愈，考虑与肺脾相关，辨证为脾胃虚弱，痰浊阻肺。故治以燥湿化痰、宣肺止咳、温中健脾为法。

［方药特点］取桔梗汤合止嗽散加减。

理气止咳：桔梗、甘草。

化痰止咳：浙贝母、紫菀、百合。

燥湿化痰：半夏、橘红。

宣肺止咳：前胡、紫菀、百部。

化痰散结：地龙、僵蚕。

泻肺平喘：葶苈子。

养阴润肺：百合、款冬花、五味子。

健脾祛湿：薏苡仁、生山药。

温中散寒：生姜。

三、哮喘

哮病是由于宿痰伏肺，遇诱因或感邪引触，以致痰阻气道，肺失肃降，痰气搏击所引起的发作性痰鸣气喘疾患。以发作时喉中哮鸣有声，呼吸气促困难，甚至喘息不能平卧为主要表现。《内经》虽无哮病之名，但在许多篇章里都有关于哮病症状、病因病机的记载。张仲景称本病为"上气"，提出了治疗方药，并从病理上将其归于痰饮病中的"伏饮"。元·朱丹溪首创哮喘病名，在《丹溪心法》一书中作为专篇论述，认为其病机是痰饮为患，提出未发以扶正气为主，病发以攻邪气为急的治疗原则。明·虞抟进一步对哮和喘做了明确的区分。后世医家鉴于哮必兼喘，故一般统称为哮喘。笔者认为，哮喘发作病位在肺，根本在脾肾，脾虚湿停，湿郁日久，煎熬成痰，宿疾引动伏痰，肺虚失于治节，故发哮喘。哮喘迁延不愈，久病及肾，肾不纳气，更加重哮喘症状，故治疗当从脾肺肾入手，健脾祛湿化痰为其关键。

案例1 补脾肾化痰降气治哮喘

赵某，女，55岁，主诉喘憋多年于2021年1月15日初诊。症见咳嗽，有痰，胸闷，喘憋，使用激素喷雾剂可控制哮喘，纳差，大便不成形，睡眠差，腰酸乏力，起夜3次，舌红苔白腻，脉沉细。辩证为脾肾两虚，痰湿蕴肺，肺气不宣。治以补肾健脾，祛湿化痰，开宣肺气。处方：生黄芪50 g，太子参15 g，砂仁12 g^(后下)，炒白术15 g，茯苓30 g，泽泻30 g，山药20 g，生姜12 g，蜜麻黄6 g，苏子12 g，白果仁10 g，蛤蚧5 g，盐补骨脂12 g，盐益智仁20 g，金樱子30 g，酒萸肉15 g，黄芩12 g，炒酸枣仁30 g。

二诊：服药后喘憋好转，使用激素次数减少，腰酸乏力较前改善，睡眠可，偶有心慌。上方去酒萸肉、黄芩，加生龙骨15 g、柏子仁30 g，14剂，水煎服。药后病情平稳，继以上法调理数周，哮喘缓解。

【案例分析】

[病症要点] 患者咳喘有痰，胸闷发憋，伴有纳差，大便不成形，睡眠差，腰酸，乏力，起夜多，舌红苔白腻，脉沉细。

[证候分析]

1. 辨体质、审病因

患者为中年女性，有咳喘病史多年，为肺肾两虚体质；劳倦内伤，或久病肺肾亏虚，肺失宣降，脾失健运，肾不纳气，故出现喘憋，纳差，睡眠差，腰酸，乏力，起夜多，舌红苔白腻，脉沉细等症。证属脾肺肾俱虚，痰湿阻滞，气失宣降所致哮喘。

2. 辨病位、定脏腑

患者咳喘有痰，喘憋为肺失肃降，痰湿阻肺，肺气壅滞的表现，定位在肺；伴有腰酸，乏力，起夜多，为肾气亏虚，定位在肾；还有纳差，舌红苔白腻，大便不成形为脾虚运化失常，胃失和降，定位在脾胃；睡眠不好为血不养心，定位在心。证为肺、肾、脾胃、心的病变。

3. 辨寒热虚实

患者咳喘有痰，喘憋为肺失肃降，痰湿阻肺，肺气壅滞为虚实夹杂证；伴有腰酸，乏力，起夜多，为肾气亏虚，肾气不固，为虚证；还有纳差，舌红苔白腻，大便不成形为脾胃虚弱，运化失常，胃失和降，气虚湿阻，为虚实夹杂证；睡眠不好为血不养心。证属脾胃运化失常，脾虚生湿，痰湿阻肺，肺肾亏虚，气不受纳所致哮喘。

［病机治法］本证哮喘发作已数年，依赖激素类药物控制，症见咳嗽，有痰，胸闷，喘憋，纳差，睡眠差，腰酸乏力，起夜频繁，为肺肾虚、脾胃虚生湿，痰湿阻肺，纳气不能归根的表现。虽以哮喘为主诉，其根本为脾肾虚，湿浊内停，煎液成痰，痰湿阻肺所致哮喘反复发作，治以补肾健脾、祛湿化痰、宣肺降气为法。

［方药特点］取补肺脾肾祛湿降气方。

大补元气：太子参、黄芪。

健脾祛湿：砂仁、白术、茯苓、泽泻、生姜。

宣肺平喘：炙麻黄、苏子。

补肾平喘：白果仁、蛤蚧。

补肾收敛：补骨脂、益智仁、金樱子、酒萸肉。

清肺热：黄芩。

安神助眠：炒酸枣仁。

案例 2　化湿清热治哮喘

王某，女，54 岁，主因咳嗽喘促反复发作半年于 2020 年 5 月 11 日初诊。患者半年前西医诊断为过敏性哮喘，曾口服抗过敏药、消炎药后好转，停药后症状加重。现症咳嗽，夜间咳甚，咽喉不利，痰黏咳吐不爽，胸中满闷，平素大便不成形，胃脘胀满，反酸烧心，睡眠不好，舌红苔白腻，脉弦细。诊断为喘证，辨证为脾虚胃燥，肺失宣降。治疗以温脾化湿，清热和胃，宣肺平喘。方以二陈汤、麻杏石甘汤、定喘汤加减，处方：法半夏 10 g，炙麻黄 6 g，石膏 30 g$^{(先煎)}$，茯苓 30 g，橘红 15 g，浙贝母 12 g，地龙 12 g，白果 8 g，砂仁 12 g$^{(后下)}$，干姜 10，黄芩 10 g，益智仁 15 g，生山药 15 g，炒酸枣仁 30 g，高良姜 12 g，郁金 15 g。7 剂，水煎服，每日 1 剂，早晚分服。

二诊：药后咳嗽，喘促好转，夜间不咳，睡眠好转，咳痰白，易咳出，大便基本成形，仍有胃胀，反酸，口干，口苦，夜间睡眠多梦。上方去益智仁、郁金，加蒲公英 15 g、瓦楞子 20 g$^{(包)}$、百合 15 g。7 剂，水煎服，每日 1 剂，早晚分服。

三诊：药后患者咳喘好转，睡眠好，咳痰减少，胃酸，口苦时有发作，上方去橘红、白果，加金钱草 15 g、海螵蛸 12 g，14 剂，水煎服，每日 1 剂，分 2 次服。药后咳喘即平，随访 1 年咳喘未见发作。

【案例分析】

[病症要点] 患者咳喘反复发作半年就诊，症见咳嗽，夜间咳甚，咽喉不利，痰黏咳吐不爽，胸中满闷，平素大便不成形，胃脘胀满，反酸烧心，睡眠不好，舌红苔白腻，脉弦细。

[证候分析]

1. 辨体质、审病因

患者平素大便不成形，胃脘胀满，反酸烧心，为脾胃虚弱，升降失调，湿气内停，形成脾胃虚弱体质；平素脾胃虚弱，或饮食所伤，大病初愈，影响脾胃功能，脾失升清而生湿，胃失和降而燥热，湿聚为痰，痰郁化热，痰热聚于肺，影响肺之宣降，上逆而为咳喘。

2. 辨病位、定脏腑

患者咳喘有痰，咳痰不爽，胸闷为肺失肃降，痰湿阻肺，肺气壅滞的表现，定位在肺；伴有大便不成形，胃脘胀满，反酸烧心，舌苔白腻，定位在脾胃；睡眠不好为血不养心，定位在心。证为肺、脾胃、心的病变。

3. 辨寒热虚实

患者咳喘有痰，咳痰不爽，胸闷为肺失肃降，痰湿阻肺，肺气壅滞，属于虚实夹杂证；伴大便不成形，胃脘胀满，反酸烧心，舌苔白腻，为脾胃虚弱，运化失常，脾虚胃热，寒热错杂，为虚实夹杂证；睡眠不好为血不养心，为虚证。证属脾胃运化失常，脾虚生湿，痰湿阻肺，肺失宣降，心神不宁所致哮喘。

[病机治法]

本证患者咳喘反复发作，西医对症治疗缓解却不能根治。患者痰黏不易咳出为痰湿壅肺，大便不成行、反酸为脾虚湿盛，痰湿之生多由于中州失运湿聚成痰。故应温化脾阳以除湿、和降胃气以除燥、清化痰热以润肺，在健脾和胃同时，开肺降气而不留邪，然咳喘日久，气虚不纳，应佐以补肾气纳气平喘。

[方药特点] 取二陈汤、麻杏石甘汤与定喘汤加减。

祛湿化痰：半夏、茯苓、橘红。

清肺平喘：炙麻黄、石膏。

补肾纳气：益智仁、白果。

辛开苦降：干姜、高良姜、黄芩。

化痰通络：地龙、砂仁、山药、浙贝母。

制酸和胃：瓦楞子。

疏肝化痰：郁金。

清肺热：黄芩。

安神助眠：炒酸枣仁。

四、肺痿

肺痿，是指肺叶痿弱不用，临床以咳吐涎沫为主症的一种肺脏疾病。肺痿一名，最早见于张仲景的《金匮要略》，如《肺痿肺痈咳嗽上气病脉证并治第七》："问曰：热在上焦者，因咳为肺痿，肺痿之病，从何得之？师曰：或从汗出，或从呕吐，或从消渴，小便利数，或从便难，又被快药下利，重亡津液，故得之。曰：寸口脉数，其人咳，口中反有浊唾涎沫者何？师曰：为肺痿之病。"对肺痿的病因病机及辨证论治做了详细的介绍。唐代孙思邈将肺痿分为热在上焦及肺中虚冷二类。历代医家均认为肺痿是肺系疾病的慢性转归，如明·王肯堂认为"久嗽咳血成肺痿"，陈实功《外科正宗》则曰"久嗽劳伤，咳吐痰血，寒热往来，形体消削，咯吐瘀脓，声哑咽痛，其候传为肺痿"。笔者结合临床实际，认为现代医学的肺间质纤维化属于中医肺痿范畴，采用补肾通络、健脾祛湿的方法，取得较好的效果。

案例　患者，女，68岁，主因活动后呼吸困难10年、加重2周于2013年12月6日就诊。患者10年前无诱因出现活动后呼吸困难，咳喘伴咳痰呈白色，后多以干咳为主，长期口服止咳药。2周前感冒后，现彻夜咳嗽，不易咳出，口唇发绀，食少，腹胀，稍动即喘息不止，二便不利，舌苔白腻，舌质淡，脉弦滑。查肺CT显示：双肺纹理增多紊乱，肺下可见多发磨玻璃样密度增高影，肺纹理呈细网状及多发囊状病变，双肺下叶可见小叶间隔增厚，气管血管束毛糙；动脉血气分析：PaO_2 65 mmHg。既往有冠心病病史3年，用阿司匹林及辛伐他汀治疗。西医诊断：老年特发性肺纤维化、冠心病。根据患者咳嗽，咳喘，白痰，食少，腹胀，口唇发绀，苔白腻，舌质淡，脉弦滑等症状，中医辨证为肺肾气虚、痰湿内蕴，治以健脾祛湿化痰，补肺止咳平喘，补肾通络。处方：陈皮10 g，厚朴6 g，炒苍术6 g，茯苓10 g，甘草10 g，炒白术15 g，西洋参6 g，虫草花3 g，山萸肉12 g，蛤蚧6 g，全蝎6 g，浙贝母10 g，穿山甲6 g，地龙10 g，僵蚕6 g，三七3 g，桃仁6 g，焦三仙各30 g。14剂，水煎服。

二诊：药后咳痰好转，食少腹胀减轻，睡眠欠佳。上方去茯苓，加茯神

30 g，14 剂，水煎服。

三诊：上药服用 1 个月，患者自觉呼吸困难减轻，动脉血气分析：PaO$_2$ 升高为 80 mmHg。但仍活动后气喘，上方去甘草，加补骨脂 12 g，14 剂，水煎服。

四诊：药后干咳、喘息等症均有好转，各项指标亦有改善，继以上法调理 6 个月，患者一般情况好，可行简单体力劳动，疗效较满意。

【案例分析】

［病症要点］患者活动后呼吸困难，咳喘伴咳痰呈白色，干咳，口唇发绀，食少，腹胀，稍动即喘息不止，二便不利，舌苔白腻，舌质淡，脉沉细。

［证候分析］

1. 辨体质、审病因

患者为老年男性，活动后呼吸困难 10 余年，为肾虚体质；久病肺虚及肾，肺肾俱虚，脾虚失于运化，肾虚不能纳气，气虚无以推动血液运行，则元气亏，气血瘀滞，故见干咳，口唇发绀，食少，腹胀，喘息不止，二便不利，舌苔白腻，舌质淡，脉沉细等症。证为肺肾气虚、脾虚生痰，痰阻血瘀，纳气不能归根而致肺萎喘息。

2. 辨病位、定脏腑

患者咳喘，呼吸困难，干咳为肺气虚，肺气不降的表现，定位在肺；伴有食少，腹胀，舌苔白腻，为脾胃虚弱，运化能力减退，定位在脾胃；还有二便不利，纳气困难，脉沉细为肾虚不能纳气归根，定位在肾。证为肺、脾胃、肾的病变。

3. 辨寒热虚实

患者咳喘，呼吸困难，干咳为肺气虚，肺气不降，为虚证；伴有食少，腹胀，舌苔白腻，为脾胃虚弱，运化失司，为虚实夹杂证；还有二便不利，纳气困难，脉沉细为肾不纳气，为虚证。证属脾胃虚弱，运化失司，脾肾气虚，肺气不降，肾不能纳气归根而致肺萎。

［病机治法］

本证为老年男性，症见动则呼吸困难，干咳，口唇发绀，食少，腹胀，喘息不止，二便不利，舌苔白腻，舌质淡，脉沉细等，有痰，为肺脾肾虚、脾虚失运，肺虚失宣，肾虚不纳气，肺络瘀阻导致呼吸困难。张璐《张氏医通》曰："痿本燥证，总不离壮水清金，滋补气血津液。"治以补脾祛湿助运，补肺降气化痰，补肾纳气归根，活血化瘀通络。

［方药特点］取补肺脾肾通络化痰方。

补脾益气：西洋参、炒白术。

补肾纳气：虫草花、山萸肉、蛤蚧。

健脾祛湿：陈皮、厚朴、苍术、甘草。

肃肺化痰：浙贝母、地龙、僵蚕。

活血通络：全蝎、穿山甲、三七、桃仁。

健脾消食：焦三仙。

五、肺癌

肺癌又称原发性支气管肺癌，是由于正气内虚、邪毒外侵引起的痰浊内聚、气滞血瘀，蕴结于肺，以肺失宣发与肃降为基本病机，咳嗽、咯血、胸痛、发热、气急为主要临床表现的一种恶性疾病。"癌"字首见于宋·《卫济宝书》，该书将癌作为痈疽五发之一。中医中的瘤、岩、积、瘿中的部分疾病也属于现代癌症的范畴。根据肺癌的临床表现，古代将肺癌归于"肺积""咳嗽""咳血""胸痛"等范畴。如《素问·奇病论》说："病胁下满气上逆……病名曰息积，此不妨于食。"《灵枢·邪气脏腑病形》说："肺脉……微急为肺寒热，怠惰，咳唾血，引腰背胸。"笔者治疗肺癌从调肺、脾、肾三脏入手，宣肺降气，健脾、补肾化痰，佐以祛风化痰通络之虫类药物，达到活血化瘀、消癥散结的效果，从而缓解肺癌的症状。

案例 王某，女，72岁，主诉：患肺肿瘤2年于2020年1月6日来诊。症见：咳嗽，白黏痰，前几天咳血，给予药物对症治疗，大便正常，乏力，睡眠好，舌红苔白腻，脉沉细，近日恶心，活动后明显，患者有间断咳嗽病史多年，综合患者病史，根据患者咳嗽、咳痰等症状，辨证为热毒蕴肺，痰浊阻络，肺气不宣，治以解毒化痰通络，健脾开宣肺气。处方：法半夏10 g，砂仁12 g(后下)，生白术15 g，生石膏30 g(先煎)，知母12 g，地龙12 g，僵蚕12 g，浙贝母12 g，干姜8 g，太子参15 g，白果8 g，炙麻黄6 g，补骨脂12 g，川牛膝20 g，川芎12 g，炒麦芽30 g。7剂，水煎服。

二诊：药后仍咳嗽，咳吐白黏痰，气喘好转，打嗝，舌红苔白腻，脉沉细，上方去知母、川芎，加全蝎6 g、蜈蚣2条、紫菀15 g，14剂，水煎服。

三诊：药后咳嗽、咳痰、气喘均好转。继如上法调理治疗1年，患者病情稳定。

【案例分析】

[病症要点] 患者表现为咳嗽，白黏痰，咳血，乏力，恶心，活动后加重，舌红苔白腻，脉沉细等症状。

[证候分析]

1. 辨体质、审病因

患者为老年男性，间断咳嗽多年，为肺气失宣，肺气上逆的体质；咳嗽由外感、内伤所引起，外感咳嗽多伴有发热、头痛等表证，起病急，病程短；内伤咳嗽无外感症状，起病慢，病程长，一般有脾胃损伤，导致肺功能失调所引起，咳嗽日久，肺气失宣，痰湿阻肺，久之痰瘀互结，形成肿瘤。

2. 辨病位、定脏腑

患者咳嗽，白黏痰，咳血，定位在肺；伴有乏力，恶心，活动后加重，舌红苔白腻等症状，为脾胃虚弱，运化失常，胃气上逆，定位在脾胃。证为肺、脾胃的病变。

3. 辨寒热虚实

患者咳嗽，白黏痰，咳血，肺气失宣，肺气上逆，肺火灼伤脉络所致，为痰瘀互结，肺络损伤，属于热证、实证；伴有乏力，恶心，活动后加重，舌红苔白腻等症状，为脾胃虚弱，运化失司，胃气上逆，脾肺气虚，为虚证；证属脾肺虚为本，痰瘀阻滞为标，为本虚标实，虚实夹杂证。

[病机治法] 本案诊断为肺癌，症见咳嗽、咳痰、时有咳血，恶心，证属热毒蕴肺，脾虚肺气不降，痰瘀互结。肺为贮痰之器，脾为生痰之源，肾为生痰之根。故以健脾补肾补肺治本，解毒化痰通络以治标。

[方药特点] 取解毒化痰通络补脾肺方。

补脾补肾：太子参、白术、白果、补骨脂。

清肺降火：生石膏、知母。

化痰解痉：炙麻黄、地龙、僵蚕、浙贝母。

温脾和胃：半夏、砂仁、干姜。

活血通络：川芎、川牛膝。

健脾消食：炒麦芽。

第五节 肾病案例

一、淋证

淋证是以小便频急，滴沥不尽，尿道涩痛，小腹拘急，痛引腰腹为主要临床表现的一类病证。淋证首见于《内经》，《素问·六元正纪大论篇》称为"淋"，并有"甚则淋""其病淋"等记载。《金匮要略·五脏风寒积聚病脉证并治》称"淋秘"，并指出淋秘为"热在下焦"。《金匮要略·消渴小便利淋病脉证并治》描述淋证的症状："淋之为病，小便如粟状，小腹弦急，痛引脐中"。隋·《诸病源候论·淋病诸候》认为"诸淋者，由肾虚而膀胱热故也"。阐述了淋证的主要病机。《备急千金要方·淋闭》提出"五淋"之名，《外台秘要·淋并大小便难病》具体指出五淋的内容："《集验》论五淋者，石淋、气淋、膏淋、劳淋、热淋也"。当今临床仍沿用五淋之名，认为淋证的主要病机为湿热蕴结下焦，肾与膀胱气化不利所致，治疗应急则治标而清利，缓则治本而补益。

案例 齐某，男，38 岁，主因尿频、尿痛 3 天于 2019 年 6 月 25 日就诊。症见尿频、尿急、尿痛，无明显发热，口干口苦，心烦，脾气急躁，舌红苔黄腻，脉弦滑。平素性情急躁，喜酒饮。辨证为下焦湿热，肝气郁滞。处方如下：法半夏 10 g，石韦 15 g，瞿麦 15 g，茯苓 30 g，泽泻 20 g，滑石 15 g^(包)，灯芯草 12 g，砂仁 12 g^(后下)，木香 12 g，预知子 15 g，佛手 12 g，白茅根 15 g，茵陈 15 g，夏枯草 15 g，川牛膝 15 g，生白术 15 g，山药 15 g。7 剂，水煎服。

二诊：药后尿频、尿急、尿痛诸症减轻，急躁亦缓。继以上法巩固 1 周而愈。

【案例分析】

［病症要点］患者淋证表现为尿频、尿急、尿痛，口干口苦，心烦急躁，舌红苔黄腻，脉弦滑等症状。

［证候分析］

1. 辨体质、审病因

患者为年轻男性，平素性情急躁，喜饮酒，为湿热体质；饮食失节，肥甘厚味，嗜酒，形成湿热，蕴结于脾胃，熏蒸肝胆，导致肝胆湿热内蕴，伤于下焦，可导致下焦湿热，影响肾与膀胱气化而产生尿频、尿急、尿痛等症状；情志内伤，肝气郁而化火，引动心火，心肝火旺，则出现心烦急躁等症状。

2. 辨病位、定脏腑

患者尿频、尿急、尿痛，定位肾与膀胱；伴有口干口苦，心烦急躁，舌红苔黄腻，脉弦滑，定位在心、肝胆、脾胃。证为肾与膀胱、心、肝胆、脾胃的病变。

3. 辨寒热虚实

患者尿频、尿急、尿痛为湿热蕴结肾与膀胱，肾与膀胱气化失司所致，证属热证、实证为标，肾虚为本；口干口苦，心烦急躁，舌红苔黄腻，脉弦滑等，平时饮酒，造成脾虚生湿，胃燥生火，湿热蕴结中焦，影响肝胆疏泄，导致下焦湿热而出现淋证。为实证、热证、本虚标实之证。

［病机治法］本案湿热蕴结下焦，肾与膀胱气化失司，故尿频，尿急，尿痛；伴有口干口苦，心烦急躁为肝气郁滞，肝郁化火的表现；平时饮酒造成湿热内蕴，损伤脾胃功能。湿性黏滞，湿热相合，如油入面，最难消解，故以清热利湿，通利下焦湿热，辅以疏肝解郁，调畅气机为法。使湿去热清，一身之气周流，则病可痊愈。

［方药特点］取清利湿热疏肝健脾方。

清下焦湿热：石韦、瞿麦、滑石。

淡渗利湿：茯苓、泽泻。

利尿通淋：灯芯草、白茅根。

引热下行：川牛膝。

疏肝清热：预知子、佛手、夏枯草、茵陈。

健脾祛湿：生白术、生山药。

苦温燥湿：砂仁、木香、法半夏。

二、尿频

尿频指排尿次数增多。正常成人白天平均排尿 4~6 次，夜间就寝后 0~2 次；婴儿昼夜排尿 20~30 次。如排尿次数明显增多，超过了上述范围，就是尿频。尿频多见于消渴等病，如《金匮要略·消渴小利淋病脉证并治》中"男子消渴，小便反多，以饮一斗，小便一斗，肾气丸主之"。也有单纯尿频不合并其他病证者，多见于肺、脾、肾三脏之虚。笔者治疗尿频，注重从五脏入手，结合补虚、调气、祛湿、化瘀诸法，多能收到较好效果。

案例 赵某，男，18岁，主诉尿频1个月于2019年11月13日就诊。症见尿频，尿次增多，夜间重，尿急，无尿痛，尿常规正常，伴有咽痛，食欲减退，大便正常，舌红苔薄，脉沉细。平素有咽痛，容易感冒，食欲不好。辨证为肝脾肾三脏亏虚，风热上犯咽喉。治以补脾胃，益肝肾，疏风清热。处方如下：法半夏8 g，麸炒白术15 g，山药15 g，炒麦芽20 g，生姜6 g，连翘10 g，木蝴蝶8 g，合欢皮15 g，炒酸枣仁20 g，盐益智仁12 g，金樱子15 g，太子参10 g，酒萸肉10 g。7剂，水煎服。

二诊：药后尿频即减，后宗本法调理2周，尿频缓解。

【案例分析】

[病症要点] 患者尿频1个月，症见尿频，尿次增多，夜间重，尿急，无尿痛，尿常规正常，伴有咽痛，食欲减退，大便正常，舌红苔薄，脉沉细等症状。

[证候分析]

1. 辨体质、审病因

患者为青年，平素有咽痛，容易感冒，食欲不好等症状，说明脾虚升降功能失常，脾虚生湿，气虚不能滋养于肺，肺气不足，卫外失职，感受风寒之邪，客于咽部，气虚于内，感邪于外，体虚不能驱邪外出，故容易感冒伴食欲不好，咽部客邪不去；人体的水液代谢中，脾胃居中焦为代谢之枢纽，肺为水之上源，主通调水道，肾居下焦，为水液代谢之开关，今脾虚导致肺气不足，风寒热之邪内扰，脾肺虚导致肾气化不利，肾气不固而产生尿频、尿急等症状。

2. 辨病位、定脏腑

患者尿频，夜尿增多，尿急，舌红苔薄，脉沉细，定位在肾与膀胱；伴有食欲减退为脾虚升降失调，定位在脾胃；伴有咽痛为肺气失宣，风热之邪客于咽部，定位于肺与咽部。证为肾与膀胱、脾胃、肺、咽部的病变。

3. 辨寒热虚实

患者尿频，夜尿增多，尿急，脉沉细为肾与膀胱气化失司，肾气不固所致，证属肾虚；伴有食欲减退为脾胃运化失常，是脾气虚的表现；伴有咽痛为肺气失宣，风热之邪侵犯咽部，为正虚邪实证。证属肾脾肺虚，风热之邪外侵，表里同病，虚实夹杂之证。

[病机治法] 本案脾虚失于运化，肾虚失于气化，肺失通调之职，导致

水液代谢障碍，气虚不固出现尿频、尿急，夜间尿多，食欲不振，为脾肾俱虚之象，伴有咽痛，为肺气不宣，风热之邪上扰所致。故以补脾肺益肾、疏风清热为法治疗。

[方药特点] 取补脾肾疏风清热方。

补脾肺气：太子参、生山药。

健脾祛湿：白术、法半夏。

补肾缩尿：山萸肉、金樱子、益智仁。

疏风解毒：连翘、木蝴蝶。

解郁安神：合欢皮、炒酸枣仁。

三、尿失禁

尿失禁指尿液经尿道不自主的漏出，可以继发于尿急，成为急迫性失禁；也可以继发于咳嗽或打喷嚏时，称为压力性尿失禁；有些两种情况均存在，称为混合性尿失禁；有的只是身体运动、精神状态及环境等方面的原因，忍不住或有意排尿，称为功能性尿失禁。尿失禁可发生于任何年龄，年纪越大，发病率越高，女性较男性更常见。尿失禁中医称为"遗尿""失溲""小便不禁"等。其主要病机为肾气虚寒、脾肾气虚、肝肾阴虚、膀胱湿热等，临床以虚证为多。脾胃为水液代谢的枢纽，相当于水渠的大坝，起到控制、调节水量的作用。这一作用在整个水液代谢中至关重要，如脾不能控制水液，水液壅阻于肾，肾的排泄就会受到影响，脾病及肾，脾肾虚，气化功能障碍，造成排泄不畅，甚或排泄失禁的状况。此时应健脾补肾，治脾为主，健脾益气达到制水、固摄的作用。

案例 张某，女，17 岁，主因尿失禁 3 年于 2014 年 10 月 15 日初诊。患者于 3 年前无明显诱因出现尿频、尿急，每 15～40 分钟上厕所一次，若强忍则可尿湿衣裤，夜间睡眠时多尿床。患者因影响学业，而被迫休学，曾遍服中、西药物无效，求助中医治疗。症见：尿频、尿急，时有尿失禁，夜间多尿床，口渴不欲饮，困倦，伴神疲乏力，纳少，便溏，日 2 次，形体瘦小，面色萎黄、憔悴，舌淡、苔少，脉细弱无力。中医辨证：中气不足，脾虚下陷，枢纽失灵而致多尿。给予补中益气，升提中气治疗。用补中益气汤加减治之，药用：黄芪 20 g，党参 12 g，当归 10 g，焦白术 12 g，炒山药 12 g，升麻 6 g，炒酸枣仁 15 g，石菖蒲 10 g，远志 6 g，鸡内金 12 g，金樱子 15 g，桑螵蛸 15 g，生龙、牡各 30 g^(先煎)，炙甘草 6 g。7 剂，每日 1 剂，早晚分服。

二诊：2014 年 10 月 25 日，服上药 7 剂，纳食增加，大便已成形，尿频明显减轻，能坚持 1～2 个小时上一次厕所，已无尿失禁，偶有遗尿、尿急感，精神较前好转，舌淡苔薄白，脉细数较前有力。上方去枣仁，加覆盆子10 g、芡实 10 g，再进 7 剂。

三诊：诸症基本消失，纳食正常，面转红润，排尿正常，舌淡红，苔薄白，脉细较前有力。综上法调理再进 14 剂，诸症未复。

【案例分析】

[病症要点] 患者尿失禁伴有尿频、尿急，夜间多尿床，口渴不欲饮，困倦，伴神疲乏力，纳少，大便溏，日 2 次，形体瘦小，面色萎黄、憔悴，舌淡苔少，脉细弱无力等症状。

[证候分析]

1. 辨体质、审病因

患者形体瘦小，面色萎黄，伴神疲乏力，为肾虚体质；自幼发育不良，先天不足，又饮食劳倦，损伤脾胃，后天失养，造成脾肾俱虚，故出现尿频、尿急，夜间多尿床，口渴不欲饮，困倦，伴神疲乏力，纳少，大便溏，日 2 次，形体瘦小，面色萎黄、憔悴，舌淡苔少，脉细弱无力等症。证为肾虚发育不良，脾虚后天失养，脾肾虚而尿液不固，出现尿失禁。

2. 辨病位、定脏腑

患者尿失禁伴有尿频、尿急，夜间多尿床，困倦，脉细弱无力定位在肾；伴有形体瘦小，神疲乏力，面色萎黄，同时纳食减少，大便溏为脾虚失于运化，定位在脾胃。证为肾、脾胃的病变。

3. 辨寒热虚实

患者尿失禁伴有尿频、尿急，夜间多尿床，困倦，脉细弱无为肾虚气化失司，肾气不固，为虚证、脱证；伴有形体瘦小，神疲乏力，面色萎黄，同时纳食减少，大便溏，属脾虚失运，后天失养，为虚证，虚寒证。证属脾肾俱虚，运化失司，不能固涩所致。

[病机治法] 本案患者尿失禁 3 年，从审因论治出发，因兼有形体瘦小，伴有神疲乏力、纳少、大便溏等脾胃虚弱症状，系先天不足，后天失养，而以后天失养为主，尿失禁乃脾虚失制，影响肾之气化所致。脾、肾同病，治以健脾益气，升提阳气，补肾固涩。

[方药特点] 取补中益气汤加减。

健脾益气：党参、黄芪、白术、山药、炙甘草。

升阳举陷：升麻。

补肾固涩：桑螵蛸、金樱子。

宁心安神：当归、炒酸枣仁、远志、石菖蒲。

收敛固涩：生龙骨、生牡蛎。

四、阳痿

阳痿，西医称为阴茎勃起功能障碍，即阴茎痿而不举，举而不坚，坚而不挺，挺而不硬。据不完全统计，在我国其发病率约占 10%，且有一定的上升趋势。其病因复杂，常顽固难愈，是影响夫妻生活和谐、家庭幸福的重要因素。中医认为本病的发生是因为气血阴阳变动的原因，病机关键在于本虚标实，形成了肾虚不荣、脾胃不足、肝郁不疏、瘀血阻络、湿热下注等代表性学术观点。笔者认为初发阳痿青年人多为心理情志因素为主，肝郁不遂多见；中老年男性阳痿及久病者，多以脾肾亏虚为本，兼有肝郁不疏、湿浊阻滞、瘀血阻络。

案例 郝某，男，28 岁，主因阳痿、勃起障碍 1 年于 2019 年 2 月 13 日初诊。患者曾当兵，出警多，下身常水湿浸入。症见阳痿、勃起障碍 1 年余，左侧睾丸疼痛不适，鼻炎、鼻塞喷嚏，面部暗黄，油多，痤疮散起，大便长期不成形，乏力，舌淡红苔薄、中间有剥苔，脉沉弱。中医诊断为阳痿；辨证为脾肾亏虚湿热内蕴，肝郁气滞。治疗以健脾益肾，行气除湿，佐清利湿热。方药：太子参 15 g，女贞子 15 g，补骨脂 12 g，鹿角霜 12 g，龟板 12 g，仙灵脾 12 g，干姜 12 g，砂仁 12 g（后下），木香 12 g，木蝴蝶 12 g，八月札 15 g，锁阳 15 g，川牛膝 30 g，高良姜 6 g，石苇 15 g，辛夷 12 g，荔枝核 12 g。7 剂，水煎服。

二诊：2019 年 2 月 20 日。患者仍勃起障碍，睾丸疼痛，面部痤疮消，仍鼻塞喷嚏，药后大便成形了，舌脉同前。方药：生黄芪 30 g，女贞子 15 g，补骨脂 12 g，辛夷 12 g，炒白术 15 g，干姜 12 g，高良姜 10 g，砂仁 12 g（后下），木香 12 g，鹿角霜 12 g，龟板 12 g，川牛膝 30 g，川芎 12 g，炒杜仲 20 g，锁阳 15 g，香附 12 g，郁金 15 g。7 剂，水煎服。

三诊：2019 年 2 月 27 日。患者仍勃起障碍，睾丸疼痛减轻，大便可。上方去荔枝核，加用淫羊藿 12 g。7 剂，水煎服。

四诊：守法前后调理 4 个月，末次就诊 2019 年 6 月 18 日。患者正常勃起，大便成形，可进行正常性生活。

【案例分析】

［病症要点］患者阳痿，伴有睾丸疼痛，鼻炎、鼻塞喷嚏，面部油多，痤疮散起，大便长期不成形，乏力，舌淡红苔薄、中间有剥苔，脉沉弱等症。

［证候分析］

1. 辨体质、审病因

患者曾当兵，出警多，下身常水湿浸入，外湿由表入里，先伤脾胃，下身浸湿，多伤于肾，导致肾虚，脾肾虚湿阻，宗筋不荣则阳痿不举；湿蕴下焦，湿郁化热，湿阻气滞，宗筋瘀阻，亦可导致阳痿的发生。证为脾肾俱虚，湿热蕴结，湿阻气滞而致阳痿。

2. 辨病位、定脏腑

患者阳痿，伴有睾丸疼痛，脉沉弱，定位在肝肾，肾之经脉损伤；伴有鼻炎、鼻塞喷嚏，定位在肺与鼻窍；面部油多，痤疮散起，为湿热内蕴，发生在面部，病根源于脾胃；大便长期不成形，乏力为脾虚失运，定位在脾胃。证为肝肾、肺鼻、脾胃的病变。

3. 辨寒热虚实

患者阳痿，伴有睾丸疼痛，脉沉弱为肝肾亏虚，经脉阻滞，为虚实夹杂证；伴有鼻炎、鼻塞喷嚏，面部油多，痤疮散起，为湿邪阻于肺窍，湿热内蕴的表现；伴大便长期不成形，乏力为脾虚失运，脾虚湿阻证。证属脾肾虚，经脉阻滞，湿热内蕴，宗筋不利所致。

［病机治法］本案患者为青年男性，有下身水湿浸入病史，外湿内侵，损脾伤肾，导致脾肾亏虚，湿浊内盛，日久化热，湿热内蕴，化毒成瘀，湿热上犯见面部油多、面部痤疮、鼻炎反复，湿热伤于下则睾丸疼痛。治疗应上下同治，标本同调，融合健脾补肾、疏肝祛湿、清热解毒等方法。

［方药特点］取补脾肾祛湿清热方。

健脾和胃：太子参、木香、砂仁。

补肾阴阳：女贞子、补骨脂、鹿角霜、龟板、仙灵脾、锁阳、牛膝。

温脾祛湿：干姜、高良姜。

宣通鼻窍：辛夷。

清热解毒：木蝴蝶。

清下焦湿热：石韦。

行气散结：荔枝核。

五、前列腺增生

前列腺增生症是常见于中老年男性的良性疾病，主要表现为前列腺间质和腺体成分的增生，前列腺体积增大，压迫尿道，引起尿频、排尿困难，甚至尿液无法排除的病症。严重者可引起尿潴留、肾积水、尿路感染和肾功能损害等。从临床表现和病理特点，归属于中医"淋证""癃闭""癥瘕""积聚"范畴。现代中医结合有关前列腺的解剖结构及其生理功能，将前列腺与精囊腺归属"精室"，精室病变导致的"癃闭"，称之为"精癃"。前列腺增生属老年常见病，男子进入"七八"之后，肾气渐衰，肝气不舒，气化不利，血行不畅，精微输布失常，败血、瘀血、槁精阻于下焦，同时患者多嗜食醇酒辛辣、损伤脾胃，或脾胃本虚、运化不及，酿生湿热，蕴结膀胱，湿瘀互结，久之而发为精癃，其病位在精室与膀胱，与肾、脾、肝、肺等脏腑密切相关。本病以本虚标实为病机特点，治疗应标本兼顾，一方面补肾健脾；另一方面除湿祛瘀，使患者临床症状得以缓解。

案例 王某，男，57 岁，主因前列腺增大 1 年余于 2015 年 2 月 5 日初诊。前列腺彩超：前列腺大小 4.3 cm × 4.8 cm × 3.0 cm，膀胱残余尿量 12 mL，小腹下坠感，受凉后小腹胀满，小便偏黄、次数多、尿等待感，大便常，睡眠可，舌红苔薄，脉沉细。中医辨病：精癃；中医辨证：脾肾亏虚，湿瘀互结。治以补肾健脾，除湿祛瘀。方药：太子参 12 g，女贞子 15 g，补骨脂 12 g，炒杜仲 15 g，川牛膝 30 g，瞿麦 12 g，泽泻 15 g，车前子 30 g，桑螵蛸 15 g，益智仁 12 g，生山药 15 g，茯苓 30 g，元胡 15 g，预知子 15 g，桃仁 10 g，红花 10 g。7 剂，配方颗粒，每日 1 剂，早晚分服。

二诊：2015 年 2 月 12 日。药后小腹下坠感减轻，但仍腹胀不欲食，小便黄，尿频减，大便不畅感，舌红苔黄腻，脉沉细。方药：瞿麦 12 g，萹蓄 15 g，滑石 15 g，土茯苓 30 g，川牛膝 30 g，泽泻 15 g，车前子 30 g，预知子 15 g，槟榔 15 g，元胡 15 g，厚朴 12 g，砂仁 12 g，生白术 15 g，炒枳实 15 g，桃仁 10 g，红花 10 g，7 剂，水煎服。

三诊：调方 4 个多月，患者小腹无不适感，二便可。2015 年 5 月 4 日复查前列腺彩超：前列腺大小 4.1 cm × 3.0 cm × 2.8 cm。

【案例分析】

[病症要点] 患者前列腺增大 1 年，伴有小腹下坠感，受凉后小腹胀

满，小便偏黄、次数多、尿等待感，大便常，睡眠可，舌红苔薄，脉沉细等症。

[证候分析]

1. 辨体质、审病因

患者为中年男性，发现前列腺增大1年余，从症状看，平时喜食凉食，有饮酒病史，饮食生冷加之饮酒损伤脾胃，导致脾胃升降失常，湿气内停，脾虚有湿进一步导致肾虚，酒助湿热，形成肾虚湿热内蕴之证。

2. 辨病位、定脏腑

肾开窍于二阴，主二便；肾合膀胱，膀胱者，津液之府也；肾者，胃之关也，关门不利，故聚水而生病也。《素问·上古天真论》指出：男子"七八……天癸竭，精少，肾脏衰，形体皆极。"随着年龄增长，身体的整体机能处于下降阶段，肾精不足更明显，患者前列腺增大，伴有小腹胀满，小便次数增多，尿等待等症，为肾失气化，膀胱开合失司，故定位在肾与膀胱；膀胱尿潴留，小腹胀满，小便次数增多为膀胱及下焦湿气内停的表现，内湿源于脾胃，脾胃运化失常而生湿，湿停于下焦，故定位在脾胃；肝主疏泄，调畅全身气机和脏腑的升降，使三焦水道通利，若肝疏泄失职，则易致气滞水停，正如《灵枢·经脉》所说"是肝所生病者……飧泄狐疝，遗溺闭癃"，故湿停下焦，与肝的疏泄也有关系，定位在肝；湿郁化热，湿热蕴结血液淤滞，停于下焦，造成前列腺的瘀阻，故定位在下焦。证为肾、脾胃、肝、下焦的病变。

3. 辨寒热虚实

患者前列腺增大，伴有受凉小腹胀满，小便次数增多，为肾虚气化不利，湿气内停，为虚、寒证；伴有小便黄，小腹下坠为湿热蕴于下焦，气滞血瘀的表现；证属脾肾虚，湿热内蕴，气滞血瘀所致，为虚实夹杂证。

[病机治法] 本案患者年57岁，肾精已亏，肾气不足，气化不利，生湿蓄水。又饮酒造成湿热内停，肾虚湿热蕴于下焦。治以补肾健脾以治其本，除湿祛瘀以治其标。

[方药特点] 取补肾祛湿通瘀方。

补肾益精：女贞子、补骨脂、炒杜仲、益智仁。

健脾益气：太子参、白术。

利水化湿：茯苓、泽泻、车前子。

疏肝理气：元胡、预知子、槟榔。

活血化瘀：桃仁、红花。

清下焦湿热：滑石、瞿麦。

行气消胀：砂仁、厚朴、枳实。

六、脱发

脱发之证，多责之肾精不足，或血虚失养。《内经》云："肾者，主蛰，封藏之本，精之处也，其华在发，其充在骨"。又"发为血之余"。然精血的化生，全赖脾胃运化的水谷精微，若脾胃虚弱或饮食不节、情志内伤、久病伤脾胃，脾胃化生的气血不足，可导致脱发。故治疗脱发不惟在肾，从脾胃治疗也是常用之法。

案例1 健脾祛湿治疗脱发

姚某，女，33，已婚，主因脱发4个月于2009年10月12日初诊。患者半年前出现周身关节疼痛伴红斑，曾在某医院确诊为系统性红斑狼疮。给予激素、免疫抑制剂等治疗，症状好转，但出现严重脱发，伴神疲乏力，面部浮红肿胀，向心性肥胖，白带增多，欲求中医治疗。自发病以来，口干，纳呆，睡眠多梦，二便调，舌体胖，边有齿痕，质暗尖红，苔白滑略黄，脉沉细小数。证属湿浊内盛，气阴两伤。治以健脾祛湿，益气养阴。处方：五爪龙30 g，太子参12 g，女贞子15 g，黑芝麻15 g，天冬12 g，八月札12 g，炒白术15 g，土茯苓30 g，炒山药15 g，炒薏苡仁30 g，荷叶12 g，车前子15 g，鸡冠花12 g，炒白芍15 g，醋香附12 g，生龙、牡30 g(各)。14剂，水煎服。

二诊：药后关节疼痛未作，红斑已退，仍有脱发，白带略减，质稀味腥，面色浮红，肿胀减轻，舌脉如前。上方去天冬、荷叶、香附，加荆芥穗10 g、当归12 g、泽泻15 g，14剂，水煎服。

三诊：药后，脱发明显减轻，白带亦明显减少，面部肿胀消失，但仍有浮红，舌胖质暗，苔薄白腻，脉弦细滑。因近日感冒，既见效机，仍宗上方，再进14剂，药后脱发愈，白带止，关节疼痛、肢体红斑未作，随访至今未发。

【案例分析】

[病症要点] 患者主因脱发4个月就诊。就诊时症见：严重脱发，伴神疲乏力，面部浮红肿胀，向心性肥胖，白带增多，口干，纳呆，睡眠多梦，

二便调，舌体胖，边有齿痕，质暗尖红，苔白滑略黄，脉沉细小数等症。

[证候分析]

1. 辨体质、审病因

患者半年前出现周身关节疼痛伴红斑，曾在某医院确诊为系统性红斑狼疮，给予激素、免疫抑制剂等治疗，症状好转，激素的副作用是水钠潴留，湿气内盛，今患者长期使用激素，虽红斑狼疮得到控制，但激素造成湿气内停体质，湿阻造成诸多病证为本证的主要病因。

2. 辨病位、定脏腑

肾主骨生髓，其华在发，患者严重脱发，定位在肾；脾胃收纳水谷，化生水谷精微，主肌肉四肢，为后天之本，患者伴神疲乏力，纳呆，舌体胖，边有齿痕等症，为脾胃纳化不足，定位在脾胃；三焦为水液代谢的通道，患者伴有面部浮红肿胀，向心性肥胖，白带增多等症，为三焦水道不通，湿邪内盛的表现，定位在三焦。证为肾、脾胃、三焦的病变。

3. 辨寒热虚实

患者严重脱发，伴神疲乏力，纳呆，舌体胖，面部浮红，向心性肥胖，白带增多，为脾肾虚，水湿停于三焦的表现，为虚实夹杂证；伴有口干，舌质暗尖红，苔白滑略黄，脉沉细小数，为气阴两虚，虚热内停的表现；睡眠多梦，气阴两伤，心神扰动。证属脾肾虚，水湿停于三焦，气阴两伤，为虚实夹杂证。

[病机治法] 本案患者系女性，主诉严重脱发，因于半年前出现周身关节疼痛伴红斑，诊断为系统性红斑狼疮。给予激素、免疫抑制剂治疗后，出现严重脱发，伴有面浮肿、白带增多等内湿重的表现，还伴有疲乏无力、口干、纳呆、睡眠多梦等气阴两虚的症状，故治以健脾补肾祛湿，益气养阴。

[方药特点] 取四君子汤合完带汤加减。

健脾益气：太子参、白术、土茯苓、山药。

补肾养血：女贞子、黑芝麻。

补气祛湿：五爪龙。

三焦祛湿：荷叶、车前子、薏苡仁。

疏肝祛湿：香附、炒白芍。

益气养阴：太子参、麦冬、炒白芍。

清利湿热：鸡冠花、土茯苓。

收敛固涩：龙骨、牡蛎。

案例2　补肾清湿热治脱发

刘某，女，26岁，主因脱发、斑秃1个月于2020年5月16日初诊。患者1个月前出现脱发，斑秃，平时表现为经前头痛，经期腹痛、腰痛，天冷后手脚凉，夏天怕热，面部痤疮，大便1~2天一次，肢体困重，睡眠可，舌红苔薄白，脉沉滑。中医辨证为肾精不足，气血亏虚，湿热瘀滞。治以补肾益精，益气养血，清热除湿，活血通络。处方：太子参15 g，制何首乌10 g，黑芝麻15 g，法半夏10 g，生白术30 g，炒枳实15 g，连翘15 g，木蝴蝶12 g，生姜12 g，炒薏苡仁20 g，川芎12 g，钩藤15 g，天麻20 g，酸枣仁30 g，茯神30 g，川牛膝20 g。14剂，水煎服，每日1剂。

二诊：面部痤疮好转，大便干燥2天一次，继续治疗。守方去连翘、木蝴蝶、生姜，加瓜蒌30 g、决明子30 g、虎杖20 g。14剂，水煎服，每日1剂。

三诊：药后大便通畅，斑秃处已长出少许头发，经前头痛、腹痛、腰痛减轻，上方去天麻、钩藤，加当归12 g、肉苁蓉15 g。14剂，水煎服，每日1剂。

【案例分析】

[病症要点]　患者主因脱发、斑秃1个月就诊，症见脱发，伴平时经前头痛，经期腹痛、腰痛，天冷后手脚凉，夏天怕热，面部痤疮，大便1~2天一次，肢体困重，睡眠可，舌红苔薄白，脉沉滑等症。

[证候分析]

1. 辨体质、审病因

患者为年轻女性，1个月前出现脱发、斑秃，推测其体质属于肾虚精亏，《素问·六节脏象论》"肾者……精之处也，其华在发"，指出毛发生长与肾之精气密切相关。斑秃者俗称为"鬼剃头"，隋代巢元方《诸病源候论》第一次提出"鬼剃头"之名，并云："人有风邪在于头，有偏虚处，则发秃落，肌肉枯死，或如指大，发不生，亦不痒，故谓之鬼舐头。"又云："足少阴肾之经也，其荣在发……若血盛则荣于须发……若血气衰弱，不能荣润，故须发秃落。"强调了血液荣枯，肾气不足，毛发失于滋养，是形成斑秃的病理基础。肾虚精亏，脾胃虚弱，湿气内盛，气虚血少，毛发失于滋养而出现斑秃。

2. **辨病位、定脏腑**

肾主骨生髓，其华在发，患者有西药伤肾病史，出现严重脱发、斑秃，经期腰痛，定位在肾；脾胃主升降运化，脾虚不能正常运化，则大便不畅，肢体乏力，定位在脾胃；肾虚精亏，血虚不荣，卫阳不能温煦肢体，营阴失于滋养，故冬季怕冷，夏天怕热，定位在营卫；面部痤疮，大便不畅，经前头痛，为湿热内结，毒火上扰，气血瘀阻，定位在头面部。证为肾、脾胃、营卫、头面部病变。

3. **辨寒热虚实**

患者严重脱发、斑秃，伴经期腰痛，为肾虚精亏，气血瘀阻，为虚实夹杂证；伴有大便不畅，肢体困重，为脾虚湿重；伴有冬季怕冷，夏季怕热，为肾经亏，营卫化生不足，卫气不足，营阴亏乏，营卫失和，为虚证；伴有面部痤疮，经前头痛，大便不畅，为湿热内结，气血瘀滞，《诸病源候论·毛发病诸候（凡十三论）》云："当数易枥……血液不滞，发根常牢。"指出血循不畅，血液瘀滞是导致脱发的原因之一。元·朱丹溪亦云："酸味收湿热之痰，随上升之气至于头，蒸熏发根之血，渐成枯槁，遂一时尽脱。遂处以补血升散之药。"湿郁化热，湿热循经上犯，熏蒸发根，以致发根处生瘀阻塞血络，新血不生而渐致头发干枯脱落，也是脱发的原因之一，证属实证。本证为肾虚精亏，气血不能上荣，湿热内结，气血瘀滞而致脱发，为虚实夹杂证。

[病机治法] 本案患者脱发，病机在于肾之精气不足、气血亏虚为本，湿热瘀滞发根为标，故治以补肾益精，益气养血，清热除湿，活血通络。

[方药特点] 取补肾活血清热除湿汤加减。

补肾益精：何首乌、黑芝麻、川牛膝。

益气养血：太子参、白术、酸枣仁。

清热平肝：钩藤、天麻。

活血通脉：川芎。

辛散除湿：生姜、薏苡仁。

清热解毒：木蝴蝶、连翘。

清热通便：决明子、虎杖、瓜蒌。

第六节 血液肿瘤案例

一、贫血

中医经典理论中没有贫血之病名,《黄帝内经》中记载了血虚、血枯、血劳、髓枯、髓劳,《诸病源候论》之虚劳,乃至现代医家总结的髓毒劳,都是对贫血相关病证的论述。通常认为该病是因外感、内伤、情志等导致精血亏虚,正气虚损,气血两虚的一类病证。笔者认为肾为先天之本,肾精可化为血,精血同源,脾胃为气血生化之源,脾胃健旺则血液充盈,脾胃虚弱,则血液化生不足。所以我们以补脾补肾为主治疗该病,健脾和胃,滋生化源。

案例 张某,女,50岁,主因贫血1年于2018年5月6日初诊。患者1年前体检发现贫血,血红蛋白为85 g/L,未用药物治疗。近1个月以来,自觉心慌气短,活动加重,眼皮沉,乏力,昏昏欲睡,睡眠多梦,醒后不觉清醒,仍觉乏力,饮食尚可,大便每日1次,平素腹胀,矢气多,饮食稍有寒凉,即出现腹胀、腹痛,大便不成形并伴有不消化食物,易疲劳,月经周期尚可,经量较前减少,颜色正常,形体丰腴,舌质淡苔薄白,脉沉细。诊断:贫血,辨证为脾虚湿重,生化无源。治以健脾益气,补血宁心法。以归脾汤加减,处方:太子参30 g,炒白术20 g,当归12 g,茯苓20 g,生黄芪20 g,龙眼肉20 g,远志15 g,木香15 g,炙甘草20 g,炒薏苡仁12 g,焦神曲30 g,焦麦芽30 g,鸡内金30 g,厚朴12 g,山药30 g,大枣15 g,生姜10 g。7剂,水煎服。

二诊:药后患者神疲乏力,睡眠多梦症状好转,自觉精神较前好转,心慌气短症状减轻,舌红苔薄白,脉弦。上方去厚朴、炒薏苡仁,加炒白扁豆12 g、陈皮12 g。7剂,水煎服,每日1剂。

三诊:药后患者心慌气短明显改善,近2周腹胀、腹痛较前好转,大便正常,腰酸,血常规检查示血红蛋白恢复至110 g/L,舌红苔薄白,脉弦。上方去陈皮、炒薏苡仁,加生杜仲20 g、牛膝15 g。14剂,水煎服,每日1剂。随访半年患者无复发。

【案例分析】

[病症要点] 患者主因贫血1年,伴有心慌气短,活动加重,眼皮沉,

乏力，昏昏欲睡，睡眠多梦，乏力，平素腹胀，矢气多，饮食稍有寒凉，即出现腹胀、腹痛，大便不成形并伴有不消化食物，易疲劳，经量减少，颜色正常，形体丰腴，舌质淡苔薄白，脉沉细等症。

[证候分析]

1. 辨体质、审病因

患者平素腹胀，矢气多，饮食稍有寒凉，即出现腹胀、腹痛，大便不成形并伴有不消化食物，易疲劳，说明脾胃运化失职，脾虚湿重，升降气机失调，故受凉则腹胀、腹痛明显，大便稀溏，脾胃纳化失职，脾阳虚，腐熟运化不足，则大便伴有不消化食物，脾胃虚弱，气虚生化无源，气血不足，是出现贫血的主要病因。

2. 辨病位、定脏腑

脾胃为气血生化之源，本证贫血伴有腹胀，受凉则腹胀、腹痛明显，大便不成形并伴有不消化食物，易疲劳，系脾胃气虚，运化失常的症状，定位在脾胃；脾胃化生水谷精微充养全身，补益心气，今脾虚气弱，生化不足，心主血，血液不足，心脏失养，则心慌气短，乏力，昏昏欲睡，定位在心；患者身体沉重，形体丰盈，大便稀溏是内湿重的表现，内湿产生于脾胃，定位仍在脾胃。证为脾胃、心的病变。

3. 辨寒热虚实

患者贫血伴有心慌气短，乏力，睡眠多梦，是心气血不足的表现，为虚证；伴有腹胀，受凉则腹胀、腹痛明显，大便不成形并伴有不消化食物，易疲劳为脾胃虚弱，纳化失常，脾胃运化水湿功能减退，脾虚湿重，为虚实夹杂证。证属脾胃虚，水湿内停，心血不足，心脾两虚，夹有湿邪之证。

[病机治法] 本案患者贫血系因脾胃受损，运化功能减弱，水谷精微物质化生不足所致，心血不足，贫血同时伴有乏力欲睡，心慌气短，睡眠多梦，饮食稍有寒凉即腹胀、腹痛明显，大便不成形并伴有不消化食物。证属心脾两虚，夹有湿邪，故治以健脾益气，补血宁心，佐祛湿法，重在健脾益气助运，以恢复化生水谷，补充造血原料之机，药后脾胃功能恢复，血红蛋白也逐渐恢复正常。

[方药特点] 取归脾汤加减。

健脾益气：太子参、白术、山药、黄芪、甘草。

健脾祛湿：茯苓、薏苡仁。

健脾理气：木香、厚朴。

健脾消食：焦麦芽、焦神曲、鸡内金。

养血活血：当归、龙眼肉、大枣。

宁心安神：远志。

二、紫癜

原发免疫性血小板减少性紫癜是一种由体液免疫和细胞免疫介导的血小板破坏过多和生成减少的获得性出血性疾病，主要表现为皮肤黏膜出血，严重者可因颅内出血或内脏出血而危及生命。中医归于"紫癜""紫斑"范畴，认为本病的病因主要是气血不足、气血运行不畅、湿热、血瘀等。治疗本病立足辨证论治，如脾失健运，水湿内停，湿困肌表，可造成肢体困重，疲乏无力，由于湿困脾胃，升降失和，还会出现纳食不佳、便溏等，脾虚不能摄血，则可出现全身出血点，在血小板减少性紫癜、过敏性紫癜中，有些系因脾虚湿停而导致出血，这类患者应以益气健脾、化湿燥湿利湿为法治疗。血小板减少性紫癜早期，多表现为血热妄行，但使用激素、免疫抑制剂等西药治疗后，病症产生了变化，多数出现脾虚湿重的表现，与激素损伤脾胃，导致湿气内停有关，故本证从湿论治者多见。

案例 王某，女，44岁，主因双下肢紫斑3年于2017年9月12日初诊。患者于3年前感冒后出现双下肢出血点，经骨髓穿刺、血液检查，确诊为特发性血小板减少性紫癜，给予泼尼松龙、丙球、环孢素等治疗，血小板一时上升，激素等减量后血小板下降，也曾经过中医治疗，处方基本采用凉血止血、活血解毒、益气补脾肾等中药，效果不明显，血小板一直在2万~3万，有时下肢足踝部可见细小出血点，无明显其他症状，激素使用2年，经逐渐减量，最近已停用激素2个月。中医诊察：患者体胖，自感口甜腻，有时乏力，肢体困重，纳食不香，便溏，双下肢可见散在出血点，舌苔白腻，脉濡细数。中医诊断：紫斑。西医诊断：特发性血小板减少性紫癜。治以健脾化湿法。处方：藿梗12 g^(后下)，苏梗12 g^(后下)，荷叶12 g^(后下)，佩兰10 g，砂仁8 g，炒杏仁10 g，白豆蔻仁10 g，生薏苡仁18 g，炒薏苡仁18 g，炒苍术10 g，炒白术10 g，茯苓15 g，花生衣20 g，羊蹄跟15 g，五爪龙20 g，金雀根15 g，黄芪12 g。7剂，水煎服。

二诊：药后患者检查血常规检查，血小板以升至3万，口甜，肢体困重，症状减轻，大便已成形，开始有食欲，双下肢未见新的出血点，舌苔薄白腻，此乃表湿已化，里湿渐除，病情好转，上方去藿梗、金雀根，加生山药 12 g、升麻 10 g，以加强补气升阳作用。14 剂，水煎服。

三诊：药后患者诸证明显好转，精神状态明显好转，饮食物基本正常，二便正常，身体乏力好转，口甜、口黏、肢体困重基本消失，化验血小板升至 8 万，双下肢散在出血点已不明显，舌苔薄白。上方去苏梗、佩兰，加人参 10 g、炒枳实 15 g。14 剂，水煎服。

四诊：药后患者诸证基本消失，血小板升至 10 万，双下肢散在出血点基本消散，纳寐可，二便调。

【案例分析】

[病症要点] 患者皮肤紫癜 3 年伴有体胖，口甜腻，乏力，肢体困重，纳食不香，大便稀溏，双下肢可见散在出血点，舌苔白腻，脉濡细数等症。

[证候分析]

1. 辨体质、审病因

患者平素脾虚，消化力减退，患病后又使用激素和免疫抑制剂损伤阳气，同时损伤脾胃，进而又长期使用凉血解毒中药，重伤脾胃，导致脾虚湿重，升降气机失调；患者 3 年前感冒后出现双下肢紫癜，感受四时不正之气，热毒郁于皮肤，血行于脉中，环周不休，外养皮肤，内荣脏腑，当血脉受到热毒熏灼，血热妄行，血从肌肤溢出脉外，则引发紫癜。热迫血行是早期紫癜的常见原因。内伤紫癜系由于饮食、劳倦、情志所伤，导致正气不足，脾气亏虚，气虚不能统摄血液，血液外溢肌肤而形成紫癜，病情由急性转为慢性，病势缠绵久久不愈。本例紫癜 3 年未愈，病因主要是由内伤所引起。

2. 辨病位、定脏腑

患者双下肢见散在出血点，病位在皮肤；伴有体胖，口甜腻，乏力，肢体困重，纳食不香，大便稀溏，舌苔白腻，脉濡细数等症，为脾虚湿困，定位在脾胃。脾胃为气血生化之源，脾虚则血液生化不足，气虚则血液失于统摄，血溢脉外而出现紫癜。

3. 辨寒热虚实

紫癜发病快，面积大，数量多，颜色鲜红，伴有高热，烦扰不宁，甚至神昏谵语，为热入营血，为热证实证；紫癜反复，颜色鲜红，伴有五心烦热，身体虚弱，为阴虚血热，血溢脉外，为热证虚证；本证紫癜颜色暗淡，散发于肢体，伴有肢体困倦、乏力、便溏等为脾气虚，不能统摄血液所致，为虚证。

［病机治法］本案紫癜，发病已久，遍用西药、中药，其体质与病情均发生了改变，诊病时见体胖，自感口甜腻，乏力，肢体困重，纳食不香，便溏，双下肢散在出血点，舌苔白腻，脉濡细数等症状。辨证属于脾虚失运，水湿内停，湿泛肌表，气机阻滞，湿困脾胃，升降失和，脾湿下注，脾虚气不摄血之象。故予以益气健脾祛湿之法，熔芳香化湿、健脾燥湿、淡渗利湿为一炉，佐益气、清热利湿药物。

［方药特点］取三仁汤加减。

芳香化湿：藿梗、苏梗、荷叶、佩兰。

健脾燥湿：炒苍术、炒白术。

淡渗利湿：茯苓、薏苡仁。

三焦祛湿：炒杏仁、白蔻仁、薏苡仁。

健脾和胃：砂仁、五爪龙、生黄芪。

利湿养血：羊蹄跟、花生衣。

三、肺癌

肺癌在中医文献中散见于"息贲""肺积""肺痿""咳嗽""喘息""胸痛""劳咳""痰饮"等病证的有关记载中，《医宗必读·积聚篇》曰："积之成者，正气不足，而后邪气踞之。"《杂病源流犀烛·积聚癥瘕痃癖痞源流》曰："邪积胸中，阻塞气道，气不宣通，为痰为食为血，皆得与正相搏，邪既胜，正不得而制之，遂结成形而有块。"该病发病原因主要为先天禀赋不足，又外感六淫、内伤七情、饮食劳倦导致正气虚损，阴阳失调，肺气郁阻，宣降失司，气机不利，津液失于输布，津聚为痰，而见痰湿阻肺，痰凝加重气滞，气滞则血瘀，于是痰湿瘀毒胶结，日久形成肺部积块。故肺癌的本质为本虚标实，肺脾肾虚为本，气滞、血瘀、痰凝、毒聚为标。治疗当扶正祛邪，扶正补虚。《理虚元鉴》曰："虚证有三统，统于肺脾肾是也，肺为五脏之天，脾为百阖之母，肾为性命之根……孰有大于此三者哉。"而肺、脾、肾之中又以脾为最重，脾主运化，胃主受纳，脾胃为"后天之本""脾为生痰之源"，肺虚日久，子病及母而见肺脾俱病。

案例 王某，女，40岁，主因查出肺癌3个月于2020年4月12日初诊。患者于2019年1月体检时查出右肺下叶占位性病变，同年4月份行右肺下叶切除术，术后未进行放化疗治疗，同年12月进行复查，显示无明显异常。患者自述平素常出现乏力、气短、胸闷、多梦等症状，偶有出现咳嗽，咳痰，不欲饮食，食后出现腹胀，腹满，呃逆，嗳气，偶有反酸症状，大便黏滞不成形，口干，晨起有黏痰不易咳出，不欲饮水，舌质淡，苔白腻，脉弦滑。诊断：肺癌；辨证：湿浊内阻，肺脾两虚。治以化湿健脾，补肺通络。处方：党参 30 g，茯苓 30 g，生白术 30 g，陈皮 20 g，法半夏 10 g，山药 30 g，砂仁 12 g^{（后下）}，地龙 10 g，海浮石 20 g，鱼腥草 30 g，炒扁豆 15 g，焦神曲 30 g，海螵蛸 20 g，木香 15 g，竹茹 20 g，瓜蒌 30 g。14 剂，水煎服。

二诊：药后患者胸闷腹胀等症状好转，大便黏滞好转，仍有咳嗽、咳痰等症状，舌淡红，苔白腻，脉弦滑。上方去木香、海螵蛸，加化橘红 12 g、生黄芪 30 g。14 剂，水煎服。

三诊：药后患者精神较前大为好转，胸闷咳嗽减少，食欲增加，大便基本正常，仍偶有乏力和多梦等症状，舌红苔薄白，脉弦滑。上方去海浮石、炒扁豆，加茯神 20 g、炒酸枣仁 20 g。14 剂，水煎服。

四诊：药后患者无明显不适感，舌淡红，苔薄白，脉弦。患者间断服药结合茶饮，茶饮处方：麦冬 5 g，百合 5 g，陈皮 5 g，西洋参 5 g。2020 年 6 月、12 月，随访患者复查均无明显异常，至今仍间断随诊。

【案例分析】

[病症要点] 患者肺癌术后 3 个月，伴有乏力，气短，胸闷，多梦，咳嗽，咳痰，不欲饮食，食后腹胀，腹满，呃逆，嗳气，偶有反酸，大便黏滞不成形，口干，晨起有黏痰，不欲饮水，舌质淡，苔白腻，脉弦滑等症。

[证候分析]

1. 辨体质、审病因

患者肺癌术后 3 个月，肺癌又称为肺积，中医病机为是本虚标实之证，《灵枢·百病始生篇》曰"壮人无积，虚则有之"，《医宗必读·积聚篇》曰"积之成者，正气不足，而后邪气踞之"，故肺癌的发病以虚为本。《理虚元鉴》指出："虚证有三统，统于肺脾肾是也，肺为五脏之天，脾为百骸之母，肾为性命之根……"肺癌之虚也是以肺脾肾为本，本证伴有乏力，气短，不欲饮食，食后腹胀，腹满，呃逆，嗳气，偶有反酸，大便黏滞不成形，舌质淡，苔白腻，显示脾胃虚弱之体质，这也是形成肺癌的病因，脾虚湿重，肺气失宣，湿聚为痰，痰阻血瘀，久之肺积形成。

2. 辨病位、定脏腑

患者乏力，气短，胸闷，咳嗽，咳痰，为肺失宣降，痰湿阻滞，病位在肺；伴有不欲饮食，食后腹胀，腹满，呃逆，嗳气，偶有反酸，大便黏滞不成形，不欲饮水，舌质淡，苔白腻等症，为脾虚湿困，脾胃升降失调，定位在脾胃。脾虚生湿，湿聚为痰，痰湿阻则气血瘀滞，痰湿阻于肺，肺之痰瘀胶结，则肿块形成。

3. 辨寒热虚实

肺癌手术，术后伴有乏力，气短，胸闷，为气虚所致，本病为肺气不足，手术重伤元气，故以虚为本；伴有咳嗽，咳痰，晨起痰黏，为痰湿内阻，肺气不降，痰湿阻滞，证属本虚标实；同时伴有不欲饮食，食后腹胀，腹满，呃逆，嗳气，偶有反酸，大便黏滞不成形，不欲饮水，舌质淡，苔白腻，为脾胃升降失调，运化失常，湿邪停留，为脾虚湿盛，本虚标实证。

[病机治法] 本案肺癌术后，正气亏虚，审其病证，以肺、脾虚为主，脾虚失运，水谷精微不能生化输布，则蕴湿生痰，肺气虚弱，津液失于输布，痰贮于肺，而出现胸闷气短、纳呆等症状，故治疗以补脾肺，化痰祛湿为主，如不及时改善肺脾两虚的症状，痰凝日久积聚恐生他变，故补肺益脾，化痰通络使痰湿得以吸收消除，以除患者之隐忧。

[方药特点] 取六君子汤加减。

补脾祛湿：党参、白术、山药。

燥湿和胃：半夏、陈皮。

和胃降逆：砂仁、木香。

健脾渗湿：茯苓、白扁豆。

肃肺化痰：竹茹、海浮石。

清肺化痰：地龙、瓜蒌、鱼腥草。

制酸和胃；海螵蛸。

健脾消食：焦神曲。

四、胃癌

胃癌属中医学"反胃""积聚""伏梁"等范畴。《景岳全书》曰："凡脾肾不足及虚弱失调之人多发积聚之病。"《卫生宝鉴》曰："凡人脾胃虚弱，或饮食过度，或生冷过度，不能克化，致成积聚结块。"胃癌多因饮食不节，或暴饮暴食，或饥饱无常，日久天长，脾胃受伤，由轻到重，逐步演变而成。或逢重大事件，过度的精神压力，或所欲不遂，郁怒难伸，气机不畅，导致胃失和降，寒湿内生，久则湿浊中阻，化热成毒，形成寒热胶结，夹瘀夹痰，难分难解，结聚成块，盘踞胃脘而成。笔者在治疗胃癌时，强调顾护脾胃，调畅气机，注重湿邪，寒温并用。

案例　张某，男，61岁，主因胃癌1年于2018年12月2日初诊。患者于2018年1月诊断为原发性胃癌，4月行胃癌切除手术，术后未见淋巴结转移，未进行放化疗治疗。患者原有慢性胃炎、胃溃疡病史，有饮酒史。术后出现腹胀满，大便不规律，易便溏，怕冷，晨起口黏，有痰，不欲饮食，食后有嗳气，偶有反酸，口苦，舌红苔黄腻，脉沉弦。诊断：胃癌；辨证：脾虚湿滞，肝胃不和。治以健脾化湿，疏肝和胃。处方：法半夏9 g，厚朴12 g，陈皮20 g，砂仁12 g$^{(后下)}$，炒白术30 g，山药30 g，太子参30 g，茵陈12 g，金钱草15 g，茯苓30 g，木香15 g，苍术12 g，海螵蛸20 g，蒲公英30 g，干姜6 g，黄芩10 g，黄连6 g，焦神曲30 g，瓦楞子20 g$^{(包)}$。14剂，水煎服，每日1剂。

二诊：患者药后腹胀好转，食欲增加，14天内未出现反酸、口苦等症状，大便仍不规律，怕冷，晨起仍有黏痰不易咳出，舌红苔黄腻，脉弦。上方去木香、陈皮，干姜改为8 g，加地龙12 g、浙贝母15 g。14剂，水煎服。

三诊：患者药后腹胀，腹满症状消失，晨起黏痰减少，大便有时异常，仍有怕冷，受凉后症状加重，舌红苔腻，脉弦。上方去瓦楞子、厚朴，加益智仁20 g、炒麦芽30 g、生黄芪20 g。14剂，水煎服。

四诊：患者药后不受凉时大便基本正常，饮食不慎时偶有出现反酸，口苦，仍有怕冷，偶有气短、乏力等症状，舌红苔薄白，脉弦。上方调整为：太子参30 g，生黄芪30 g，砂仁12 g$^{(后下)}$，山药30 g，炒麦芽30 g，炒谷芽30 g，炒白术30 g，茯苓30 g，蒲公英20 g，干姜10 g，黄连8 g，益智仁30 g，茵陈12 g，娑罗子12 g，肉豆蔻12 g，炒苍术15 g，木香12 g。21剂，水煎服，每日1剂。

五诊：患者药后症状基本消失，饮食基本正常，嘱患者停药，按时复查，不适随诊。随访至今，患者近2年间断随诊，复查显示无明显异常。

【案例分析】

［病症要点］患者胃癌术后8个月，症见腹胀满，大便不规律，易便溏，怕冷，晨起口黏，有痰，不欲饮食，食后有嗳气，偶有反酸，口苦，舌红苔黄腻，脉沉弦。

[证候分析]

1. 辨体质、审病因

患者胃癌术后8个月，原有慢性胃炎、胃溃疡病史，有饮酒史。平素饮食失调，脾胃受伤，由轻到重，逐步演变，过度的精神压力，或所欲不遂，气机不畅，导致胃失和降，寒湿内生，久则湿浊中阻，化热成毒，湿热夹瘀夹痰，结聚成块，导致胃癌。本证以脾胃虚弱为本，加之饮食失调，脾胃寒湿酿成湿热，导致痰湿瘀血积聚，形成肿块。

2. 辨病位、定脏腑

患者胃中积聚、肿块，行切除术，定位在胃；术后见腹胀满，大便稀溏，怕冷，晨起口黏，有痰，不欲饮食，食后有嗳气，偶有反酸，口苦，舌红苔黄腻，脉沉弦等症，为脾虚湿困，脾胃升降失调，定位在脾胃。脾虚生湿，湿聚为痰，痰湿阻则气血瘀滞，形成积聚在胃，则肿块形成。

3. 辨寒热虚实

患者胃癌术后，出现腹胀满，大便稀溏，怕冷，不欲饮食，嗳气，系脾胃虚寒，运化失常；伴有有痰，口苦，晨起痰黏为痰湿内阻，胆胃失和；同时伴有嗳气，反酸，舌苔黄腻，为脾胃湿热内蕴；证属脾胃虚弱，寒湿中阻，痰湿内停，湿热内蕴，久之积聚成块，为本虚标实证。

[病机治法] 本案胃癌多由平素饮食不节，情志失常，脾虚失运，胃纳失和，至清气不升，浊气不降，清浊相干于胃，气机郁滞，寒湿中阻，酿成湿热，化生痰湿，积聚成块，形成胃的肿瘤。治疗重在调畅气机，改善脾胃的运化功能，补益脾气，祛除寒热湿痰等病邪，使气机得以运化，精气生化有源，精血充盈，经络得以濡养，故使胃癌不易复发。

[方药特点] 取半夏泻心汤加减。

和胃散结：半夏、厚朴。

行气降逆：陈皮、砂仁。

健脾渗湿：茯苓、炒苍术、炒白术。

补脾益气：太子参、黄芪、山药。

疏利肝胆：茵陈、金钱草。

健脾消食：焦神曲、炒麦芽、炒谷芽。

温胃散寒：干姜。

制酸和胃：瓦楞子、海螵蛸。

清热解毒：蒲公英。

五、乳腺癌

乳腺癌，中医属于"乳岩"范畴，其发病率近年普遍呈上升趋势。在一些大中城市（上海、北京、天津、南京等）乳腺癌已成为女性恶性肿瘤发病的首位，给妇女健康和生命带来极大的威胁。西医多采用手术、放化疗、内分泌和免疫治疗，但这些疗法常造成不同程度的机体损伤，影响患者的生存质量。中医治疗采取个性化、辨证论治方法，针对每个患者的体质及发病原因来治疗，从根本上祛除复发的原因，大大提高了患者的康复率，笔者从临床发现，大部分乳腺癌患者都有脾胃失调的病史，又加之化疗药物最容易造成脾胃的损伤，故健脾和胃、助气血生化之源、滋养肝肾是乳腺癌常用的治法。

案例 刘某，女，64 岁，主因乳腺癌发病半年于 2020 年 6 月 4 日初诊。患者于 2020 年 1 月行右乳腺癌根治术，肿块大小 2.7 cm×1.3 cm，术后病理：浸润性导管癌，腋下淋巴 2/5，锁骨下淋巴 1/5，雌、孕激素受体 ER（+）、PR（-）。术后行 CAF 方案化疗 6 个周期，放疗 30 次。患者自述放疗 10 次后患者出现口疮反复发作、脱发、脱肛、耳鸣等症状。现停止放疗 20 余天，仍有口疮，饮食物欠佳，身体消瘦，脱发严重，大便黏滞不规律，一日数次或几天一次，每次大便后均有脱肛发生，夜间睡眠不好，耳鸣严重，心烦不得入睡，口干、口苦，舌红少苔，脉沉细数。诊断：乳腺癌；辨证：肝肾亏虚，湿热蕴结，中气下陷。治以补肝肾，清湿热，补中气。处方：太子参 30 g，生白术 30 g，茯苓 15 g，山药 20 g，石斛 30 g，焦神曲 30 g，连翘 12 g，木蝴蝶 12 g，川牛膝 30 g，炙甘草 20 g，生龙骨 30 g，生牡蛎 30 g（先煎)，龟板 12 g（先煎)，砂仁 12 g（后下)，虎杖 20 g。14 剂，水煎服。

二诊：药后患者口疮好转，睡眠好转，大便仍不规律，耳鸣时有发生，大便后仍有脱肛等症状，食欲好转，精神好转。舌红少苔，脉弦。上方去连翘、木蝴蝶，加升麻 8 g，益智仁 30 g。14 剂，水煎服。

三诊：药后患者精神好转，大便好转，睡眠好转，耳鸣消失，仍有口干，偶有大便后脱肛，但较前次数减少，舌红苔薄，脉弦。上方加生黄芪 30 g。14 剂，水煎服，每日 1 剂。

四诊：药后患者大便基本正常，口疮没有复发，嘱患者放疗期间继续服中药进行机体机能恢复。随访患者通过中西医结合治疗，顺利完成放化疗的治疗，1 年后复查均无明显异常。

【案例分析】

［病症要点］患者乳腺癌术后 6 个月，症见口疮反复发作，脱发，脱肛，耳鸣，饮食欠佳，身体消瘦，大便黏滞不规律，一日数次或几天一次，每次大便后均有脱肛发生，睡眠不好，心烦口干，口苦，舌红少苔，脉沉细数。

［证候分析］

1. 辨体质、审病因

患者为老年女性，老年人肝肾已亏，肝经绕乳腺而行，肝肾亏，肝经瘀滞则易患乳腺肿瘤。《诸病源候论·虚劳病诸侯》曰："虚劳之人，阴阳伤损，血气凝涩，不能宣通经络，故积聚于内也。"说明患者本有肝肾亏虚体质；老年人气血不足，脾气虚弱，加之饮食失调，肝气郁滞，肝脾失调导致湿浊中阻，湿热阻滞肝经，结聚成块，导致乳腺癌。

2. 辨病位、定脏腑

患者乳腺癌行切除术，定位在乳腺，乳腺归属于肝经，病变定位在肝；见脱发，耳鸣，身体消瘦，口干，口苦，舌红少苔，脉沉细数均是肝肾亏虚的表现，定位在肝肾；同时伴有大便黏滞、脱肛、食欲不振等症，为脾胃虚弱，中气下陷，定位在脾胃；同时还见口疮反复发作，心烦口干，失眠，为心火旺，定位在心。肝肾亏虚，肝经瘀滞，脾虚气陷，心火偏旺，导致气血阻滞，湿浊内生，气血湿浊积聚在乳腺，而形成乳腺肿瘤。

3. 辨寒热虚实

患者乳腺癌术后，出现脱发，耳鸣，身体消瘦，口干，口苦，舌红少苔，脉沉细数，为肝肾阴虚，身体失于滋养所致；伴有大便黏滞、脱肛、食欲不振等症，为脾胃虚弱，中气下陷，为虚证；同时伴有口疮反复发作，心烦口干，口苦，失眠，为心阴虚，心火旺的表现。证以虚为主，气虚生寒，阴虚则生热，寒热错杂，又湿热内蕴，积聚成块，呈现本虚标实之证。

［病机治法］本案乳腺癌术后，体质属于肝肾不足，又有脾胃虚弱，中气下陷，湿热内蕴，积聚成块。故治疗应补肝肾，改善脾胃的运化功能，提升中气，清利湿热以扶正祛邪，补阴血而清泻心火，由此调畅肝经气血，补足中气，清除湿热郁结之邪，全方清补兼施，升降相宜，润燥相济，既减少了放化疗的毒副作用、提高患者放化疗的完成率，又增加了患者免疫功能，从而提高临床疗效。

[方药特点] 取补肝肾健脾益气汤加减。

补脾益气：太子参、白术、山药。

健脾理气：茯苓、砂仁。

健脾消食：焦神曲。

清热解毒：连翘、木蝴蝶。

滋阴补肝肾：龟板、石斛。

重镇安神：龙骨、牡蛎。

六、结肠癌

结肠癌是发生于升结肠、横结肠、降结肠、乙状结肠等部位的恶心肿瘤，归于中医"肠覃""脏毒""肠癖""癥瘕"等范畴。主要病因病机为饮食失节，嗜食肥甘厚味，长期饮酒，或喜怒不节，劳倦所伤致阴阳失调，脏腑虚弱，湿热蕴结，气血瘀阻，壅滞肠中，形成癌瘤。脾虚生湿是疾病发生最初的病机，脾失健运，水湿不化，湿郁化热，湿热蕴结，湿聚为痰，痰阻气滞，痰瘀互结于肠中，有的虽经手术、放化疗治疗，但病因未除，病情不能缓解，造成肺、脾、肝、肾功能失调，形成复杂的病证，治疗应本叶天士"上下同病调其中"的原则。从调脾胃入手，祛湿化痰祛瘀以治标，健脾、宣肺、疏肝、补肾以治本。

案例 梁某，53岁，主因患者结肠癌术后4年于2020年4月12日初诊。患者4年前诊断为结肠癌，行手术治疗，术后经过放化疗出现肺、肝、淋巴结等多处转移，求助中医治疗。症见乏力，气短，活动则气喘，恶心欲呕，大便不畅，时有腹痛，睡眠多梦易醒，癌胚抗原升高，腹部多发淋巴结肿大，舌淡胖大，苔薄白，脉细弱。中医辨证为肺脾肾亏虚，痰湿内阻。治以补益肺脾肾，化痰除湿。处方：西洋参10 g，太子参15 g，醋五味子12 g，麦冬12 g，法半夏10 g，姜厚朴10 g，白术20 g，麸炒枳实15 g，木香12 g，柏子仁20 g，百合15 g，酒苁蓉30 g，虎杖15 g，生姜8 g，合欢皮30 g，炒酸枣仁30 g，14剂，配方颗粒，每日1剂。

二诊：药后乏力等症减轻，适逢化疗后，出现面部、胸部皮疹，瘙痒，恶心欲呕，乏力气短好转，大便尚可，睡眠不好。辨证为气阴两虚，热毒蕴肤。治以补气养阴，清热解毒，祛风止痒。处方：地骨皮20 g，牡丹皮12 g，蜜桑白皮15 g，白鲜皮30 g，西洋参12 g，麦冬12 g，白术30 g，麸炒枳实15 g，柏子仁30 g，酒苁蓉30 g，虎杖15 g，合欢皮30 g，炒酸枣仁

30 g，茯神 30 g，龙齿 20 g，高良姜 6 g。14 剂，配方颗粒，每日 1 剂。

三诊：气短乏力好转，皮疹逐渐消退，睡眠不好，大便偏干，心率偏快。辨证为湿热内蕴，心神不宁。治以清热祛湿，通腑泻浊，养心安神。处方：地骨皮 12 g，牡丹皮 12 g，白术 30 g，炒决明子 30 g，瓜蒌 30 g，虎杖 15 g，酒苁蓉 30 g，金钱草 20 g，柏子仁 30 g，生姜 6 g，合欢皮 30 g，炒酸枣仁 30 g，茯神 30 g，白鲜皮 30 g，姜厚朴 12 g，龙齿 30 g，14 剂，配方颗粒，每日 1 剂。

四诊：药后皮疹消退，大便有时不畅，睡眠尚可。继续辨证调整处方，至今 2 年，病情稳定。

【案例分析】

[病症要点] 患者结肠癌术后 4 年，症见乏力，气短，活动则气喘，恶心欲呕，大便不畅，时有腹痛，睡眠多梦易醒，舌淡胖大，苔薄白，脉细弱，癌胚抗原升高，腹部多发淋巴结肿大，肺、肝转移。

[证候分析]

1. 辨体质、审病因

患者为中年女性，平素情绪不调，肝气郁结，经常腹部不适，大便不正常，为肝郁脾虚体质；肝郁气滞，脾失健运，水湿不化，气滞湿阻，湿郁化热，湿聚为痰，痰阻血瘀，壅滞结于肠中，导致结肠癌。

2. 辨病位、定脏腑

患者结肠癌术后，气短乏力，动则气喘，为肺肾俱虚，定位在肺、肾；恶心呕吐，大便不畅，腹痛为肝气不调，脾胃升降失常，定位在肝、脾胃；睡眠多梦易醒为血不养心，定位在心。证属湿阻气滞，心、肝、肺、脾、肾五脏功能失调，导致气血阻滞，湿浊内生，痰瘀互结在肠，形成结肠肿瘤。

3. 辨寒热虚实

患者结肠癌术后，出现气短乏力，动则气喘，为肺肾气虚，元气不能归根，为虚证；伴有恶心，呕吐，大便不畅，腹痛，为肝气郁结，脾胃升降失调，为虚实夹杂证；睡眠多梦易醒，为血不养心，为虚证。证属虚实夹杂，湿阻气滞，痰瘀互结，为本虚标实之证。

[病机治法] 癌症的发生是在脏腑阴阳气血失调、正气虚弱的基础上，外邪入侵，痰、湿、气、瘀、毒等搏结日久，积渐而成。本案患者结肠癌手术治疗后 4 年，出现复发转移。初诊时以乏力、活动则气喘为主要表现，患者大病久病，耗伤气阴，"肺主气，司呼吸""脾主肌肉""肾主骨，藏

精"，肺脾肾三脏俱亏，则见乏力、动则气喘，故治以补肺健脾益肾，化痰祛湿。二诊时因化疗后出现皮疹伴瘙痒，考虑湿热毒邪蕴肤，以皮类药，如地骨皮、牡丹皮、桑白皮、白鲜皮等清热燥湿、泻火解毒、祛风止痒。再诊时，患者乏力好转，皮疹逐渐消退，故减少补益类药物及皮类药的用量。患者大便偏干，长期大便不畅，毒素易于吸收，故注重通畅大便，增益清利下焦湿热、通便泻火、活血化瘀之品，患者治疗2年，维持状态良好。

［方药特点］取补肺脾肾化痰除湿方加减。

补益元气：太子参、西洋参。

养阴生津：麦冬、五味子。

健脾和胃：白术、半夏、木香、枳实。

清肠通便：酒苁蓉、虎杖、瓜蒌。

养血安神：酸枣仁、柏子仁、合欢皮、龙齿。

化痰止呕：百合、生姜。

第七节　经络肢体病证案例

一、银屑病性关节炎

银屑病性关节炎是一种与银屑病相关的炎症关节病，本病持续时间长，不易根治，终末期可导致相应部位的关节僵硬、变形，使生活质量大大下降。中医将本病归属于"尪痹""历节病""大偻"等范畴，根据皮损描述，属中医"白疕""蛇虱"。关于本病的病机，《杂病源流犀烛·诸痹源流》曰："痹者，闭也，三气杂至，壅闭经络，血气不行，不能随时祛散，故久而为痹。"《素问·至真要大论》中曰："夫百病之生也，皆生于风寒暑湿燥火，以之化之变也。"银屑病的发生不外内、外二因，外因主要为风、寒、湿三气杂至，闭阻经络肢节，内因主要为素体阳虚、卫外不固，导致外邪乘虚而入，发为痹证。也有认为本病系风湿毒热痹阻经络所致。笔者治疗本病注重扶正祛邪，内外兼顾，尤其重视湿瘀致病，湿性黏滞，致病多缠绵难愈；瘀血痹阻，病位多固定。银屑病性关节炎，关节疼痛日久、局部僵硬变形，病位固定，缠绵迁延，是湿瘀杂合致病的特征，治疗当祛湿化瘀为主。

案例　刘某，男，64岁，主因银屑病性关节炎10余年于2018年11月

7 日初诊。症见左足跖趾关节、双手指间关节肿痛，银屑病皮疹累及上下肢，全身瘙痒，面部尤重，胸闷气短，乏力，入睡困难，白天易困，大便稀溏多年，有时黏滞，舌暗红，苔薄腻，脉弦滑。辨证：脾肾亏虚，湿毒瘀阻，治以健脾胃，补肝肾，祛湿毒，通经络。处方：太子参 15 g，生黄芪 30 g，炒白术 15 g，生山药 15 g，川牛膝 30 g，炒杜仲 20 g，乌梢蛇 8 g，全蝎 3 g，地骨皮 30 g，牡丹皮 12 g，白鲜皮 30 g，炮姜 12 g，虎杖 15 g，蜈蚣 4 条，首乌藤 15 g，土茯苓 30 g。配方颗粒，7 剂，每日 1 剂，早晚冲服。

二诊：2018 年 11 月 14 日复诊，药后关节疼痛明显减轻，跖趾关节、双手指间关节稍痛，仍大便稀溏，黏滞，头胀，全身仍瘙痒，睡眠好转，近两日咽痛，舌红，苔黄腻，脉弦滑。上方去黄芪、杜仲、首乌藤，加用海桐皮 20 g、蛇床子 20 g、木蝴蝶 12 g。配方颗粒，7 剂，早晚冲服。

三诊：2018 年 11 月 21 日，药后跖趾关节无明显疼痛，双手指间关节肿胀感，指尖稍痛，全身瘙痒减轻，大便黏腻，睡眠较差，舌红，苔黄腻，脉弦滑。处方：太子参 15 g，炒白术 15 g，生山药 15 g，虎杖 20 g，土茯苓 30 g，川牛膝 30 g，乌梢蛇 8 g，全虫 3 g，蜈蚣 4 条，地骨皮 30 g，丹皮 12 g，海桐皮 20 g，白鲜皮 30 g，蛇床子 20 g，首乌藤 15 g，钩藤 15 g。配方颗粒，7 剂，早晚冲服。

四诊：药后关节无明显疼痛，双手指间关节晨起胀感，全身瘙痒进一步减轻，大便稍黏腻，睡眠改善。以上方加减，续服药 3 个月。

五诊：2019 年 3 月初来访，主诉天气变化时，双手指间关节有胀感，无关节疼痛、无明显瘙痒等不适。

【案例分析】

［病症要点］患者银屑病性关节炎 10 余年，症见左足跖趾关节、双手指间关节肿痛，银屑病皮疹累及上下肢，全身瘙痒，面部尤重，胸闷气短，乏力，入睡困难，白天易困，大便稀溏多年，有时黏滞，舌暗红苔白腻，脉弦滑。

［证候分析］

1. 辨体质、审病因

患者有银屑病性关节炎 10 余年，为老年男性，肝肾亏虚是痹证发病的内因，风寒湿热之邪为外因；发病 10 年，疾病呈现渐进性不规则发作，正虚邪实，虚实夹杂，经过治疗风寒邪祛，湿瘀内停，湿性黏滞，致病缠绵难愈，瘀血痹阻，病位多固定，故关节疼痛日久，局部僵硬变形，夹杂皮肤损害，全身瘙痒，系肝肾不足，脾胃虚弱，湿瘀杂合致病的表现。

2. 辨病位、定脏腑

患者有银屑病性关节炎10余年，病在关节，以肝肾亏虚为内因，定位在肝肾；伴有皮肤瘙痒，胸闷，大便稀溏，舌苔白腻，定位在皮肤、脾胃；关节肿痛，屈伸不利，定位在关节。证属肝肾、脾胃、关节、皮肤的病变。

3. 辨寒热虚实

患者有银屑病性关节炎10余年，症见银屑病皮疹累及上下肢，全身瘙痒，为肝肾亏虚，皮肤失养；伴有左足跖趾关节、双手指间关节肿痛为湿热、血瘀阻滞经络；伴有胸闷气短，乏力，入睡困难，白天易困，大便稀溏多年，有时黏滞，舌暗红苔白腻，脉弦滑，为心脾两虚，湿浊内停。证为虚实夹杂，寒热错杂，湿瘀阻滞经络所致。

［病机治法］本案患者银屑病伴有关节肿痛，平素便溏乏力，为脾虚湿重之象，肾主骨、肝主筋，关节病变当责之肝肾，故治疗以健脾胃、补肝肾、祛湿毒、通经络为法。

［方药特点］取补肝肾祛湿通络汤加减。

补脾益气：太子参、白术、山药、黄芪、炮姜。

补益肝肾：川牛膝、炒杜仲、首乌藤。

解毒利湿：虎杖、土茯苓。

祛风止痒：白鲜皮、蛇床子、钩藤。

凉血清热：地骨皮、丹皮、海桐皮。

通络止痛：全蝎、乌梢蛇、蜈蚣。

二、痛风

痛风是因嘌呤代谢紊乱引起的一组异质性疾病，由于尿酸产生过多和（或）排泄障碍而致血尿酸水平增高，尿酸盐结晶在体内沉积所导致的疾病。表现为特征性关节炎反复发作，迁延不愈，严重者可导致关节肿胀畸形，关节活动障碍，痛风石形成，累及肾脏可引起尿酸钠盐肾病、尿酸结石及尿酸性肾病。痛风病归属于中医"痹证""白虎""历节病""脚气""痛风"的范畴。病因有内因、外因、不内外因之分。历代医家从邪正相争、本虚标实的角度来认识本病，认为先天禀赋不足，后天失养，正气亏虚，脾肾不足，感受风寒暑湿等外邪，郁而化热；或感受燥热火邪，或嗜食膏粱、醇酒无度，脾胃运化不利，湿热留于筋骨而发病。笔者认为，痛风应从标、本两个方面来认识。标主要是湿、热、毒、瘀，其病机主要与饮食起居失宜，风寒湿热外侵有关；本则责之脾、肾。"脾为后天之本"，主运化水谷精微，若健运失职，水液积聚，蕴湿生痰，痰湿久羁生瘀阻，凝成瘀毒内生。"肾为先天之本"，肾主骨、主藏精，肾精充足则骨壮髓健，若肾精亏虚，壮骨生髓无源，久为痹病；脾肾两虚，影响气血津液运行，使气血瘀阻，痰湿结聚于肢体关节经络，化热成毒，引起痛风。

案例 1　健脾益肾除湿治疗痛风

　　张某，男，23 岁，主因高尿酸血症 2 年余于 2019 年 8 月 21 日初诊。患者 2 个月前发生痛风性关节炎，表现为左脚第一跖趾关节肿痛，经消炎止痛后好转，但仍间断疼痛，平时胃反酸，大便不成形，睡眠不实，多梦，舌红，苔薄白，脉弦沉。中医辨病为痛风病；辨证为湿热内蕴、脾肾亏虚证。治以清热除湿，健脾益肾。方药：法半夏 10 g，炒苍术 15 g，炒白术 15 g，茯苓 30 g，泽泻 20 g，土茯苓 20 g，虎杖 15 g，晚蚕沙 20 g$^{(包)}$，砂仁 12 g，木香 12 g，干姜 12 g，黄芩 12 g，海螵蛸 15 g，合欢皮 20 g，酸枣仁 30 g，补骨脂 12 g，乌梢蛇 6 g。配方颗粒，每日 1 剂，早晚分服，7 剂。

　　二诊：2019 年 8 月 29 日复诊。药后患者左脚第一跖趾关节肿痛未发作，胃中反酸减轻，大便成形，仍睡眠多梦，乏力，舌脉同前。方药：生黄芪 15 g，炒白术 15 g，茯苓 30 g，泽泻 20 g，土茯苓 30 g，绵萆薢 15 g，砂仁 12 g$^{(后下)}$，生姜 12 g，威灵仙 15 g，海螵蛸 15 g，合欢皮 20 g，酸枣仁 30 g，乌梢蛇 6 g，虎杖 15 g，晚蚕沙 20 g$^{(包)}$，黄芩 10 g，21 剂，水煎服。

　　三诊：药后关节疼痛消失，胃纳可，睡眠也有改善，继以上法调理 14 剂，患者因读大学，停药观察，医嘱要饮食节制，忌食生冷寒凉之品、冰镇食物、生蔬、水果、寒性药物等，注意胃部保暖，同时以醋泡姜晨起服用，以温中散寒、健脾除湿，尽量使大便保持正常。随访 1 年后病未复发。

【案例分析】

　　[病症要点] 患者有高尿酸血症 2 年余，出现痛风性关节炎 2 个月，症见左脚第一跖趾关节肿痛，经用消炎药后，仍间断疼痛，胃反酸，大便不成形，睡眠不实，多梦，舌红，苔薄白，脉弦沉。

　　[证候分析]

　　1. 辨体质、审病因

　　本案患者形体偏胖、平素大便不成形、乏力为痰湿体质，脾肾不足，代谢功能减退，饮食不节，喜食膏粱厚味，进一步损伤脾胃，脾胃虚弱，运化失职，酿生湿浊，痰阻血瘀，湿浊瘀血郁积于关节则发生痛风。

2. 辨病位、定脏腑

患者有痛风性关节炎，关节疼痛，病位在关节；素体脾虚湿重，运化功能失调，湿阻血瘀，血中浊毒致尿酸升高，定位在脾胃；患者素体肥胖，为痰湿体质，肾虚为本，体内水液排出不畅，定位在肾。脾肾虚，运化、代谢失职，水湿内停，湿阻血瘀，停滞于关节，导致痛风性关节炎。

3. 辨寒热虚实

患者有痛风性关节炎2个月，症见左脚第一跖趾关节肿痛，为湿热瘀阻的表现；同时伴有大便不成形，睡眠不实，多梦，舌红，苔薄白，脉弦沉，为脾虚湿重，运化失常；伴有胃反酸，为寒热错杂，脾胃湿热内阻；睡眠不实，多梦，为心脾两虚；关节间断疼痛，为肾虚关节瘀阻。证以虚为本，虚实夹杂，湿瘀阻滞关节所致。

[病机治法] 本案患者高尿酸血症2年，关节疼痛2个月，平素脾肾虚湿，饮食不节，致湿阻血瘀，沉积关节而发病，治疗以清热除湿，活络止痛治其标，温补脾肾以治本。

[方药特点] 取补脾肾祛湿止痛汤加减。

温补脾肾：黄芪、白术、干姜、补骨脂。

燥湿健脾：炒苍术、砂仁、半夏、木香。

解毒利湿：虎杖、土茯苓。

清利湿热：晚蚕沙、土茯苓、黄芩、萆薢、虎杖。

淡渗利湿：茯苓、泽泻。

祛风止痛：威灵仙、乌梢蛇。

养心安神：合欢皮、酸枣仁。

和胃制酸：海螵蛸。

案例2　益气除湿疏利关节治疗痛风

蔡某，男，31岁，主因痛风9年于2008年11月5日初诊。缘于9年前饮酒后出现手足关节疼痛，左手指如山核桃大，红肿痛，左足大趾热痛，于当地医院化验尿酸偏高（800单位以上），诊断为痛风。服用秋水仙碱、别嘌呤醇、吲哚美辛等，6年前患十二指肠球溃疡，不敢再服用西药，求助中医治疗。症见：入睡难，多梦易醒，兼咳嗽少痰，肢体疲劳，四肢沉重，头昏蒙不清，胸脘满闷，大便稀溏不爽，舌质暗苔白厚腻，脉沉滑。证属历节病，风寒湿侵袭，郁而化热，湿浊中阻，痹阻脉络所致。治以益气固卫，疏风和血，理脾祛湿，通利关节。处方：金雀根 20 g，炒苍、白术各 12 g，炒薏苡仁 20 g，防风 12 g，防己 15 g，威灵仙 12 g，秦艽 12 g，穿山甲 10 g，皂刺 10 g，青风藤 15 g，胆南星 10 g，金钱草 20 g，土茯苓 20 g，郁金 12 g，三七片 10 g，桂枝、白芍各 12 g，醋香附 10 g，鸡血藤 30 g，首乌藤 15 g，茯神 20 g。14 剂，水煎服。

二诊：药后肿退，痛止，大便有改善，睡眠多梦，化验尿酸仍偏高，原方去威灵仙、皂角刺，加萆薢 15 g，再进 30 剂，避免食用含嘌呤偏高食物。

三诊，尿酸降至 412 单位，肿痛未作，大便正常，睡眠改善。嘱原方再进 14 剂，配合饮食调理，忌烟酒。

【案例分析】

[病症要点] 患者痛风 9 年，饮酒后出现手足关节疼痛，左手指如山核桃大，红肿痛，左足大趾热痛，伴有入睡难，多梦易醒，兼咳嗽少痰，肢体疲劳，四肢沉重，头昏蒙不清，胸脘满闷，大便稀溏不爽，舌质暗苔白厚腻，脉沉滑。

[证候分析]

1. 辨体质、审病因

本案患者有饮酒史，湿热蕴结脾胃，形成湿热体质；伴有肢体疲劳，四肢沉重，头昏蒙不清，胸脘满闷，大便稀溏不爽，舌质暗苔白厚腻，脉沉滑等症状，王焘《外台秘要》将本病概括为："大都是风寒暑湿之毒，因虚所致，将摄失理，受此风邪，经脉结滞，血气不行，蓄于骨节之间，或在四肢"。患者正气不足，饮酒当风，或贪凉露宿，居处环境阴寒潮湿，可招致风、寒、湿、热之邪入侵，使多处肌肉关节发病。内伤饮食，损伤脾胃，脾胃虚弱，运化失职，湿浊内生，湿郁化热，湿热瘀阻关节则发生痛风。

2. 辨病位、定脏腑

患者有痛风性关节炎，手足关节肿痛，四肢沉重，疲劳，头昏不清，病在肌肉关节、头部；胸脘满闷，大便稀溏不爽，舌质暗苔白厚腻，脉沉滑，病在脾胃；咳嗽少痰，为肺失通调水道，病在肺；入睡难，睡眠多梦易醒，病在心。病为外感风寒湿热之邪，内伤脾胃、肺、心，导致湿浊内生，湿郁化热，湿热瘀阻关节，而发生痛风性关节炎。

3. 辨寒热虚实

患者有痛风性关节炎 2 个月，症见手足红肿热痛，为湿热阻痹关节的表现；同时伴有四肢沉重，疲劳，头昏不清，湿热外犯头部，侵袭身体肌表、肌肉；伴咳嗽少痰，胸脘满闷，痰湿阻肺，肺失宣降；伴大便稀溏不爽，舌质暗苔白厚腻，脉沉滑，为脾虚湿重；伴入睡难，睡眠易醒，为心神不宁。证属肺、脾气虚，心血不足，湿热内蕴，虚实夹杂，湿瘀阻滞关节所致。

[病机治法] 证属正气内虚，湿热中阻，气血阻痹筋脉关节所致。故治以清化湿浊、疏通经脉、健脾祛湿、宣肺安神为法。以化湿降浊药与祛风药同用，取风类药物辛味升阳以除湿，祛风通络以止痛的功效，又以化湿降浊之力，使经络关节风湿热之邪随药而解，又以补脾益肺、宁心安神为法，以扶助正气，祛邪外出。

[方药特点] 选用防己茯苓汤加减。

清化湿浊：防己、土茯苓、薏苡仁、胆南星、金钱草。

疏肝理气：郁金、桂枝、白芍、香附。

祛风通络：防风、威灵仙、秦艽、青风藤、桂枝、穿山甲。

健脾祛湿：炒苍术、炒白术。

清肺通络：金雀根。

活血散结：皂刺、三七片。

养血安神：鸡血藤、首乌藤、茯神。

三、痹证

痹证是因感受风寒湿热之邪引起的以肢体、关节疼痛，酸楚、麻木、重着以及活动障碍为主要症状的病证。临床具有渐进性或反复发作的特点。主要病机是气血阻痹不通，筋脉关节失于濡养所致。痹之病名最早见于《素问·痹论》曰："风寒湿三气杂至，合而为痹；其风气胜者为行痹，寒气胜者为痛痹，湿气胜者为着痹也。"汉·张仲景在《金匮要略》中论述了湿痹的证候与治法："太阳病，关节疼痛而烦，脉沉而细者，此名湿痹。湿痹之候，小便不利，大便反快，但当利其小便。"后世对于痹证的病因病机及治法方药多有论述，痹证之虚实两端，不外感受风寒暑湿燥火、气滞血瘀而致实痹，气血阴阳不足、五脏亏虚所致虚痹。其辨证要点应分辨新久虚实、体质因素、病邪特点、痰瘀特征以及证候类型，发作期以祛邪为主，静止期以调营卫、养气血、补肝肾为主。宣通为各种痹证的共同治法，风寒湿痹，辛而宣之，使阳气振奋；风热湿痹，清利解之，使湿去热清；痰瘀胶结，化痰祛瘀，亦宣通之义。虚者以肺、脾、肾，对湿的代谢影响最大，应以补肺健脾益肾诸法治之。

案例1 祛风寒健脾除湿治疗痹证

张某，女，64岁，主因类风湿关节炎伴关节疼痛5年于2021年3月8日初诊。其患有类风湿关节炎5年，手指小关节有轻度变形，平素口服白芍总皂苷等西药病情基本稳定，近日来自觉周身关节疼痛，酸楚困乏，怕风不出汗，自觉气短，不思饮食，胃脘不适，反酸，大便黏滞不爽，睡眠不好，既往有甲状腺结节病史，化验显示：血糖升高，尿酸升高，血沉50 mm/h，舌淡红，苔白腻，脉濡数。诊断为痹证，辨证为风寒袭表，脾虚湿困，治疗以健脾化湿，祛风散寒，治以平胃散合羌活胜湿汤加减，用药：法半夏9 g，生白术30 g，炒苍术15 g，厚朴12 g，陈皮20 g，生甘草9 g，枳实20 g，独活12 g，羌活15 g，防风9 g，川芎12 g，土茯苓30 g，生黄芪30 g，炒酸枣仁30 g，桂枝12 g，白芍20 g。7剂，水煎服，每日1剂，早晚分服。

二诊：药后周身困重，怕风寒，睡眠，饮食均有好转，仍有周身疼痛，胃反酸，大便黏滞不爽，舌淡红苔白腻，脉濡。上方去苍术、桂枝、白芍，加虎杖15 g、干姜10 g、砂仁6 g^(后下)，黄芩12 g，生白术改为60 g。7剂，水煎服，每日1剂，早晚分服。

三诊：药后大便好转，偶有反酸，周身疼痛略减，舌淡红苔白腻，脉弦。上方去枳实、独活、羌活，加全蝎3 g、地龙10 g、川牛膝30 g、炒杜仲30 g。14剂，水煎服，每日1剂，早晚分服。

四诊：药后疼痛大减，仍有怕冷，怕风，胃脘无不适症状，饮食正常，二便调畅，舌淡红苔白，脉弦。上方去全蝎，加桂枝12 g。21剂，水煎服，每日1剂，早晚分服。

五诊：药后症状基本缓解，疼痛消失，偶有怕风、怕冷，无其他不适症状，随症加减，续服药3个月，随诊1年无复发。

【案例分析】

[病症要点]患类风湿关节炎5年，手指小关节轻度变形，表现为周身关节疼痛，酸楚困乏，怕风不出汗，自觉气短，不思饮食，胃脘不适，胃反酸，大便黏滞不爽，睡眠不好，既往有甲状腺结节病史，血糖高，尿酸高，

血沉快，舌淡苔白腻，脉濡数。

[证候分析]

1. 辨体质、审病因

痹证的发生，以素体阳虚阴精不足为内因，风寒湿热之邪为外因。本案患者平时有胃反酸，大便黏滞不畅，为脾胃虚湿气重的体质；叶天士《临证指南医案》指出："如其人饮食不节，脾家有湿，脾主肌肉四肢，则外感肌躯之湿亦渐次入于脏腑矣。"说明了内外之湿，同气相感，没有内因，招不来外湿，故脾虚湿重体质，是痹证的易患因素之一。由于患者素体虚弱，气血不足，腠理空疏，风寒湿热之邪，得以逐渐深入，留连于筋骨血脉而为痹证。

2. 辨病位、定脏腑

患者有类风湿关节炎，手指小关节轻度变形，周身关节疼痛，酸楚困乏，怕风气短，尿酸高，血沉快，病在筋脉、关节、血脉；伴有不思饮食，胃脘不适，胃反酸，大便黏滞不爽，舌淡苔白腻，湿郁中焦，为病在脾胃；睡眠不好，有甲状腺结节，病在心、肝。脾虚湿重，风寒湿之邪入里，伤及筋脉关节血脉而致痹证。

3. 辨寒热虚实

患者有类风湿关节炎5年，手指关节已轻度变形，关节疼痛酸楚，怕风气短，为风湿侵犯筋脉关节的表现，为虚实夹杂证；伴有不思饮食，胃脘不适，胃反酸，大便黏滞不爽，舌苔白腻，为湿郁中焦，郁而化热，湿热困于脾胃，为虚实夹杂证；同时伴有甲状腺结节，为肝气郁结，经络不通，伴有睡眠不好，为血不养心，为虚实夹杂证。证属身体虚，湿气重，感受风寒湿邪，正虚邪恋，经络气血阻滞不通而致痹证，为虚实夹杂证。

[病机治法] 本案为正虚邪恋，虚实夹杂证，辨证应审体质、辨病邪、辨证候。叶天士在《临证指南医案》中指出："治法总宜辨其体质阴阳，斯可以知寒热虚实之治。若其人色苍赤而瘦，肌肉坚结者，其体属阳，此外感湿邪必易于化热。若内生湿邪，多因膏粱酒醴，必患湿热、湿火之症。若其人色白而肥，肌肉柔软者，其体为阴，若外感湿邪不易化热，若内生之湿，多因茶汤生冷太过，必患寒湿之症。"关于治疗用药，叶天士又进一步指出："若湿阻上焦者，用开肺气，佐淡渗，通膀胱，是即启上闸，开支河，导水势下行之理也。若脾阳不运，湿滞中焦者，用术、朴、姜、半之属以温运之，以苓、泽、腹皮、滑石等渗泄之，亦犹低洼湿处，必得烈日晒之，或

以刚燥之土培之，或开沟渠以泄之耳。"故本证内以培中健脾除湿，外以祛除风寒湿邪之法治之；二诊时仍有周身酸痛，但腑气不通，胃脘不适，为脾虚湿困未解，遂加虎杖、砂仁、白术增强化湿健脾之力；三诊、四诊时，湿困脾胃之症尽解，脾胃运化功能得以恢复，表证也解，加全蝎、地龙、川牛膝、杜仲增强通络止痛、补益肝肾之功。

［方药特点］方选平胃散合羌活胜湿汤加减。

健脾燥湿：法半夏、炒苍术、炒白术、甘草、枳实。

芳香化湿：厚朴、陈皮。

调和营卫：桂枝、白芍。

祛除风湿：羌活、独活。

祛风止痛：防风、川芎。

补气安神：生黄芪、炒酸枣仁。

清利湿热：土茯苓、虎杖。

通络止痛：全蝎、地龙、牛膝。

案例2 补肾祛瘀通络治疗腰痹

周某，女，66岁，主因腰痛半年于2020年4月18日初诊。患者腰痛及下肢痛半年，诊断为腰椎间突出压迫神经，骨科建议手术，求助中医治疗，症见：腰痛及下肢疼痛，睡眠差，大便偏干，怕冷，小便可，进食可，舌暗红苔白腻，脉沉滑。中医辨证为肾阳亏虚，风寒湿瘀痹阻，治以温阳祛湿通络法，处方：黑顺片15 g（先煎)，川牛膝30 g，盐杜仲20 g，酒乌梢蛇12 g，蜂房10 g，全蝎6 g，蜈蚣6 g，络石藤20 g，海风藤15 g，姜厚朴12 g，白术30 g，麸炒枳实15 g，肉苁蓉20 g，决明子20 g，桑寄生20 g，木香12 g，炒酸枣仁30 g。7剂，水煎服，每日1剂。

二诊：药后麻木减轻，仍有腰腿疼痛，大便好转，睡眠踏实，舌脉同前。上方去木香、厚朴，全蝎改为8 g、黑顺片改为20 g（先煎)，加首乌藤20 g、桑枝20 g，14剂，水煎服，每日1剂。

三诊：药后腰腿疼减轻，仍有下肢麻木，二便常，睡眠可。上方去厚朴，加丝瓜络15 g、木瓜15 g。14剂，水煎服，每日1剂。

【案例分析】

［病症要点］本案患者腰痛牵及下肢痛半年，诊断为腰椎间突出压迫神经，伴有睡眠差，大便偏干，怕冷，小便可，进食可，舌暗红苔薄白，脉沉

滑等症。

[证候分析]

1. 辨体质、审病因

腰痹的发生与身体虚有关，《灵枢》曰："虚，故腰背痛而胫酸。"《三因极一病证方论》曰："夫腰痛，皆由肾气虚弱，卧冷湿地，当风所得，不时速治，喜流入脚膝……"说明本证内因在于肾虚，故推测患者为肾虚体质；腰为肾之府，由于肾阳亏虚、风寒湿入侵，日久入络、瘀血阻络、筋脉失养，腰部薄弱，感受风寒湿之邪则易表现为腰腿痛。《金匮要略》曰："其人身体重，腰中冷，如坐水中，形如水状……腰以下冷痛，腹重如带五千钱。"其指出该因寒湿而发，故腰痹的发生是以素体阳虚阴精不足为内因，风寒湿热之邪为外因。

2. 辨病位、定脏腑

患者主要表现为腰痛及下肢疼痛，腰为肾之府，定位在肾及腰；伴有大便干，舌苔白腻，定位在脾胃；睡眠差，定位在心。证属肾、腰、脾胃、心的病变。

3. 辨寒热虚实

患者腰痛及下肢疼痛，怕冷，肾虚感受寒湿所致，为虚寒证；伴有大便干，舌苔白腻，为脾胃升降运化失常，为虚实夹杂证；伴有睡眠不好，为血不养心，为虚证。证属肾虚，感受寒湿之邪，留住腰府，气血阻滞不通而致腰痹，为虚实夹杂证。

[病机治法] 本病的发生是由于肾阳亏虚、风寒湿入侵，日久入络、瘀血阻络、筋脉失养，治疗应抓住本虚标实的病机，由阳虚入手，兼顾寒湿、瘀血等因素，依据"引火归元，温阳补土"的核心思想，以阳虚为本，寒湿痹阻为标，治疗上以温阳祛湿通络为原则。

[方药特点] 方选补肾温阳祛湿汤加减。

补肾散寒：黑顺片、蜂房。

补肾强腰：川牛膝、炒杜仲、桑寄生。

通络止痛：蜈蚣、全蝎、乌梢蛇。

温润通便：肉苁蓉、决明子。

祛风通络：海风藤、络石藤。

健脾祛湿：白术、枳实、厚朴、木香。

安神助眠：炒酸枣仁。

四、产后痹

"产后痹"是指妇人产后气血亏虚，复感风寒湿之邪，痹阻经络，流注于肌肉关节所致。早在唐代就有产后中风的记载，如《经效产宝》曰："产后中风，身体疼痛，四肢弱不遂。"民间称为产后风、产后关节痛，是临床多发病。由于妇人产后血虚，复感于寒，其症状与正常人感寒所发风寒湿痹证有所不同，病情缠绵难愈，治疗颇为棘手，我的导师路志正先生于20世纪70年代，提出产后痹的病名诊断及辨证施治。认为此病产后气血亏虚，营卫失和，复受风寒湿邪，导致经脉痹阻，血行不畅，风寒湿流注关节肌肉，发为产后痹，治疗当以补气养血，调和营卫，祛风除湿通络。盖脾胃化生气血充养营卫，脾胃调则营卫和，李东垣的弟子罗天益治疗营卫失和之证，多从调理脾胃入手，重用甘辛之剂，甘能补脾益气，辛则发散风寒，一曰用大剂辛散祛风燥湿之品，徒伤阴血，反致病邪愈加胶结难去。

案例 王某，女，40岁，主因产后关节疼痛6年于2018年6月28日初诊。患者由于6年前产后受凉，出现肘、膝关节疼痛，后每遇气候变化，阴雨天气疼痛加重。当地医院检查抗"O"呈阳性，曾服中、西药物疗效不著。症见：关节疼痛，微汗则舒，遇寒湿加重，入睡难，多梦，双目痒甚，餐后腹胀，矢气少，呃逆，经前乳房胀，少腹微痛，量中，有血块，大便2～3日一行，服中药后便秘改善，成形，溲黄，舌体中，质暗尖红，苔薄少苔，脉沉弦小紧。辨证为产后痹；证属气血两虚，营卫不和，脾失健运。治法：益气健脾，调和营卫。处方：生黄芪20 g，太子参12 g，桂枝8 g，白芍12 g，生白术30 g，川芎9 g，生地12 g，厚朴花12 g，旋覆花10 g^(包)，姜半夏10 g，炒三仙各12 g，夜交藤18 g，伸筋草15 g，鸡血藤15 g，枳实15 g，生龙、牡各30 g^(先煎)，生姜2片，大枣2枚为引。14剂，水煎服，每日1剂。

二诊：2018年7月12日，服药后关节疼痛症状明显缓解，眠差怕冷，汗多腹胀、呃逆等症状亦改善，但停药后症状复发。刻下：关节疼痛以双膝关节疼痛明显，眠差多梦，头痛。经前乳胀，行经腹痛，周期正常，二便正常，舌中质淡略暗，苔薄白，脉沉弦细。治宗上法，上方去太子参、姜半夏，加防风10 g、片姜黄12 g、山甲珠6 g。14剂，水煎服。

三诊：服上方14剂，双肘关节疼痛，畏风寒减轻，已能穿短袖上衣，出汗减少，刻下仍有双肘关节轻微疼痛，畏风，右肩背明显，服药后半小时出现腹胀，偶有头痛，纳食不馨，饮水较前减少，夜寐较前好转，舌红苔薄白，脉沉细。治以益气和血，祛风通络。处方：五爪龙15 g，生黄芪20 g，当归12 g，川芎10 g，生地12 g，赤、白芍各12 g，桂枝8 g，半夏10 g，夜交藤18 g，厚朴10 g，山甲珠6 g，乌梢蛇10 g，炒三仙各12 g，炙甘草6 g，豨莶草15 g，炒枳实12 g，炒苍、白术各12 g，14剂，水煎服。

四诊：服上方21剂，加味保和丸1袋/日，药后诸症较前明显减轻，双膝、肘关节在受风及阴雨天时似有疼痛，平素已无明显疼痛，右肩背疼痛恶风明显减轻，已无头痛不适。服药后约半小时仍有轻度腹胀，程度和时间均减，近日常有畏寒，汗出，喜凉食，但进食凉饮胃胀加重并出现双膝和双肘关节疼痛，纳食有增，饮水可，夜寐好转，大便日行1~2次，已无大便干燥，小便调，2月份体重增加2 kg。舌体中质淡红，苔薄白，脉沉细小弦。时转初伏，燥邪渐生。上方去川芎、豨莶草，生地改15 g，加鸡矢藤15 g、忍冬藤18 g，14剂，水煎服。

五诊：服上方14剂后，已无明显不适主诉，属原方再进14剂以善其后。

【案例分析】

［病症要点］患者由于6年前产后受凉，出现肘、膝关节疼痛，微汗则舒，遇阴雨天疼痛加重，入睡难，多梦，双目痒甚，餐后腹胀，矢气少，呃逆，经前乳房胀，少腹微痛，月经量中等，有血块，大便2~3日一行，便秘，溲黄，舌体中，质暗尖红，苔薄少苔，脉沉弦小紧。

［证候分析］

1. 辨体质、审病因

本案患者因产后受凉而出现关节疼痛，分娩时耗血伤气，产后患者体热，容易忽略保暖，关节受凉而导致关节滑膜炎症，出现关节疼痛，肿胀以及活动受限，因此产后痹多为血虚体质；产后气血不足，营卫失和，腠理疏松，所谓"产后百节空虚"，卫外功能减退，稍有不慎则易感受风寒而引发痹证。《诸病源候论》曰："产则伤动血气，劳损脏腑，其后未平复，起早劳动，气虚而风邪乘虚伤之，致发病者，故曰中风。若风邪冷气，初客皮肤经络，疼痹不仁，若乏少气……"本病依据为发病于产后，病程短，邪气痹阻经络为临床表现。

2. 辨病位、定脏腑

患者以肘、膝关节疼痛为主要表现，病在关节；受风寒之邪病情加重，定位在肌表、营卫；发病于产后，气血不足，伴有睡眠多梦、腹胀便秘等症，定位在心脾；同时有乳房胀、少腹痛、月经血块等，定位在肝；体质为血虚，风寒痹阻经络、关节，内脏心、脾胃、肝功能失调，导致寒湿痹阻而发病。

3. 辨寒热虚实

患者产后出现肘、膝关节疼痛，微汗则舒，遇阴雨天疼痛加重，为血虚寒湿证；同时伴腹胀，矢气少，便秘，呃逆，为脾胃升降失调；伴有入睡难，睡眠多梦，为心血不足，不能养心；伴有双目痒，乳房胀，少腹痛，月经血块为肝气郁结，肝血不足，气滞血瘀；证属血虚，营卫失调，风寒湿乘虚而入，稽留关节，气血运行不畅，瘀阻经络而痛，脏腑功能失调，表现为心脾两虚，肝气郁结，气滞血瘀，为虚实夹杂证。

［病机治法］本例患者因产后受凉出现关节疼痛 6 年，感寒后症状加重，系产后气血不足，感寒而病，我们称之为产后痹；因感寒而发，得微汗则舒，知其为气血不足，营卫失和，复感风寒所致，与《伤寒论》中桂枝汤汤证颇为相似，即《伤寒论》"太阳中风，阳浮而阴弱，阳浮着热自发，阴弱者汗自出，啬啬恶寒，淅淅恶风，翕翕发热，鼻鸣干呕者，桂枝汤主之"。本例关节疼痛，伴有食后腹胀，乏力，睡眠欠佳，月经失调等系产后气血两虚，营卫不和，脾失健运所致，虽为痹证，但以虚为本，疼痛为标，为本虚标实之证。遂以桂枝汤调和营卫、四物汤养血活血。因其平素腹胀、呃逆，经前乳胀，知其原有肝胃失和，又以柴胡疏肝散加减治之。全方重在补气血，调营卫，通经络，佐调脾胃养心，疏肝和胃之品，标本兼顾，法度严明，故药后收到很好效果。

［方药特点］选用桂枝汤合四物汤加减。

补脾益气：太子参、黄芪、白术。

健胃消食：焦三仙。

调和营卫：桂枝、白芍、生姜、大枣。

和胃降气：旋覆花、姜半夏、厚朴花、枳实。

调和气血：川芎、生地、鸡血藤。

补肾壮骨：生龙骨、生牡蛎。

舒筋通络：伸筋草。

五、狐惑病

狐惑病是一种与肝、脾、肾湿热内蕴有关的口、眼、肛（或外阴）溃烂，并有神志反应的综合征。狐惑病首载于《金匮要略·百合病狐惑阴阳毒篇》"狐惑之为病，状如伤寒，默默欲眠，目不得闭，卧起不安，蚀于喉为惑，蚀于阴为狐，不欲饮食，恶闻食臭，其面目乍赤、乍黑、乍白、蚀于上部则声嗄，甘草泻心汤主之"。指出本病以脾胃湿热为主要病机。其发病原因不外外感、内伤两个方面，外感可由感受风热而发，内伤则以久病体虚，情志不舒，饮食所伤为主。也有的属于外感、内伤复合致病，总以湿热之毒内侵有关。湿热蕴久伤阴，出现湿热、阴虚相兼的病势趋向，治疗应以清热祛湿为主，佐以疏风散热、养阴凉血之法。

案例 刘某，男，48岁，主因手足面部结节性红斑1年余于2018年10月28日初诊。患者1年前因手足结节性红斑、疼痛，在北京某医院诊断为"白塞氏病"，间断服用雷公藤等至今，来诊时症见：手足指关节，面部结节性红斑，背部散在大量脓包疮，瘙痒疼痛，足底痛，周身关节游走痛，口腔溃疡，视物模糊，眼干涩多泪，二便常，心烦易怒，偶有头晕，头痛如锥刺，睡眠可，不欲饮食，阴茎溃烂刺痒。自幼（10岁）即患口疮，时发时止，舌体稍胖，边有齿痕，舌红舌边溃疡，苔白腻，脉弦滑小数。西医诊断：白塞氏病。中医诊断：狐惑病；中医辨证：脾胃湿热内蕴，湿热弥漫三焦，肝经风热。治以祛湿解毒，疏风清热。药用当归拈痛汤合半夏泻心汤加减，处方：丹参15g，羌活10g，防风10g，防己10g，升麻10g，青蒿18g，黄连10g，黄芩10g，茵陈12g，竹半夏10g，干姜10g，炒苍术12g，知母10g，苦参8g，金银花15g，鸡血藤15g。10剂，水煎服。

外洗方：苦参12g，黄柏12g，地肤子15g，蛇床子12g，当归15g，白矾10g，金银花15g，蒲公英12g，水煎先熏后洗阴茎，10剂。

二诊：药后头晕，头痛症减，周身关节痛也有减轻，口疮未见新发。上方去升麻、炒苍术，加虎杖12g，土茯苓20g，14剂，水煎服。

三诊：2018年11月24日，药后面部红斑已减，口舌溃疡均消失，结合外洗药物，阴茎刺痒症消失，继如法调理，上方去羌活、防风，加晚蚕沙15g、萆薢12g、天冬12g，14剂，水煎服。

四诊：2018年12月10日，药后病情平稳，口腔、阴部溃疡未发，其他症状也有减轻，精神状态尚可，继以上方进退，半年后随访，病情已明显好转。

【案例分析】

[病症要点] 患者因手足结节性红斑，疼痛 1 年余就诊，症见：手足指关节，面部结节性红斑，背部散在大量脓包疮，瘙痒，疼痛，足底痛，周身关节游走痛，口腔溃疡，视物模糊，眼干涩多泪，二便常，心烦易怒，偶有头晕，头痛如锥刺，睡眠可，阴茎溃烂刺痒，口疮时发时止，不欲饮食，舌体稍胖，边有齿痕，舌红舌边溃疡，苔白腻，脉弦滑小数。

[证候分析]

1. 辨体质、审病因

患者自幼即患口腔溃疡，时发时止，身体湿热内蕴，侵蚀口腔黏膜所致，属于湿热体质；湿浊内蕴，日久化热，又感受湿热毒气，致热毒内壅，结于脏腑，毒火扰心、伤肝则心烦易怒，坐卧不宁，头晕，视物模糊；壅于脾胃则不欲饮食；湿热毒气，循经上攻于口眼，下注于外阴，则发为口、眼、生殖器溃疡。

2. 辨病位、定脏腑

患者出现手足、面部结节性红斑，疼痛，背部大量脓包疮，瘙痒，疼痛，足底痛，周身关节游走痛，系湿热毒火内攻，定位在皮肤、关节；同时出现视物模糊，眼干涩多泪，头晕，头痛，舌边溃疡，阴痉溃烂刺痒，定位在肝、目、阴部；伴有心烦易怒，舌尖红，定位在心；有口腔溃疡，舌苔白腻，不欲饮食，定位在脾胃。系湿热之邪侵犯关节、皮肤、口舌、目、阴部、心、肝、脾胃的病变。

3. 辨寒热虚实

患者具有口、眼、外阴等部位的破溃蚀烂，是诊断该病的特征性病变。患有多年口腔溃疡，面部手足结节红斑，背部脓疱疮，瘙痒疼痛，其病机为"诸痛痒疮，皆属于火"，结合溃疡处血色鲜红，心烦疼痛，脉弦数，属于实火。病情迁延日久，反复发作，湿热内蕴，溃疡久不愈合，为虚实夹杂证。

[病机治法] 狐惑病是一种与肝脾肾湿热内蕴有关的口、眼、生殖器溃烂并有神志反应的综合征。本案患者以面部红斑及口腔、阴部溃疡为主，从症状特点看属于肝经风热，脾胃湿热内蕴，故治以疏风清热，祛湿解毒。全方治疗以肝、脾为中心，以祛湿清热为重点，佐以凉血清肝，健脾助运和胃之品，使肝脾调，湿热清，则溃疡得以缓解。

［方药特点］选用当归拈痛汤合半夏泻心汤加减。

疏风祛湿：羌活、防风。

升阳除湿：升麻。

解肌祛湿：防己。

温脾和胃：半夏、干姜。

燥湿清热：黄连、黄芩、苦参、苍术。

清利湿热：茵陈、鸡血藤。

清热养阴：青蒿、知母。

清热解毒：金银花。

活血化瘀：丹参。

六、燥痹

燥痹是指燥邪损伤气、血、津、液而致阴津耗损，气血亏虚，使肢体筋脉失养，瘀血痹阻，脉络不通，导致肢体隐痛，甚至肌肤枯涩，脏器损害的全身性疾病。燥是致病之因，亦是病理之果，痹是病变之机。燥痹的临床表现为口鼻咽燥少津，眼干泪少，口干口渴，渴不多饮，肌肤干涩，肢体关节微肿或不红肿，屈伸不利，隐隐作痛，舌红少苔或无苔，脉细数或细涩。本病以心、肝、脾、肺、肾五脏及其互为表里的六腑、九窍阴津亏乏为特征。一年四季皆可发病，但以秋冬季节为多见。燥痹系多脏器损伤，病症复杂，治疗上往往多脏同调，不寓于一方一法。由于脾胃关乎津液的生成，故调理脾胃是治疗本病的主要方法。

案例　尹某，女，58岁，主因患干燥综合征1年于2019年1月15日初诊。症见口舌干燥，眼干、鼻干，关节疼痛，头晕耳鸣，纳食不馨，食后脘部及左下腹胀满不适，腹中肠鸣，大便干燥，睡眠不实，汗出，烦躁易怒，周身乏力，干咳少痰，每日饮水量多，舌暗红，少苔，脉沉细。中医辨证为燥痹，系肺津、肝阴、脾胃之阴皆受伤，升降失常所致。治以健脾润肺生津法佐以疏肝。药用：太子参12 g，南沙参12 g，麦冬12 g，石斛12 g，生白术20 g，炒山药12 g，炒神曲15 g，苦桔梗12 g，茵陈15 g，生谷、麦芽各30 g，当归12 g，素馨花12 g，炒白芍15 g，炒枳实15 g，夜交藤20 g，绿萼梅12 g，生薏苡仁20 g，炙甘草8 g。14剂，水煎服，每日1剂。

二诊：药后口眼干，头晕等症减轻；仍大便干燥，不通畅，上方去苦桔梗、夜交藤，加决明子20 g，瓜蒌20 g，14剂，水煎服。

三诊：药后口眼干减，大便通畅，睡眠好转，继如法调理数月，病情稳定，诸症减轻。

【案例分析】

[病症要点] 患者因干燥综合征 1 年就诊，症见：口舌干燥、眼干、鼻干，每日饮水量多，关节疼痛，头晕耳鸣，纳食不馨，食后脘部及左下腹胀满不适，腹中肠鸣，大便干燥，睡眠不实，汗出，烦躁易怒，周身乏力，干咳少痰，舌暗红，少苔，脉沉细。

[证候分析]

1. 辨体质、审病因

患者为女性，58 岁，为绝经期年龄，肝肾亏体质；燥邪从口鼻而入，从肺卫开始，"燥盛则干"，《内经》曰"诸涩枯涸，干劲皱揭，皆属于燥"。燥邪易伤津液，表现为肌表体内脏腑缺乏津液，干枯不润的症状，如口鼻干燥、皮肤干燥、饮水多；肺属金，喜润恶燥，肺热津伤而燥生，肺失润降，故干咳少痰，汗出；肝主筋，主疏泄情志，风气自甚，肝热则筋燥，经脉失养，故眼干，筋脉关节痛，头晕耳鸣；肝热传于脾胃，燥热甚而脾胃干涸，脾胃润燥失宜，纳化失常，故纳食不馨，食后脘部及左下腹胀满不适，腹中肠鸣，大便干燥；内燥伤阴，心血失养，心神不宁，故睡眠不实。燥证系多脏器损伤，由于津液亏乏而为燥，故凡津液代谢障碍所涉及的脏器，心、肺、脾胃、肝、肾等损伤皆可为病。

2. 辨病位、定脏腑

患者为肝肾阴虚体质，定位在肝肾；症见口鼻眼干燥，皮肤干燥，定位在皮肤九窍；干咳少痰，出汗，定位在肺；眼干，筋脉关节通，头晕耳鸣，定位在肝；食欲不振，腹胀满，肠鸣，大便干燥，定位在脾胃；睡眠不宁，定位在心。系燥邪伤阴，肝肾、脾胃、心、皮肤九窍阴津缺乏，五脏失养，津亏血燥，脏腑功能失调所致诸症。

3. 辨寒热虚实

燥证系感受燥邪或体内津伤液耗，身体津液代谢障碍或津液不足，各组织器官和孔窍失于滋养，而出现干燥枯涩的证候。燥邪为秋、冬季主气，本证因冬季加重就诊，发病具有季节性，感受燥气可知；心、肝肾、脾胃、肺五脏失去津液滋养而内生燥邪，表现为口眼鼻干燥，干咳少痰，急躁易怒，大便干燥，睡眠不宁的燥象，燥邪伤阴化火，多表现为热；但冬季天气寒凉，易成凉燥，故出现关节疼痛、遇寒加重，头痛，腹胀满，纳呆等虚寒症状。病症表现为虚实夹杂，寒热错杂，多脏器损害之证。

[病机治法] 本证涉及脾胃、肺、肝脏器失调，肝失疏泄，"木火刑金"，则肺失清肃，脾胃居于中焦，为气机升降之枢纽，与肺、肝一起，在津液生成、代谢过程中，起到协调作用，若三脏功能失调，均可引起津液代谢的障碍，导致津液亏乏而出现燥证。是证肺肝脾同病，病情复杂，仅治一脏，恐他脏难平，故取清代名医叶天士先生提出的"上下同病取其中"的原则，从中焦脾胃入手，俾中气一健，肺肝升降自调，脏腑功能调和，则"水精四布，五经并行"，燥证顽症得以缓解。

[方药特点] 选用当归拈痛汤合半夏泻心汤加减。

健脾升清：生白术、炒山药、生薏苡仁、炒枳实、炙甘草。

和胃消食：炒神曲、生麦芽、生谷芽。

益气养阴：太子参、沙参、麦冬、石斛。

疏肝理气：绿萼梅、素馨花。

养血活血：炒白芍、当归。

清热祛湿：茵陈。

润肺升清：桔梗。

补肾安神：夜交藤。

七、膝痹

膝痹是膝关节骨性关节炎的中医诊断。该病由肝肾亏虚，筋骨失养，风寒湿痹所致。素体虚弱，正气不足，肝肾亏虚是本病的内因，冒雨涉水、久居湿处，风寒湿等气候变化是发病的外因，内外因共同作用而致病。《济生方》认为痹证"皆因体虚，腠理空疏，受风寒湿气而成痹"，强调了内外因合邪致病的重要性。本病的治疗，扶正祛邪为正治之法。扶正首要调理脾胃，以化湿健脾、恢复运化为其根本，辅疏肝理气、调畅气机，补肾通络，祛湿润燥，以固本正源；祛邪则以祛风散寒除湿为主，使邪去正安。

案例 平某，女，49岁，主因双膝关节疼痛2年余于2018年3月10日就诊。患者2年来双膝关节疼痛反复发作，遇风受寒时加重，晨起加重，得热可减，局部皮色略红，触之温度不高，双膝回弯轻度受限。于某医院诊断为类风湿关节炎，曾予口服甲强龙、甲氨蝶呤治疗效果不显，经人推荐就诊。症见：双膝关节疼痛，活动受限，伴有乏力，纳眠可，二便调，舌胖大苔薄黄有齿痕，脉沉细。西医诊断：类风湿性关节炎。中医诊断：膝痹；证属脾肾亏虚，风寒湿阻络。治以调补脾胃，疏肝理气，补肾通络，温阳除湿，祛风散寒。处方：炒白术 15 g，姜厚朴 10 g，砂仁 10 g^(后下)，木香 12 g，香附 12 g，佛手 10 g，川牛膝 20 g，生黄芪 30 g，女贞子 12 g，太子参 15 g，补骨脂 12 g，乌梢蛇 6 g，全蝎 3 g，蜈蚣 2 条，首乌藤 15 g，海风藤 15 g。7 剂，每日 1 剂，水煎服。

二诊：药后膝关节疼痛减轻，仍活动受限，乏力等症好转，纳寐可，二便调，舌脉同前。上方去香附、厚朴，加木瓜 15 g、络石藤 15 g。14 剂，水煎服。

三诊：药后膝关节疼痛续减，活动度也有好转。继以上法调理数月余，诸症有明显改善。

【案例分析】

［病症要点］患者双膝关节疼痛反复发作 2 年，遇风受寒时加重，得热则减，局部皮色略红，触之温度不高，活动受限，伴有乏力，纳眠可，二便调，舌胖大，苔薄黄有齿痕，脉沉细。

［证候分析］

1. 辨体质、审病因

患者双膝关节疼痛反复发作 2 年，中医诊断为膝痹，清·喻嘉言认为本证不单是伤于风寒湿，必是肾气不足之人易患此证，在《医门法律》中曰："非必为风寒湿所痹，多因先天所禀肾气衰薄，阴寒凝聚于腰膝而不解。"因此本患者应为肝肾亏虚体质；素体虚弱，正气不足，肝肾亏虚是本病的内因，冒雨涉水、久居湿处，风寒湿等气候变化是发病的外因。正气不足，风寒湿热之邪，乘虚侵入，引起膝部关节气血运行不畅而形成痹证。

2. 辨病位、定脏腑

患者为肝肾亏虚体质，定位在肝肾；症见双膝关节疼痛反复发作 2 年，遇风受寒时加重，得热则减，局部皮色略红，触之温度不高，活动受限，定位在膝关节；伴有乏力，舌胖大，苔薄黄有齿痕，脉沉细，定位在脾胃；双膝关节痛，活动受限，为筋脉所伤，定位在肝。肝肾不足，风寒湿之邪乘虚入侵，阻滞经络筋脉，痹阻于膝关节，遂致本病。

3. 辨寒热虚实

膝痹系素体肝肾不足，感受风寒湿之邪，痹阻经络筋脉，影响关节活动所致。素体虚弱，正气不足，肝肾亏虚为其根本；感受风寒湿之邪，外损伤经络、筋脉、关节，内伤脾胃、肝胆，造成身体气血失和，形成虚实夹杂，寒热错杂之证。

[病机治法] 本案为类风湿关节炎，主要表现为膝关节疼痛，活动受限，中医辨证为膝痹，证属肝脾肾亏虚，风寒湿阻络。治以补脾肾，疏肝通络，祛风散寒除湿，治法注重脾胃运化功能，从固护肝脾肾三脏入手，调补机体正气，抵御外邪入侵，以达到祛邪不伤正的目的。

[方药特点] 选用补脾益肾祛风湿汤加减。

疏肝理气：香附、木香、佛手。

益气补肾：生黄芪、女贞子、太子参、补骨脂。

逐瘀通络：川牛膝。

祛风止痛：首乌藤、海风藤。

通络止痛：乌梢蛇、全蝎、蜈蚣。

八、湿疹

湿疹是由于多种因素引起的炎性渗出性皮肤病。中医称之为"湿疮""浸淫疮"。《内经》认为"诸湿肿满，皆属于脾"。脾虚运化功能失职，水液代谢失常，造成水湿内停，湿气泛溢于肌肤，发为湿疹。治疗以祛湿为要，湿在内，宜燥湿、利湿；湿在肌表，宜芳化、宣透，祛湿通络亦必要之法。

案例 于某，男，61岁，主诉患湿疹10余年于2017年10月28日初诊。现病史：湿疹常于入秋后加重，换季时明显，怕冷全身痒，疹色红，无破损，常于夜间12时开始痒作，夜间3至4时痒甚明显，白日身痒微轻，大便不成形，日2~3次，睡眠尚可，舌红质暗，边有齿痕，脉弦细。中医诊断：湿疹（浸淫疮）；辨证：脾阳不振，水湿内生，走于肌肤日久而成。治法：健脾益气，升阳除湿解毒。处方：清震汤合五藤五皮饮加减，药用：炒苍术15 g，荷叶12 g，升麻5 g，地骨皮30 g，丹皮12 g，海桐皮30 g，白鲜皮30 g，首乌藤20 g，海风藤15 g，生黄芪20 g，炒白术15 g，蛇床子30 g，茯苓30 g，高良姜12 g，炮姜12 g，山药20 g，牛膝30 g。14剂，每日1剂，水煎服。

二诊：药后湿疹夜间3至4时痒发作减轻，大便不成形有改善，上方去升麻，加炒薏苡仁20 g，14剂，水煎服，每日1剂。

三诊：药后湿疹缓解，痒消失，继如上法巩固7剂。

【案例分析】

[病症要点] 患者主诉患湿疹 10 余年，症见湿疹秋后加重，换季时发作怕冷全身痒，疹色红，夜间 12 时开始痒作，3 至 4 时痒甚，白日身痒微轻，大便不成形，日 2～3 次，睡眠尚可，舌红质暗，边有齿痕，脉弦细。

[证候分析]

1. 辨体质、审病因

患者主诉患湿疹 10 余年，症状秋冬加重，怕冷全身痒，夜间痒甚，从发病季节，症状表现时间看，属于正气亏虚，阴寒内盛，由此推测其为脾虚湿盛的体质；患者湿疹 10 余年，反复发作，伴有大便不成形，系脾阳不振，脾虚湿停，感受寒湿，内外相干，湿邪郁于腠理，客于肌肤日久而形成湿疹。

2. 辨病位、定脏腑

患者为脾虚湿重体质，定位在脾；症见秋后发病，怕冷，夜间痒甚，为伤于寒湿，定位在皮肤肌表；伴有白日轻，夜间重，大便不成形，舌边齿痕，定位在脾胃。为脾虚湿气内停，复感受湿邪，内外湿和，郁积在皮肤日久而发。

3. 辨寒热虚实

湿疹秋冬发病，皮肤痒，夜间重，为寒湿内停的表现；伴有大便不成形，舌边齿痕，为脾虚有湿，水液代谢失常，湿气泛溢于肌肤，为虚实夹杂，本虚标实之证。

[病机治法] 本案为脾虚湿停，复感受寒湿，内外相干，湿邪郁于腠理，客于肌肤日久而形成湿疹。治疗重在健脾祛湿，宣化湿邪，升阳除湿，疏通经络，祛除湿毒，用药以升利结合，升清结合，升散结合，顽固病情随之缓解。

[方药特点] 选用清震汤合五藤五皮饮加减。

温中健脾：黄芪、山药、白术、炮姜、高良姜。

健脾祛湿：炒苍术、茯苓。

升阳除湿：升麻、荷叶。

清热祛湿：地骨皮、丹皮。

祛风通络：首乌藤、海风藤。

祛风止痒：蛇床子、海桐皮、白鲜皮。

活血祛瘀：川牛膝。

九、水肿

水肿是因感受外邪，劳倦内伤，或饮食失调，使气化不利，津液输布失常，导致水液潴留，泛溢于肌肤，引起的以头面、眼睑、四肢、腹背甚至全身浮肿等为特征的病证。早在《素问·水热穴论》就论述了水肿的成因，"肾者，胃之关也，关门不利，故聚水而从其类也"。关于水肿的治疗，《素问·汤液醪醴论》指出"去菀陈莝……开鬼门，洁净府"的治疗原则。明·张景岳发展了《内经》水肿的治法，强调了补脾肾的重要性，称补益为治水肿的正法。《景岳全书·肿胀》指出："水肿证以精血皆化为水，多属虚败，治宜温脾补肾，此正法也。"清·李用粹《证治汇补·水肿》归纳前贤治法，认为调中健脾胃治疗水肿之大法，但应与淡渗、清利、温散、补阴、攻邪等诸法结合。

案例　沈某，女，73 岁，主因水肿半年余于 2021 年 4 月 12 日初诊。患者半年来出现双足背及足踝水肿，双踝隐痛，乏力腿软，不想睁眼，眼皮肿，胃脘胀满，偶有反酸，头昏头沉，夜尿 2～3 次，大便 1～2 日一次，成形，舌暗，苔薄黄，脉弦细有力。中医辨证为脾肾亏虚、水湿内停。治宜调脾胃益肾，利水消肿。处方：法半夏 10 g，白术 30 g，麸炒枳实 20 g，生姜 12 g，黄芩 12 g，煅瓦楞子 20 g(包)，山药 15 g，姜厚朴 10 g，炒麦芽 30 g，川牛膝 30 g，盐杜仲 20 g，酒乌梢蛇 8 g，茯苓 30 g，泽泻 20 g，盐车前子 30 g，盐补骨脂 12 g。7 剂，配方颗粒，每日 1 剂。

二诊：患者水肿减轻，乏力腿软稍减轻，仍头晕沉，大便偏干，上方去厚朴、茯苓，加决明子 30 g、肉苁蓉 20 g。14 剂，配方颗粒，每日 1 剂。

三诊：足踝肿及眼皮肿消失，大便通畅，乏力好转，继以上法调理 7 剂，配方颗粒，每日 1 剂。

【案例分析】

［病症要点］患者水肿半年就诊，症见双足背及足踝水肿，双踝隐痛，乏力腿软，不想睁眼，眼皮肿，胃脘胀满，偶有反酸，头昏头沉，夜尿 2～3 次，大便 1～2 日一次，成形，舌暗，苔薄黄，脉弦细有力。

［证候分析］

1. 辨体质、审病因

患者主因水肿半年就诊，既往有胃胀满、反酸及大便不畅病史，为脾胃虚弱体质；人体水液的运行，有赖于脏腑气化，如肺气的通降，脾气的转输，肾气的蒸腾等，反之外邪的侵袭，或脏腑功能失调，或脏气亏虚，使三焦决渎失职，膀胱气化不利，即可发生水肿。本证患者脾胃亏虚，运化失常，水液停留，不能转输，水气犯于肌肤发为水肿。

2. 辨病位、定脏腑

患者双足背及足踝水肿，眼皮肿，为脾肾亏虚，定位在脾、肾；胃胀满反酸，定位在脾胃；夜尿多，定位在肾与膀胱。证属脾肾亏虚，膀胱气化不利，水液代谢障碍，导致足踝、眼皮水肿。

3. 辨寒热虚实

患者双足背及足踝水肿，眼皮肿，是脾肾亏虚，气化不利，为虚证；胃胀满，反酸，大便不畅为脾胃升降失调，寒热错杂，气机不利，为虚实夹杂证。证属脾胃虚为本，日久则伤肾，导致脾肾亏虚，膀胱气化不利，水液排出障碍而致水肿，为本虚标实证。

［病机治法］水肿是由于肺失通调、脾失转输、肾失开合、膀胱气化不利，导致体内水液潴留，泛滥肌肤，表现为头面、眼睑、四肢、腹背甚至全身浮肿为特征的一类病证。水不自行，赖气以动，水肿是全身气化功能障碍的一种表现，涉及的脏腑较多，但其病本在脾肾。《素问·六元正纪大论篇》指出"湿胜则濡泄，甚则水闭胕肿"，《素问·至真要大论篇》亦提出"诸湿肿满，皆属于脾"。故治疗水肿应注重脾肾功能的恢复，故以调脾胃益肾、利水消肿为法。

［方药特点］选健脾补肾祛湿消肿方加减。

健脾益肾：山药、白术、补骨脂、牛膝、杜仲。

利水消肿：茯苓、泽泻、车前子。

和胃消胀：生姜、黄芩、半夏、瓦楞子。

理气醒脾：枳实、厚朴、炒麦芽。

祛风止痛：乌梢蛇。

第八节 妇科病案例

一、不孕症

不孕的医学定义为 1 年以上未采取避孕措施，性生活正常而没有成功妊娠。主要分为原发不孕和继发不孕。现代人饮食不节，工作压力较大，导致肝脾气血不调，脾虚湿盛，气机不畅，气血运行失调，导致冲任无法充盈，滞涩冲任，壅堵胞脉，不能凝精成孕，遂成不孕症。对于不孕症的治疗，多从调脾胃补肝肾入手，如《傅青主女科》曰："补脾气以固脾血，则血摄于气之中，脾气日盛，自能运化其湿，湿既化为乌有，自然经水调和。"指出了调脾胃祛湿，可通畅气机，补益肝肾，使精血充盈，凝精成孕。

案例 陈某，女，35岁，主因继发不孕7年于2019年6月12日初诊。患者2010年结婚，2012年曾自然受孕，后因个人原因，妊娠2个月时进行"刮宫流产"1次，后近5年来未避孕而未怀孕。平素月经周期基本正常，人流后月经量减少，经期缩短，经行时有头痛、腰痛、腰酸等症状，行经前几天有小腹坠痛、乳房胀痛等症状，白带量多，偶有色黄有异味，平素脾胃虚弱，饮食稍有不慎即出现胃痛、便溏等症状，食欲欠佳，形体枯瘦，面色无华。常自觉乏力，气短，睡眠多梦，情绪易急躁，舌暗红苔薄白，脉沉细滑。诊断：不孕症；辨证：脾虚湿盛，肝肾两虚，冲任失调。治以健脾化湿，补肾填精。处方：党参20 g，砂仁12 g^{（后下）}，炒扁豆15 g，山药20 g，炒白术30 g，茯苓30 g，莲子肉15 g，熟地20 g，川牛膝30 g，菟丝子20 g，山萸肉15 g，龟板10 g，黄柏8 g，鸡冠花15 g，炒谷芽30 g，炒麦芽30 g。14剂，水煎服。

二诊：药后患者自觉睡眠改善，食欲增加，白带量减少，大便基本成形，乏力症状有所改善，舌暗红苔薄白，脉沉细滑。上方去鸡冠花、莲子肉，加郁金12 g、川芎12 g。14剂，水煎服。

三诊：药后患者月经来潮，本次月经经量较前有所增加，经期头痛、腰酸等症状有所改善，睡眠好转，仍有急躁、乏力等症状，偶有出现夜间手足心热等症状。上方改为：太子参30 g，茯苓15 g，炒白术15 g，女贞子12 g，白芍12 g，柴胡12 g，砂仁12 g，桑寄生15 g，炒杜仲20 g，菟丝子20 g，川牛膝30 g，山药30 g，红花10 g，炙甘草20 g，龟板10 g，炒谷芽30 g，郁金12 g，香附15 g，28剂，水煎服。

四诊：药后患者月经较前增多，经期头痛、腰酸等症状明显好转，面色较前有光泽，睡眠好转，仍有多梦，大便基本成形，夜间手足心热消失，舌红苔薄白，脉弦滑。上方加枸杞子15 g，28剂，水煎服，每日1剂。

五诊：药后患者月经来潮时经量正常，经期头痛、腰酸等症状好转，睡眠好转，面色有光泽，体重有所增加，舌红苔薄白，脉弦。上方续服28剂。

六诊：药后患者无明显不适，偶有受凉后腹痛、腹泻，嘱患者停药备孕，平素注意保暖，少吃寒凉，辛辣食物。随访患者于停药后 3 个月后受孕。

【案例分析】

[病症要点] 患者继发性不孕 7 年，平素月经量减少，经期缩短，经行头痛、腰酸痛，小腹坠痛，乳房胀痛，白带量多，偶色黄有异味，饮食稍有不慎即胃痛，便溏，食欲欠佳，形体枯瘦，面色无华，常觉乏力，气短，睡眠多梦，情绪易急躁，舌暗红苔薄白，脉沉细滑。

[证候分析]

1. 辨体质、审病因

患者继发性不孕 7 年，平素脾胃虚弱，饮食不慎则胃痛、便溏，食欲不佳，气短乏力，说明体质为脾虚湿重；脾胃为气血生化之源，脾虚气血生化不足，故月经量少，湿气重，湿阻气滞，经血不畅，故出现行经头痛、腰痛、腹痛、乳房胀痛等。以脾虚湿停，气血不足，肝肾亏虚，经脉瘀滞，而致不孕。

2. 辨病位、定脏腑

患者为脾虚湿重体质，定位在脾；症见月经量少，经行腰痛，气短乏力，为肝肾亏虚，定位在肝肾；饮食稍有不慎即胃痛，便溏，食欲欠佳，形体枯瘦，面色无华，白带多，定位在脾胃。行经乳房胀痛，情绪易急躁，定位在肝；睡眠多梦，定位在心。此为脾胃虚弱，肝肾亏虚，肝气不调，心神不宁，湿阻气滞，精血失于充盈而致不孕。

3. 辨寒热虚实

继发性不孕伴月经量少，乏力气短，面色无华，为虚证，系肝肾亏虚，气血失和；伴行经头痛、腰酸痛、小腹坠痛、乳房胀痛，情绪容易急躁，为气滞血瘀，为实证；伴白带量多，色黄有异味，饮食稍有不慎即胃痛，便溏，食欲欠佳，为脾虚湿重，湿郁化热；证属脾虚、肝肾亏，湿阻气滞血瘀，为虚实夹杂、本虚标实之证。

[病机治法] 本案为继发性不孕案例，不孕与脾胃、肝肾、冲任功能有关，肝主藏血，主疏泄，肾主生殖，冲任二脉与肝肾经的关系尤为密切，而带脉循行于腰腹之中，唐容川有曰："带脉出于肾中，以周行脾位，由先天交于后天脾者也"，因此调理脾胃、肝肾可达到调节冲任督带的功效。本案症状表现为肝肾不足，脾肾两虚，湿阻精亏，故从调肝肾、补脾祛湿入手，通过补肾精，和脾胃，调冲任，使经脉畅通，精血充盈，自然达到受孕

效果。

[方药特点] 选用补肝肾调脾祛湿汤加减。

健脾益气：党参、白术、茯苓、山药、白扁豆。

和胃消食：砂仁、炒谷芽、炒麦芽。

补肝益肾：菟丝子、熟地、龟板。

补肾涩精：山萸肉、莲子肉。

补肾活血：川牛膝。

清利湿热：黄柏、鸡冠花。

二、痛经

妇女正值经期或行经前后，出现周期性小腹疼痛，或痛引腰骶，甚者剧烈昏厥者，称为"痛经"，亦称"经行腹痛"。痛经分为原发性痛经和继发性痛经。原发性痛经一般在初潮开始或初潮后 6~24 个月发生，疼痛通常持续 8~72 小时，在月经的第一或第二天是最严重，可辐射到背部和大腿。继发性痛经是由明确的疾病引起的痛经，如子宫内膜异位症、子宫肌瘤、盆腔炎等炎性疾病，痛经出现的时间是在正常行经 2 年后才开始。其中原发性痛经占 90% 以上。痛经的中医辨证主要区分虚、实、寒、热。如患者素多抑郁，肝气郁滞，或喜食生冷，寒客胞宫，可使血海气机不畅，不通则痛，发为痛经。又如素体气血亏虚，禀赋不足，久病耗伤气血以致血海空虚，冲任胞宫失去经血濡养，不荣则痛，也可发为痛经。我们从临床体会到：原发性痛经的发生多系脾肾阳气不足，寒湿内生，不能温煦冲任胞宫，不荣则痛；或虚寒滞血，血行不畅，瘀滞胞宫，不通则痛。两者相互影响，虚实夹杂，发为痛经。治疗虚实兼顾，补泻同施，加强生活方式干预，可收到很好的效果。

案例1 健脾化湿疏肝治疗痛经

齐某，女，32 岁，主因痛经 10 余年于 2018 年 3 月 17 日初诊。自月经初潮后，每月行经即腹痛，近年逐步加重，于月经前后出现小腹坠胀疼痛，腰酸沉，严重时出现呕吐和头痛，需口服止痛药方可缓解，有肛门憋胀感，平素大便不成形，黏腻不易排出，晨起口干，口苦，急躁，工作压力较大，饮食不慎则胃痛，胃胀，嗳气，反酸。胃镜显示有浅表性胃炎。月经周期不规律，睡眠不好，舌红苔白腻，脉弦滑。诊断为痛经；证属肝郁脾虚，寒湿阻络。治以健脾化湿，疏肝解郁为主。方选逍遥丸合香砂平胃散加减，处方：柴胡 12 g，当归 15 g，白芍 20 g，生白术 30 g，茯苓 30 g，牡丹皮 12 g，炒栀子 12 g，香附 15 g，郁金 12 g，砂仁 12 g$^{(后下)}$，厚朴 12 g，陈皮 12 g，苍术 15 g，山药 15 g，酸枣仁 30 g，瓦楞子 20 g$^{(包)}$，海螵蛸 12 g。7 剂，水煎服。

二诊：药后患者自述胃胀、口苦等症状好转，大便偶有不成形，仍有黏滞，月经将至，近几日出现小腹坠胀，白带量多，乳房胀痛，舌红苔薄白，脉弦滑。上方去瓦楞子、海螵蛸，加乌药 10 g。7 剂，水煎服。

三诊：药后患者自述，本次月经时腹痛较之前减轻，无呕吐，睡眠不好，大便已成形，舌红苔薄白，脉弦细。上方去栀子、香附，加川牛膝 30 g、补骨脂 20 g。7 剂，水煎服。

四诊：药后患者自述，本次月经量增加，经后腰酸乏力较前好转，睡眠不实，多梦，舌红苔薄白，脉弦细滑。上方去牡丹皮、陈皮，加桑寄生 15 g、首乌藤 30 g。7 剂，水煎服。

五诊：药后患者自述腰酸，乏力好转，睡眠改善，近几日偶有饮食不慎，出现腹胀、大便不成形等症状，舌红苔薄白，脉弦，上方去补骨脂，加炒扁豆 12 g，山药改为 30 g。14 剂，水煎服日。

六诊：药后患者自述月经至，周期较前延长 2 天，本次月经来潮时无不适症状，腹痛大减，大便成形，睡眠基本正常，仍有些腰酸、乏力。续服上方 28 剂，药后痛经症状基本消失，大便成形，无其他不适症状，随诊 1 年无复发。

【案例分析】

[病症要点] 患者痛经 10 余年，表现为月经前后小腹坠胀疼痛，腰酸沉，严重时呕吐、头痛，有肛门憋胀感，平素大便不成形，黏腻不易排出，晨起口干，口苦，急躁，工作压力较大，饮食不慎则胃痛，胃胀，嗳气反酸。有浅表性胃炎病史，月经不规律，睡眠不好，舌红苔白腻，脉弦滑。

[证候分析]

1. 辨体质、审病因

患者痛经 10 余年，平素大便不成形，黏滞排出困难，有浅表性胃炎病史，属于脾胃虚弱体质；由于脾胃虚弱，运化水湿功能失调，脾虚湿重，气机不畅，肝气郁结，经血不畅，故出现痛经、腹胀、腰酸等症状。

2. 辨病位、定脏腑

患者为脾虚湿重体质，定位在脾；症见小腹坠胀疼痛，腰酸沉，严重时呕吐、头痛，有肛门憋胀感，为经气不调，定位在冲任；伴有大便不成形，黏腻不易排出，饮食不慎则胃痛，胃胀，嗳气，反酸，舌苔白腻，定位在脾胃；有口干，口苦，急躁，工作压力较大，定位在肝；伴有睡眠不好，定位在心。证属脾胃、肝、心病变。

3. 辨寒热虚实

患者痛经 10 余年，表现为小腹坠胀疼痛，腰酸沉，严重时呕吐、头痛，有肛门憋胀感，为气血瘀滞，升降失调；伴有大便不成形，黏腻不易排出，饮食不慎则胃痛，胃胀，嗳气，反酸，舌苔白腻，为脾虚湿重，脾胃失和；伴有口干，口苦，急躁，情绪不好，为肝阴不足，肝郁化火，为虚实夹杂；有睡眠不宁为心神失养，为虚证。证属脾胃虚弱，升降失调，肝郁气滞，血行不畅，气滞血瘀，心神失养，为本虚标实证。

［病机治法］本案患者因长期工作压力大，饮食不规律，致使肝气郁结日久，肝木克脾土，脾气虚弱，运化无力，升降失调，水湿代谢异常，湿浊内阻，气机不利，阻遏冲任，使气血不畅，不通则痛。故治以疏肝解郁，健脾化湿，使肝脾条达，气机升降有序，气血运行通畅，则痛经自止。

［方药特点］选用逍遥散合香砂平胃散加减。

疏肝理气：柴胡、香附、郁金。

补血养肝：当归、白芍。

健脾燥湿：苍术、厚朴、陈皮、砂仁。

健脾益气：茯苓、白术、山药。

泻火除烦：丹皮、炒栀子。

制酸和胃：瓦楞子、海螵蛸。

养血安神：酸枣仁。

案例 2　健脾温肾、散寒除湿治疗痛经

张某，女，27 岁，主因原发性痛经多年于 2019 年 8 月 21 日初诊。患者痛经已多年，每次行经前 1 天开始出现小腹胀满不适，经期第 1～2 天均疼痛明显，痛时需服用止痛药方缓解，末次月经 8 月 15 日，经期规律 28～30 天，月经持续 5 天左右，月经量少色暗，吃凉则腹痛，手脚凉，怕冷，睡眠差，大便有时稀溏，腰酸乏力，舌淡红，苔白腻，脉弦细。中医诊断：痛经；中医辨证：脾肾亏虚，寒湿阻滞。治以健脾温肾，散寒除湿。方药：制附片 12 g^(先煎)，砂仁 10 g^(后下)，川牛膝 12 g，炒白术 15 g，生山药 15 g，香附 12 g，生姜 12 g，艾叶 10 g，合欢皮 20 g，酸枣仁 30 g，茯神 30 g，木香 10 g，太子参 15 g，女贞子 12 g，枸杞子 12 g，茯苓 20 g。7 剂，配方颗粒。并嘱患者忌食生冷油腻，避免吹空调和夜间洗头，不熬夜等。

二诊：2019 年 8 月 29 日。患者药后感觉变化不大，仍怕冷，睡眠尚可。方药：上方制附片改为 15 g^(先煎)，去木香、枸杞子，加炒白芍 12 g、桂枝 6 g。7 剂，水煎服。

三诊：2019 年 9 月 5 日。患者手脚凉，怕冷好转，睡眠可，舌红苔黄腻，脉弦细。方药：制附片 15 g^(先煎)，砂仁 10 g^(后下)，川牛膝 30 g，炒白术 15 g，生山药 15 g，桂枝 6 g，炒白芍 12 g，生姜 12 g，艾叶 10 g，合欢皮 20 g，酸枣仁 30 g，太子参 15 g，当归 12 g，通草 15 g，木香 12 g。7 剂，水煎服。

四诊：2019 年 9 月 12 日。患者手脚凉进一步好转，大便不成形，睡眠尚可，舌红，苔薄，脉弦细数。大便不成形为脾虚湿重之象，加强健脾燥湿之力。处方：上方去炒白芍、生姜、当归、通草，加荷叶 12 g、炒苍术 15 g、干姜 12 g、草果 8 g。7 剂，水煎服。

五诊：2019 年 9 月 19 日。患者于 2019 年 9 月 14 日来经，无痛经，睡眠早醒，大便成形，舌脉同前。方药：制附片 15 g^(先煎)，细辛 3 g，川牛膝 20 g，茯神 30 g，酸枣仁 30 g，合欢皮 20 g，佩兰 12 g，荷叶 12 g^(后下)，当归 12 g，生艾叶 10 g，桂枝 6 g，补骨脂 12 g，山药 15 g，炒苍术 15 g，炒白术 15 g，干姜 8 g。7 剂，水煎服。药后守法又调理 1 个月，2019 年 10 月 12 日复来月经，未见痛经，二便可，手脚温。

【案例分析】

[病症要点] 患者痛经多年，伴小腹胀满不适，痛时需服止痛药缓解，月经量少色暗，吃凉则腹痛，手脚凉，怕冷，睡眠差，大便有时稀溏，腰酸乏力，舌淡红苔白腻，脉弦细。

[证候分析]

1. 辨体质、审病因

患者原发性痛经多年，平素吃凉则腹泻，大便稀溏，为脾胃虚寒体质；患者生于北方，气候寒冷，饮食习惯又多喜食滋腻生冷，寒湿内蕴，阻滞胞宫气血，故出现经期腹痛，伴有平素怕冷，遇凉加剧，得热痛减，经血色暗有块，血块排出则痛稍缓。《景岳全书·妇人规》曰："凡妇人经行作痛，挟虚者多，全实者少。"本案患者平素怕冷，手脚凉，月经量少为脾肾阳虚的表现。肾阳为一身之元阳，《景岳全书》曰："命门为经血之海……为元气之根……五脏之阴气，非此不能滋，五脏之阳气，非此不能发。"肾藏精，为生命之本源，肾阳虚衰则冲任失于温煦，阳虚推动乏力，寒湿内生，血为寒凝，瘀阻胞脉。脾阳赖于肾阳之温养，脾虚则运化无力，后天之本亏虚，气血化生乏源，精血不足，脾阳久亏，亦不能充养肾阳，二者为先天后天相互影响。《医宗必读·虚劳》曰："……脾肾者，水为万物之元，土为万物之母，两脏安和，一身皆治，百疾不生。夫脾具土德，脾安则肾愈安也。肾兼水火，肾安则水不挟肝上泛而凌土湿，火能益土运行而化精微，故肾安则脾愈安也。"今脾肾阳虚，寒湿内停，寒凝血瘀，阻滞胞宫，则生痛经。

2. 辨病位、定脏腑

患者为脾胃虚寒体质，定位在脾；症见吃凉则腹痛，手脚凉，大便有时稀溏，舌苔白腻，为寒湿蕴于脾胃，定位在脾胃；伴有腰酸乏力，月经减少，怕冷，为肾阳亏虚，定位在肾；伴有小腹胀满，脉弦细，定位在肝；伴有睡眠差，定位在心。证属脾胃、肝肾、心的病变。

3. 辨寒热虚实

患者痛经多，平时喜食寒凉，为脾胃虚寒体质；又伴有怕冷，腰酸乏力，为肾阳亏虚；伴有小腹胀满，脉弦细，为肝郁气滞；伴有大便不成形，食凉则腹泻，为脾胃虚寒；月经量减少，为脾肾虚，肝气不调，冲任经血不冲的表现。证属脾肾虚寒，肝郁气滞，寒湿阻滞，经血不畅而致痛经，为本虚标实证。

[病机治法] 本案患者因平时饮食贪凉，造成脾胃虚寒，寒湿内蕴，久则伤肾，后天失养，脾肾阳虚，肝气不调，寒湿阻滞，经血不畅而致痛经。故治以温脾肾、散寒湿、解郁通络止痛法。

[方药特点] 选用温脾肾散寒止痛汤加减。

健脾益气：太子参、干姜、山药、茯苓。

燥湿运脾：炒苍术、荷叶、佩兰。

温肾散寒：制附片、补骨脂、桂枝。

益肾填精：枸杞子、女贞子。

活血祛瘀：川牛膝、炒白芍、当归。

行气通滞：木香、细辛、香附。

暖宫散寒：艾叶、生姜。

三、月经不调

月经不调是指月经周期、经期和经量发生异常及伴随月经周期出现明显不适症状的疾病，主要包括月经先期、月经后期、月经先后无定期、月经过多、月经过少、经期延长等。中医认为，月经周期同人体气血、经络、脏腑肝肾等密切相关，肾藏精，精化血，经血同源相互滋生，这是月经发生的物质基础，肾气盛衰决定着月经的来潮与终止。月经不调是先天不足、后天失养所致，肾为先天之本，肾气不足，冲任亏虚导致胞宫气血不畅，气滞血瘀而致月经异常。后天失调，工作压力大，生活不规律，饮食不节，导致忧思伤脾，脾虚则湿盛，运化水湿的能力减弱，停滞于体内，日久导致寒湿凝滞胞宫，影响肝气条达，气血运行不畅，冲任不调而使月经不规律。冲、任、督脉一源三歧，下起胞宫，上与带脉交会，四脉又上连十二经脉，与乳腺相通，四脉支配胞宫的功能，与乳腺相连，故乳腺疾病，很容易导致胞宫失养，也可以导致月经不调。

案例1 健脾化湿、疏肝治疗月经不调

范某，女，30岁，未婚，患者月经失调1年于2019年11月初诊。患者近1年来月经周期不规律，先后无定期，最迟50～60天一次，最短18～23天一次，月经量少，月经颜色淡红，血块较多，经期腹痛，经期伴有腹泻腰酸，经前期伴有乳房胀痛，烦躁易怒，睡眠不实，大便稀溏，不思饮食，腹胀满，口黏口苦，周身乏力，记忆力减退，偶有经间期出血，末次月经9月12日，行经4天，舌红苔白腻，脉弦滑。诊断为月经先后无定期；证属脾虚湿盛，肝失条达。治以健脾化湿，疏肝调经。方选：逍遥散合参苓白术散加减，处方：柴胡12 g，川牛膝15 g，白芍20 g，炒白术15 g，茯苓30 g，苍术15 g，牡丹皮12 g，香附15 g，郁金12 g，太子参20 g，山药30 g，砂仁12 g，炒薏米20 g，当归10 g，白扁豆15 g，干姜10 g，炙甘草20 g，龟甲12 g。14剂，水煎服。

二诊：药后患者月经于11月22日来潮，本次月经较上次延迟40天，月经量较之前略有增加，腹痛略减，血块增多，大便仍不成形，周身乏力，本次来月经前，乳房胀痛好转，睡眠多梦，舌红苔白腻，脉弦滑。上方去白扁豆、炒薏米,加生黄芪15 g、炒酸枣仁20 g。14 剂,水煎服。

三诊:药后患者大便基本成形,周身乏力缓解,睡眠正常,仍有腰酸、带下清稀,饮食改善,舌红苔白,脉弦滑。上方去牡丹皮,加补骨脂12 g、炒杜仲30 g。14 剂,水煎服。

四诊:药后患者精神改善,周身酸沉消失,乳房略有胀痛,情绪得以控制,睡眠仍偶有多梦,舌红苔白,脉弦滑。上方去龟甲,加炒酸枣仁20 g。14 剂,水煎服。

五诊:药后患者月经12 月30 日来潮,较上次延迟8 天,月经量略有增多,经血颜色改善,第一天时仍有腹痛,便溏,血块略有减少,行经5 天净,舌红苔白,脉弦滑。上方去炙甘草,加女贞子12 g,续服4 个月。4 个月后月经周期基本正常,无其他不适症状,随访1 年无复发。

【案例分析】

[病症要点] 患者月经先后不定期1 年,伴月经量少色淡,血块多,经期腹泻、腹痛、腰酸,经前乳房胀痛,烦躁易怒,睡眠不实,大便稀溏,不思饮食,腹胀满,口黏口苦,周身乏力,记忆力减退,偶有经间期出血,舌红苔白腻,脉弦滑。

[证候分析]

1. 辨体质、审病因

患者为年轻女性,平时工作紧张,饮食不调,脾胃虚弱,为肝郁脾虚质;1 年来出现月经先后不定期,量少色淡,经期腹痛、腹泻、腰酸,经前乳房胀,烦躁易怒,睡眠不实,大便稀溏,不思饮食,腹胀满,乏力,为肝失条达,肝木克脾土,脾虚湿重,运化不及,气血失和,而致月经周期不规律,先后无定期。

2. 辨病位、定脏腑

患者为腹痛,便溏,不思饮食,腹胀满,乏力,舌苔白腻,为脾胃虚弱,定位在脾胃;经前乳房胀满,烦躁易怒,脉弦滑,为肝气郁结,定位在肝;周身乏力,记忆力减退,为肝肾亏虚,定位在肝肾;睡眠不实,月经量少,为心血不足,定位在心;证属脾胃、肝肾、心的病变。

3. 辨寒热虚实

患者月经先后不定期,腹胀满、腹痛,不思饮食,为脾胃虚弱,为虚证;伴有经前乳房胀满,烦躁易怒,脉弦滑,为肝气郁结,为实证;有周身乏力,记忆力减退,系肝肾亏虚,为虚证;睡眠不实,月经量少,为血虚不能养心，为虚证；伴有月经期间出血，腰痛，腹痛，为瘀血内阻，为实证。证属脾胃虚弱，肝气郁结，肝肾亏虚，心血不足，血脉瘀滞而导致月经先后不定期，此为本虚标实证。

［病机治法］本案患者月经先后不定期，为脾胃虚弱，肝气郁结，心肝肾阴血亏虚，所导致月经不规律，治以健脾补肾，疏肝调经，祛湿化瘀。

［方药特点］选用逍遥散合参苓白术散加减。

疏肝解郁：柴胡、香附、郁金。

补血养肝：当归、炒白芍。

健脾益气：白术、茯苓、山药、太子参、炙甘草。

泻火散瘀：牡丹皮。

健脾除湿：炒薏米、白扁豆。

温胃醒脾：干姜、砂仁。

案例2　健脾补肾养肝治疗月经不调

王某，女，38岁，2018年9月19日初诊。患者平素月经规律，此次乳腺癌术后、化疗完成后，4个月未来月经，白细胞低，大便偏干，隔日一次，睡眠不好，时有胃脘隐痛，容易急躁，舌红，苔黄腻，脉弦细。中医诊断：月经不调；中医辨证：肝肾亏，脾虚气弱，肝经郁热。治以健运脾胃，补肾填精，养肝血，清肝热。方药：太子参15 g，女贞子15 g，枸杞子12 g，生地黄15 g，川牛膝30 g，补骨脂12 g，生白术60 g，炒枳实15 g，香附12 g，夏枯草15 g，合欢皮20 g，酸枣仁30 g，茯神30 g，厚朴12 g，砂仁12 g$^{(后下)}$，乌梢蛇6 g。配方颗粒，每日1剂，早晚分服，7剂，水煎服。

二诊：药后大便不干，日一次，无胃痛发作，睡眠可，舌脉同前。方药：太子参15 g，女贞子15 g，补骨脂12 g，生黄芪15 g，枸杞子12 g，生山药15 g，川牛膝30 g，厚朴12 g，砂仁12 g$^{(后下)}$，生白术30 g，炒枳实15 g，合欢皮20 g，酸枣仁30 g，茯神30 g，虎杖15 g。7剂，水煎服。

三诊：患者服用上药后自我感觉很好，共服用5月余于2019年3月14日复诊。自述于3月10日来经，行经3天，睡眠可，大便常，少量黄带。调整处方如下：太子参15 g，女贞子15 g，枸杞子12 g，龟板12 g$^{(先煎)}$，补骨脂12 g，鹿角霜10 g，知母12 g，黄柏12 g，川牛膝20 g，合欢皮20 g，酸枣仁30 g，砂仁12 g$^{(后下)}$，木香12 g，生白术15 g，生山药15 g，茯苓30 g。7剂，水煎服。

四诊：2019 年 3 月 28 日。药后睡眠佳，无带下，时有腿胀，上方去黄柏、木香，加用虎杖 15 g、生黄芪 30 g。7 剂，水煎服。

五诊：2019 年 4 月 10 日。药后睡眠佳，腿胀减，偶有燥热感。处方：太子参 15 g，女贞子 15 g，枸杞子 12 g，龟板 12 g，补骨脂 12 g，鹿角霜 12 g，知母 10 g，黄柏 10 g，川牛膝 30 g，合欢皮 20 g，酸枣仁 30 g，茯神 30 g，茯苓 30 g，泽泻 15 g，砂仁 12 g（后下），川芎 12 g。14 剂，水煎服。

五诊：2019 年 4 月 25 日。本月尚未来月经，复查：左乳腺切除术后，右乳腺多发结节，乳腺有胀的感觉，右乳下淋巴结肿大，大便常，睡眠可。处方：香附 12 g，佛手 12 g，夏枯草 15 g，川牛膝 20 g，法半夏 10 g，砂仁 10 g（后下），生白术 15 g，炒枳实 15 g，女贞子 15 g，枸杞子 12 g，合欢皮 20 g，酸枣仁 30 g，生山药 15 g，川芎 12 g，王不留行 15 g，穿山甲 3 g。7 剂，水煎服。

六诊：2019 年 5 月 8 日。5 月 1 日来经，行经 6 天，月经量可，乳房轻微发胀，较前好转，腿不胀，大便常，舌红苔薄，脉弦细。上方去川芎、王不留行，加补骨脂 12 g、石见穿 15 g。7 剂，水煎服。

七诊：2019 年 6 月 12 日，服用上药后于 6 月 3 日来月经，月经转为规律化，月经量尚可，继以上法调理，中药一方面调月经；另一方面防止乳腺癌复发。

【案例分析】

［病症要点］患者为乳腺癌手术化疗后月经紊乱，4 个月未来月经，伴有白细胞降低，大便干，隔日一次，睡眠不好，时有胃脘隐痛，容易急躁，舌红，苔黄腻，脉弦细。

［证候分析］

1. 辨体质、审病因

患者为 38 岁女性，乳腺癌切除术后化疗，月经紊乱，4 个月不来月经，从病情推测，患者为肝肾亏虚体质；伴有白细胞降低，胃脘隐痛，大便干，睡眠不好，为心脾两虚，心主血脉，推动血液运行，脾主生化气血，今气血失和，冲任脉虚，而致月经紊乱、经闭。

2. 辨病位、定脏腑

患者乳腺癌术后，闭经，为肝肾亏虚，定位在肝肾；伴有白细胞低，睡眠不好为心气不足，定位在心；有大便干，胃脘隐痛为脾胃运化失常，定位在脾胃；有容易急躁，舌红苔黄腻，脉弦细为肝郁化火，定位在肝。证属肝肾、心、脾胃的病变。

3. 辨寒热虚实

患者乳腺癌术后，4个月不来月经，为肝肾亏虚表现，为虚证；伴有白细胞低，睡眠不好，为心气血不足；烦躁易怒，舌红苔黄腻，脉弦细，为肝气郁结，郁而化火，为实证；有大便干，胃脘隐痛，为脾胃虚，肠道传导失职，升降失调，为虚证。证属肝肾亏虚，心脾两虚，肝气郁结，肝火内盛而导致冲任空虚，郁火内扰，为本虚标实、虚多实少之证。

［病机治法］本案患者为乳腺癌术后、化疗后，手术及化疗均损伤人体脏腑气血，导致术后月经紊乱或闭经。治疗立足中医脏腑经络理论，应注重肝脾肾三脏的调理。《景岳全书·妇人规经脉之本》曰："故月经之本，所重在冲脉，所重在胃气，所重在心脾化生之源耳。"脾胃为气血生化之源，化生的气血，一方面充养肾精；另一方面又通过经络输注于子宫，作为月经的来源。故治疗本证，应重视脾胃后天之本的作用，以益气健脾为法，固护脾胃中焦，以固五脏六腑功能之生生不息。

《素问·六节藏象论》曰："肾者主蛰，封藏之本，精之处也。"《素问·金匮真言论》曰："夫精者，身之本也。"精气是构成人体的基本物质，藏之于肾。《医学正传》又曰："月经全借肾水，肾水既乏，经血日益干涸。"肾气虚，精气不充，冲任不盛不通，可见月经不调。故补肾填精湿治疗月经不调的重要方法。叶桂《临证指南医案》中提出"女子以肝为先天"。肝体阴而用阳，肝之阴血充足，具有贮藏血液和调节血量的功能，如若肝血不足，肝失疏泄，则有易郁、易热、易虚、易亢的特点。肝与肾同居下焦，肾主闭藏，肝主疏泄，肝肾协同，使月经规律藏泻，形成正常的月经周期。若肝肾亏虚，则精血不足，月经不能按时来临，故补肝肾也是重要的方法之一。故本证以补肝肾、补脾肾、养心血、疏肝清火为法治疗。

［方药特点］选用补肝肾健脾清热方加减。

补肾填精：太子参、女贞子、枸杞子、生地、补骨脂。

疏肝清热：香附、夏枯草。

健脾和胃：白术、枳实、厚朴、砂仁。

活血通络：川牛膝、乌梢蛇、穿山甲、王不留行。

养心安神：合欢皮、炒酸枣仁、茯神。

滋阴清热：知母、黄柏。

四、更年期

绝经综合征指妇女绝经前后出现性激素波动或减少所致的一系列躯体及精神心理症状。《素问·上古天真论篇》曰："二七而天癸至，任脉通，太冲脉盛，月事以时下，故有子……七七任脉虚，太冲脉衰少，天癸竭，地道不通，故形坏而无子也。"本病的发生与肾、心、肝、脾功能紊乱及气血冲任失调有关。妇女进入绝经期，肝肾功能减弱，月经不规律，周身乏力，冲任脉虚，为正常生理过程，但现代大部分妇女因社会环境、精神因素、身体素质等原因，不能及时适应并调节这一不平衡状态，导致气血阴阳失和。现代人工作和生活压力较大，使思虑过度而损伤心脾，致使情志不畅，横逆犯脾胃，阻滞气机，使气血运行受阻，肝肾亏虚，不能滋养冲任，经脉失养，月经枯绝，从而出现精亏血少导致的各种症状。

案例　郭某，女，51岁，主因燥热、出汗1个月于2018年11月5日初诊，1个月来患者每于夜间出现烘热汗出，醒后衣被尽湿，于2年前绝经，平素睡眠不好，多梦易醒，头沉乏力，急躁腹胀，饮食不香，大便先干后稀，排出不畅，舌红苔黄腻，脉弦滑。诊断：绝经前后诸病；辨证：脾虚湿盛，肝肾阴虚。治以燥湿健脾，养阴透热。处方：青蒿12 g，地骨皮20 g，鳖甲20 g，茵陈20 g，法半夏10 g，厚朴12 g，杏仁10 g，白蔻仁12 g，生薏苡仁20 g，砂仁12 g^(后下)，生山药30 g，生白术30 g，炒酸枣仁30 g，生地黄30 g，生姜10 g，竹叶12 g。7剂，水煎服。

二诊：药后患者自觉夜间出汗明显好转，大便较前好转，睡眠仍有不实，多梦，仍有心烦、急躁等症状，舌红苔白腻，脉弦滑。上方去竹叶、生姜，加炒栀子12 g、太子参20 g、郁金12 g。14剂，水煎服。

三诊：药后患者自觉睡眠好转，心情较前放松，夜间出汗基本消失，偶有腰酸，乏力。舌红苔薄，脉弦滑。上方去生薏苡仁，加生杜仲20 g。14剂，水煎服。

四诊：药后患者无明显不适，嘱患者停药，不适随诊。

【案例分析】

［病症要点］患者绝经2年，出现夜间烘热汗出，衣被尽湿，平素睡眠不好，多梦易醒，头沉乏力，急躁腹胀，饮食不香，大便先干后稀，排出不畅，舌红苔黄腻，脉弦滑。

［证候分析］

1. 辨体质、审病因

患者 51 岁，为更年期女性，平素睡眠不好，多梦易醒，头沉乏力，为阴血不足体质；又出现夜间烘热汗出，浸湿衣被，为肝肾阴虚，虚火内扰；伴有腹胀，饮食不香，大便先干后稀，排出不畅，为脾胃虚弱，运化失常。素体阴血不足，复肝肾亏虚，导致阴精不能濡养全身，虚火内生，又有脾胃虚弱，运化失常，后天生血不足，以致精耗阴亏，冲任失养，经脉枯绝。

2. 辨病位、定脏腑

患者素体平素睡眠不好，多梦易醒，头沉乏力，定位在心；伴有夜间烘热汗出，浸湿衣被，为阴虚火旺，定位在肝肾；还有大便干稀不调，排出不畅，为脾胃虚弱，运化失常，定位在脾胃。证属心、肝肾、脾胃的病变。

3. 辨寒热虚实

患者闭经 2 年，1 个月来出现夜间烘热汗出，浸湿衣被，为肝肾阴虚火旺之象，属于虚热证；伴有睡眠不好，多梦易醒，头沉乏力为心血不足，心神失养，属于虚证；大便干稀不调，排出不畅，腹胀，纳食不香，为脾胃虚，传导失职，升降失调，为虚证；舌苔黄腻，脉弦滑，为湿热内蕴，痰瘀阻络，为实证。证属肝肾阴虚火旺，心脾两虚，气血失和，湿阻血瘀，为本虚标实证。

［病机治法］本案为燥湿相兼证候，既有头沉乏力、烘热烦躁、汗出浸湿衣被等燥热内盛之证，又有腹胀纳呆、大便干稀不调、排出不畅等湿困脾胃之象，还有湿郁化燥的倾向，呈现湿、燥合病。故以补肝益肾、养阴清火以治燥，又以健脾燥湿、化湿祛瘀为治，燥湿相济，清补兼施，未用大量补益肝肾之品，起到四两拨千斤的作用。

［方药特点］选用三仁汤合青蒿鳖甲汤加减。

清热降火：青蒿、地骨皮、茵陈、竹叶。

滋阴清热：生地、鳖甲。

宣化渗湿：杏仁、白蔻仁、薏苡仁。

健脾胜湿：山药、白术、厚朴、砂仁、法半夏、生姜。

养心安神：炒酸枣仁。

五、带下病

"带下"之名始见于《内经·素问》，曰："任脉为病，男子内结七疝，女子带下瘕聚。"中医带下病包括西医的阴道炎、宫颈炎、盆腔炎及生殖器官恶性肿瘤等。临床上常见患者带下绵绵不绝，苦不堪言。正常女子自青春期开始，肾气充盛，脾气健运，任脉通调，带脉健固，阴道内即有少量白色或无色透明无臭的黏性液体，特别是在经期前后、月经中期及妊娠期量增多，以润泽阴户，防御外邪，此为生理性带下。病理性带下即带下病，指带下量明显增多或减少，色、质、气味发生异常，或伴全身、局部症状者。相当于西医炎性疾病，或各种妇科疾病引起的带下异常。流行病学调查发现，育龄妇女的患病率多达 1/3。笔者认为带下病多因脾运失健，湿浊内积，兼外感寒湿毒邪，使阳气势微，寒湿浊气下注损伤带脉，蕴久化热，湿热蕴蒸成毒，形成带下。

案例 1　清化湿热通腑止带

王某，女，33 岁，主因小腹发凉、腰酸沉、白带量多 2 年于 2018 年 5 月 2 日初诊。患者来诊时面色红润，2 年来经常自觉小腹发凉，腰酸沉，白带量多，月经期经常有血块，经期有腹痛，大便干燥，睡眠不实，多梦，月经前后有赤白带下，偶有异味，小腹疼痛，患者素来有胃脘胀满，口酸口苦，神疲乏力，肢体困重，舌红苔薄黄腻，脉弦细。诊断为带下病；证属脾胃湿热，肝郁气滞。治以清化湿热，疏肝理气，通腑止带。方选平胃散、完带汤、丹栀逍遥丸加减，处方：太子参 15 g，生白术 30 g，瓜蒌 30 g，决明子 30 g，山药 20 g，苍术 15 g，柴胡 12 g，鸡冠花 15 g，香附 15 g，栀子 12 g，郁金 12 g，陈皮 20 g，茯苓 30 g，木香 15 g，厚朴 12 g，川牛膝 30 g，炒椿根皮 12 g，当归 30 g。7 剂，水煎服。

二诊：药后患者小腹发凉缓解，腰酸沉痛缓解，大便较以前通畅，仍有排出费力，腹胀腹满减少，睡眠好转，梦少，白天困倦，仍有少量白带，腰酸，晨起有口苦，舌红苔薄，脉弦细。上方去茯苓、香附，加茵陈 12 g、金钱草 15 g。7 剂，水煎服。

三诊：药后患者小腹凉，白带基本消失，腹胀、口酸口苦基本消失，偶有腰酸乏力，白天困倦减少，舌红苔薄，脉弦细。上方去炒椿皮，加炒杜仲 15 g、龙眼肉 15 g。14 剂，水煎服。药后无不适感，随访半年无复发。

【案例分析】

［病症要点］患者患带下病 2 年，症见小腹发凉，腰酸沉，白带量多，月经血块，经期腹痛，大便干燥，睡眠不实，多梦，月经前后有赤白带下，

偶有异味，小腹疼痛，素有胃脘胀满，口酸口苦，神疲乏力，肢体困重，舌红苔薄黄腻，脉弦细。

［证候分析］

1. 辨体质、审病因

患者素有胃脘胀满，口苦口酸，为脾胃湿热体质；症见带下病 2 年，小腹发凉，腰酸沉，白带量多，月经血块，经期腹痛，大便干燥，月经前后有赤白带下，偶有异味，为脾虚湿重，脾虚则毋肝，肝气不调则经脉不畅，肝脾不调则带脉不固，因此白带量多，湿郁化热，湿热内蕴，则赤白带下，有异味。

2. 辨病位、定脏腑

患者为脾胃湿热体质，定位在脾胃；小腹凉，白带多，腰酸沉，赤白带下，有异味，定位在带脉；腹痛，月经有血块，定位在肝；口苦口酸，大便干，定位在脾胃；乏力，肢体困重，定位在肌肉骨骼；睡眠不实，多梦，定位在心。证属脾胃、肝、心、带脉的病变。

3. 辨寒热虚实

患者有带下病 2 年，症见小腹发凉，腰酸沉，白带量多，为湿郁带脉，属寒湿证；伴有月经血块，经期腹痛，胃脘胀满，脉弦细，为肝郁胃失和降，气滞血瘀，为实证；大便干燥，月经前后有赤白带下，偶有异味，舌红苔薄黄腻，为湿热内盛，为实证；睡眠不实，多梦，神疲乏力，肢体困重，系心脾两虚，为虚证。证属脾胃失调，湿郁化热，肝气不调，心脾两虚，气滞血瘀，为本虚标实证。

［病机治法］本案患者有带下病 2 年，系肝气不舒，脾虚不运，带脉不固，湿热下注所致。治疗在健脾燥湿基础上配伍疏肝清热之剂，使脾胃健，湿毒清，肝火祛，则诸症自愈。

［方药特点］选用平胃散、完带汤、逍遥散加减。

健脾益气：太子参、白术、山药、茯苓。

燥湿和胃：苍术、厚朴、木香、陈皮。

疏肝解郁：柴胡、香附、郁金。

养血活血：当归、川牛膝。

清心肺肝火：栀子、决明子、瓜蒌。

清化湿热：鸡冠花、炒椿根皮。

案例 2　清化痰湿止带

魏某，女，44 岁，主因带下 4 年、加重 1 个月于 2021 年 5 月 10 日初诊。患者患阴道炎 4 年多，白带黏稠，近 1 个月来因劳累白带增多，色偏黄，伴阴部瘙痒，左下腹时有疼痛，体重上升，大便黏滞不畅，便量少，咽部有白黏痰，睡眠多梦易醒，舌红苔黄腻，脉弦滑。中医辨证为痰湿内蕴，湿热下注。治以祛湿化痰，清热止痒。处方：法半夏 10 g，瓜蒌 30 g，白术 30 g，炒决明子 30 g，虎杖 15 g，生姜 8 g，山药 15 g，地龙 12 g，天竺黄 12 g，鸡冠花 15 g，麸炒椿根皮 12 g，炒酸枣仁 30 g，龙齿 20 g，佛手 12 g，土茯苓 30 g，白鲜皮 30 g，地肤子 20 g。7 剂，配方颗粒，每日 1 剂。

二诊：药后白带减少，瘙痒减轻，仍大便不畅，无腹痛。守方去佛手、白鲜皮，加滑石 15 g，泽泻 20 g。14 剂，配方颗粒，每日 1 剂。

三诊：白带续有减少，瘙痒已不明显，大便正常，睡眠可，上方去麸炒椿根皮、虎杖，加炒薏苡仁 20 g。14 剂，配方颗粒，每日 1 剂。

【案例分析】

［病症要点］患者以带下 4 年、加重 1 个月来就诊，既往有阴道炎 4 年，近 1 个月来因劳累白带增多，色偏黄，伴阴部瘙痒，左下腹时有疼痛，体重上升，大便黏滞不畅，便量少，咽部有白黏痰，睡眠多梦易醒，舌红苔黄腻，脉弦滑。

［证候分析］

1. 辨体质、审病因

患者为中年女性，白带多，伴腹痛，大便黏滞，有痰，体质为脾胃虚弱，痰湿内生；带下病因分为外感、内伤两端，外感寒湿毒邪，损伤阳气，湿邪重浊趋下伤于带脉；内伤多由思虑过度、饮食不节、损伤脾气，脾失健运，湿浊内生，下注于带脉而成，或脾虚日久伤及肾阳，或肝气犯脾，肝脾不调，均可造成湿浊蕴结于下焦，湿郁化热，湿热成毒损及带脉，发为带下。本案脾虚生湿，湿聚为痰，痰湿阻滞下焦，伤及带脉而发带下。

2. 辨病位、定脏腑

患者为脾虚痰湿体质，大便黏滞，定位在脾胃；白带色黄，阴部瘙痒，时有腹痛，定位在带脉与肝；咽部痰黏，定位在肺；睡眠多梦易醒，定位在心。证属脾胃、肝、带脉、心的病变。

3. 辨寒热虚实

带下量多,色白质黏稠,为脾虚湿盛带脉不固;带下清稀,淋漓不断为寒湿;带下色黄,黏稠有味为湿热;带下量多,赤白相兼,质黏稠如脓,有秽浊之气,为湿毒;带下色白,质黏稠,伴形体肥胖、腹胀,为痰湿。今患者患带下病 4 年,白带色黄,阴部瘙痒,为湿热蕴结成毒,损伤带脉,为实证;咽部有黏痰,体重上升,为痰湿蕴肺,为实证;伴左下腹时有疼痛,大便黏滞不畅,舌红苔黄腻,脉弦滑,为肝郁脾虚,湿热内蕴,为虚实夹杂证。证属脾胃失调,湿郁化热,肝气不调,痰湿犯于带脉,为虚实夹杂证。

[病机治法]《傅青主女科·带下篇》言:"夫带下俱为湿证。而乃带名者,因带脉不能约束而有此病,故以名之……脾土受伤,湿土之气下陷,是以脾精不守,不能化荣血为经水,反变成白滑之物,由阴门直下。"中医认为,带下属人体的阴液,下达胞宫、流于阴股而成生理性带下,若任脉所主之阴精、津液失去带脉的约束滑脱而下,则为病态。带下病系湿邪为患,"诸湿肿满,皆属于脾"。脾主运化的生理机能及升清降浊、喜燥恶湿的生理特性决定了带下病的发生与其密切相关。脾运健旺,清者得升、浊者得降,水湿得运,则无病理性带下之说;反之,脾失健运,清气不升、浊气不降,则带下绵绵,病久不愈,湿浊内生,湿郁化热生痰,痰湿阻滞带脉,则带下缠绵不愈。治疗以醒脾燥湿、升清止带为基本法则。湿热留恋,痰湿内盛者,宜健脾祛湿,化痰止带。

[方药特点] 选用化痰祛湿止带汤加减。

清利湿热:虎杖、土茯苓、炒椿根皮。

燥湿止痒:白鲜皮、地肤子。

健脾化痰:生姜、山药、瓜蒌、半夏、白术。

收敛止带:鸡冠花、麸炒椿根皮。

清肝通便:瓜蒌、决明子、佛手。

清热化痰:地龙、天竺黄。

养心安神:炒酸枣仁。

案例3 补肾疏肝清湿热止带

案例 张某,女,35 岁,主因小腹凉、白带量多、腰酸 3 年于 2021 年 6 月 7 日初诊。患者 3 年来自觉小腹发凉,腰酸沉,白带量多,月经后 1 周有赤白带下,有异味,小腹疼痛,月经有血块,经期腹痛,大便干燥,睡眠不好，舌红苔薄黄腻，脉弦细。中医诊断为带下病，证属肾虚肝郁，湿热内蕴，腑气不通。治以补肾疏肝理气，清湿热，通腑止带。处方：太子参15 g，生白术30 g，山药20 g，苍术15 g，柴胡12 g，栀子12 g，丹皮12 g，郁金12 g，陈皮20 g，茯苓30 g，木香15 g，枳实20 g，虎杖15 g，当归10 g，川牛膝30 g，补骨脂12 g，肉苁蓉20 g，土大黄12 g。7剂，水煎服，每日1剂，早晚分服。

二诊：药后小腹发凉缓解，腰酸痛减轻，大便通畅，睡眠改善，白天犯困，仍有少量白带，腰酸，舌红苔薄，脉弦细。上方去茯苓，加鸡冠花15 g。7剂，水煎服，每日1剂，早晚分服。

三诊：药后小腹凉，白带基本消失，偶有腰酸乏力，白天困倦减少，舌红苔薄，脉弦细。上方去郁金、栀子，加炒杜仲15 g、鹿角霜12 g。14剂，水煎服，每日1剂，早晚分服。

四诊：药后无不适感，随症化裁月余停药，随访半年无复发。

【案例分析】

[病症要点] 患者主因小腹凉、白带量多、腰酸3年就诊，伴有月经后1周有赤白带下，有异味，小腹疼痛，月经有血块，经期腹痛，大便干燥，睡眠不好，舌红苔薄黄腻，脉弦细。

[证候分析]

1. 辨体质、审病因

患者白带量多，小腹凉，腰酸，大便干燥，为脾肾虚，寒湿伤及带脉，为脾肾虚体质；脾肾虚，寒湿内生，湿浊下注带脉，脾虚湿重，导致肝郁气滞，郁而化火，湿热内生，湿热成毒损及带脉，发为带下。

2. 辨病位、定脏腑

患者白带量多，小腹凉，腰酸为肾虚寒湿内生，定位在肾；白带多伴有大便干燥，系脾胃运化失常，定位在脾胃；伴有经期腹痛，有血块，为肝气郁结，定位在肝；伴有赤白带下，有异味，为湿浊下注带脉，定位在带脉。证属肾、脾胃、肝、带脉的病变。

3. 辨寒热虚实

白带量多，小腹凉，腰酸为肾虚寒湿内生，系虚实夹杂证；带下量多，赤白相兼，有异味，为湿毒；带下伴大便干燥，为脾胃运化失常，为虚实夹杂证；带下伴经期腹痛，有血块，为肝气郁结，为实证。证属脾肾亏虚，寒湿内生，湿浊下注，气机不调，犯于带脉而成带下，为虚实夹杂证。

［病机治法］本案患者病机为脾肾亏虚，寒湿内生，湿浊下注于带脉，脾肾虚带脉不固，导致肝气郁结，气机不调，造成白带反复发作而不愈。治以补脾肾，疏肝理气，清利湿热，通腑止带。

［方药特点］选用补肾疏肝清湿热止带汤加减。

健脾燥湿：太子参、苍术、茯苓、山药、白术。

温阳补肾：补骨脂、肉苁蓉。

疏肝解郁：柴胡、郁金。

健脾理气：木香、陈皮。

养血活血：当归、川牛膝。

泻火除烦：丹皮、栀子。

通腑泄热：枳实、虎杖、土大黄。

六、HPV 阳性

宫颈高危人乳头瘤病毒（HPV）感染是引起宫颈癌及癌前病变的主要危险因素。随着宫颈细胞学诊断的进展及阴道镜的广泛应用，本病的发病率呈上升趋势。目前西医治疗除干扰素等药物外，尚无有效的方法，有的不得已而行宫颈锥切和子宫切除术。中医将之归于"带下""五色带"等范畴，笔者认为本证主要与湿、热、毒侵袭有关，尤其与湿关系密切，多数患者有脾胃功能失调病史，脾失健运，湿邪内停，"湿盛阳微"，正气不足；另外湿浊成毒，湿毒对宫颈局部长期的刺激，导致 HPV 的感染。本证的治疗，一是要扶助正气，采取健脾益气、补肾疏肝宁心等方法；二是要消除湿浊、湿毒，以促使 HPV 阳性的转阴。

案例　王某，女，58 岁，主因发现 HPV 阳性 8 个月于 2019 年 4 月初诊。患者由于 8 个月前体检发现 HPV 阳性，经西医抗病毒药、干扰素治疗半年没有转阴，求助于中医治疗。症见：乏力，腰酸，白带稍多，有时大便稀溏，吃凉性食物则腹泻，心烦，不寐，口干，舌红苔黄，脉弦细。追述病史，素有脾胃功能不好，消化力差多年。证属脾虚湿重，肝肾亏虚。治以健脾祛湿，补肝肾。药用：太子参 12 g，女贞子 15 g，黄精 15 g，石斛 12 g，炒白术 15 g，生山药 15 g，干姜 8 g，补骨脂 12 g，益智仁 12 g，川牛膝 20 g，当归 10 g，炒杜仲 15 g，鸡冠花 12 g，炒椿根皮 15 g，砂仁 8 g^(后下)，合欢皮 12 g，炒栀子 12 g，炒酸枣仁 20 g，当归 12 g。14 剂，水煎服。

二诊：药后白带减少，睡眠好转，大便成形，自觉精神状态好转，腰酸乏力减，食欲尚可。上方去石斛、干姜、炒栀子，加炒薏苡仁 15 g、佛手 12 g。14 剂，水煎服。

三诊：药后诸证好转，症状已不明显，继遵上法调理 4 个月，化验 HPV 已转阴，自觉神清气爽，二便睡眠均正常。

【案例分析】

[病症要点] 患者 HPV 阳性 8 个月，伴有乏力，腰酸，白带稍多，有时大便稀溏，吃凉东西则腹泻，心烦，不寐，口干，舌红苔黄，脉弦细。既往有脾胃功能不好，消化力差病史。

[证候分析]

1. 辨体质、审病因

患者既往有脾胃功能不好，消化力差多年，为脾胃虚弱体质；患 HPV 阳性 8 个月，伴有乏力，腰酸，白带稍多，有时大便稀溏，吃凉性食物则腹泻，心烦，不寐，口干，舌红苔黄，脉弦细。综合本病系肝肾亏虚，脾胃虚弱，运化失职，气虚湿郁，湿浊成毒侵及子宫所致。

2. 辨病位、定脏腑

患者为脾胃虚弱体质，又有大便稀溏，吃凉性食物则腹泻，乏力，白带多，为脾虚湿重，定位在脾胃；伴有乏力，腰酸，口干，为肝肾亏虚，定位在肝肾；有心烦，不寐，舌红苔黄，为心火旺盛，定位在心。证属脾胃、肝肾、心的病变。

3. 辨寒热虚实

患者 HPV 阳性 8 个月，症见乏力，腰酸，脉弦细，已值更年期年龄，为肝肾亏虚，属虚证；见白带多，大便稀溏，吃凉性食物则腹泻为脾虚湿盛，湿邪蕴于冲任带脉，为虚实夹杂证；伴有心烦，不寐，口干，舌红苔黄，为心肝阴虚火旺，为虚实夹杂证。证属脾虚湿重，肝肾亏虚，心肝火旺，为本虚标实证。

[病机治法] 本案患者体检发现 HPV 阳性，具有脾虚有湿病史，又正值更年期，又表现为肝肾亏虚症状。故以健脾祛湿、补肝肾安神为法治疗，标本兼治，治病求本，通过补肝肾，补脾胃，增强抵抗力，健脾祛湿、清利湿热止带而祛除病邪，故使 HPV 阳性得以转阴。

[方药特点] 选用健脾祛湿补肝肾汤。

补肝益肾：女贞子、黄精、补骨脂、益智仁。

强腰壮肾：川牛膝、炒杜仲。

温脾益气：太子参、干姜、白术、山药。

养阴活血：石斛、当归。

清心安神：炒栀子、合欢皮、炒酸枣仁。

清化湿热：鸡冠花、炒椿根皮。

和胃降逆：砂仁。

七、崩漏

崩漏是指月经周期、经期、经量紊乱无序，经血非时而下，量多如注，或淋漓不净者。其突然大量出血称为"崩中"，日久淋漓不断称为"漏下"。两者虽有出血量及病势缓急之不同，但常交替出现，故概称崩漏。归属于中医学"月经病"范畴。通常认为崩漏的发病病机与血热、肾虚、脾虚、血瘀有关。笔者认为脾虚湿重，湿阻血瘀，导致生化不足，气血紊乱是本证的主要病机，以调脾胃祛湿为主要治法。

案例 刘某，女，30岁，主因阴道不规则流血30天于2019年11月6日就诊。症见：经血淋漓不断，色淡质稀，气短肢软，倦怠纳差，四肢不温，睡眠欠佳，大便偏稀，舌淡胖，苔薄白，脉缓弱。证属脾肾气虚，治以健脾补肾祛湿，止崩漏。方以四神丸加味，用药：补骨脂12 g，吴茱萸6 g，肉豆蔻12 g，五味子8 g，太子参15 g，益智仁12 g，砂仁6 g^(后下)，炒白术15 g，生山药15 g，茯苓30 g，干姜8 g，合欢皮20 g，茯神30 g，泽泻15 g，仙鹤草20 g。14剂，水煎服，分2次温服。

二诊：2019年11月20日，患者用药后5天出血已止，四肢不温、乏力等症状较前减轻。效不更方，原方去泽泻，加女贞子15 g，继服14剂。水煎服。

三诊：药后未见出血现象，二便常，睡眠可，化验血常规均正常。继以上法调理14剂善后。

【案例分析】

［病症要点］患者崩漏1个月就诊，症见经血淋漓不断，色淡质稀，气短肢软，倦怠纳差，四肢不温，睡眠欠佳，大便偏稀，舌淡胖苔薄白，脉缓弱。

［证候分析］

1. 辨体质、审病因

患者既往有纳差，便溏，为脾虚湿重的体质；伴见经血淋漓不断，色淡质稀，气短肢软，倦怠纳差，四肢不温，睡眠欠佳，大便偏稀，舌淡胖苔薄白，脉缓弱。系脾肾气虚，气血不足，以致冲任不固，月经淋漓不断。

2. 辨病位、定脏腑

患者纳差，大便稀溏，舌体淡胖，为脾虚湿重，定位在脾胃；伴有气短肢软，倦怠，为肾虚元气不足，定位在肾；经血淋漓不断，色淡质稀，脉缓弱，为肝藏血不足，定位在肝；睡眠欠佳为心血不足，定位在心。证属脾胃、肾、肝、心的病变。

3. 辨寒热虚实

患者崩漏1个月，症见经血淋漓不断，色淡质稀，为肝血不足，属虚证；见气短肢软，倦怠纳差，四肢不温，为脾肾两虚，属虚证；伴大便稀溏，舌淡胖，为脾虚有湿，为虚实夹杂证。证属脾肾虚，气虚不固，湿阻气血所致崩漏。

[病机治法] 本案患者以不规则出血1个月就诊，脾胃为气血生化之源，血的生成与运行有赖于脾胃的运化和固摄。脾虚运化失常，一则不能化生气血，二则造成水湿内停，脾虚后天失养则影响先天肾的功能，导致肾气不固，则经血淋漓不断，出现崩漏。治以健脾补肾祛湿、止崩漏为大法，通过健脾补肾祛湿，升阳益气，降胃气助运化，佐固涩、凉血止血诸药，使气血生化有源，血能固摄，故崩漏症状得以缓解。

[方药特点] 选用四神丸加味。

温补脾胃：太子参、吴茱萸、肉豆蔻、干姜。

补肾固涩：补骨脂、益智仁、五味子。

健脾益气：白术、山药。

淡渗利水：茯苓、泽泻。

和胃降气：砂仁。

凉血止血：仙鹤草。

解郁安神：合欢皮、茯神。

八、闭经

育龄期妇女连续3个月月经未来潮称为闭经。闭经分为原发性闭经及继发性闭经。闭经最早见于《黄帝内经》称为"女子不月""月事不来""血枯"等。此后，在《金匮要略》《景岳全书》等历代医书中均有记载，称为"月水不通""经水断绝"。该病病情复杂，病因常分为虚实两类，中医采用望、闻、问、切四诊合参的方法，明确诊断，而后依据辨证论治原则，灵活施治。

案例1　健脾化痰治疗闭经

张某，女，21岁，学生，主因闭经半年于2006年2月18日初诊。患者自月经初潮至2005年月经尚正常，自2005年5月来经量略有减少，8月份学习健美操后量更减少，后到南京旅游，奔波劳顿，心身疲惫，致经停不至，曾服中药不效。刻下症见：神疲腰酸，睡眠轻易醒，四肢不温，口干欲饮，饮不解渴，纳差，大便稍干，一日一行，夜尿2~3次，带下色黄，平素性情抑郁寡欢，舌体瘦小，质红绛苔薄，脉弦滑。患者就诊时正因疹腮而服用中药，现风火渐除，而阳明胃热尚炽，故治宜清肺热，益气阴，仿竹叶石膏汤进退：南沙参15 g，麦冬12 g，姜半夏10 g，生石膏20 g$^{(先煎)}$，茵陈12 g，枇杷叶15 g，桔梗10 g，葛根20 g，乌梅10 g，玉竹12 g，黄连8 g，白茅根、芦根各20 g，佛手10 g，生谷、麦芽各20 g，知母10 g，紫石英18 g$^{(先煎)}$。14剂，水煎服，每日1剂。

二诊：2006年3月4日复诊，药后自觉神疲稍减，仍口干，睡眠改善，但梦多易醒，四肢发凉减轻，夜尿仍多，多时可达4~5次。上方去南沙参、枇杷叶、白茅根、芦根，加太子参15 g、五味子6 g、生龙骨30 g、生牡蛎30 g。14剂，水煎服。

三诊：2006年3月18日，药后睡眠转佳，虽仍梦多，但易醒改善，夜尿减为1次，口干稍减，胃纳见振，唯矢气频转，味臭秽，两耳低鸣，腰酸，月经未来，乳房、小腹没有胀满等经来信息，带下仍稍黄，舌体瘦，质红绛，尖红，苔少，脉沉弦小滑。此为气阴未复，胆胃失和所致，治宜益气阴，清虚热，温胆和胃，方药如下：南沙参12 g，西洋参8 g$^{(先煎)}$，麦冬10 g，玉竹10 g，生山药15 g，莲肉15 g，石斛10 g，生谷、麦芽各18 g，焦楂、曲各10 g，炒酸枣仁15 g，知母10 g，菟丝子12 g，枸杞子12 g，生龙、牡各30 g$^{(先煎)}$，夜交藤15 g。14剂，服法同前。

四诊：2006年4月2日，药后睡眠进一步改善，四末已温，口渴有减，大便不干，体力较前有增，近日食后自觉肚脐带脉处有气滚动，得矢觉舒，味臭，月经未至，舌体瘦，质暗红，苔中稍黄而干，脉细弦。仍以清胆和胃为治：太子参12 g，西洋参12 g$^{(先煎)}$，金蝉花15 g，生谷、麦芽各18 g，鸡内金10 g，茯苓18 g，八月札12 g，砂仁6 g$^{(后下)}$，炒薏苡仁30 g，黄连6 g，炒枳实 15 g，红花 12 g，甘草 6 g，生姜 2 片。14 剂继服。

五诊：2006 年 5 月 3 日，药后月经仍未行。脐部已无气体滚动现象，睡眠可，口渴除，食纳进，脘腹舒，偶有矢气，便黏腻不爽，白带量稍多，色微黄，舌体瘦，舌质红尖赤、中根部苔薄黄，脉沉弦。此为气阴见复，脾虚湿热，带脉不固之征。治宜健脾益气，祛湿止带。处方如下：太子参 12 g，五爪龙 15 g，炒苍术 12 g，炒山药 15 g，土茯苓 18 g，车前子 15 g^(包)，炒椿根皮 10 g，乌药 9 g，泽泻 12 g，醋香附 10 g，芡实 12 g，生龙、牡各 20 g，当归 10 g，炒薏苡仁 20 g，炙甘草 8 g，炒三仙各 12 g。21 剂，水煎服。

六诊：2006 年 6 月 1 日，今日月经来潮，但经量不多，色淡暗，有血块，余同前。治宜健脾益气，养血调经。方药：太子参 12 g，生白术 12 g，炒山药 15 g，莲肉 12 g，厚朴 10 g，茯苓 15 g，当归 12 g，川芎 8 g，龙眼肉 8 g，炒柏子仁 15 g，广木香 10 g，醋香附 9 g，炒三仙各 10 g，阿胶珠 6 g^(烊化)，炙甘草 6 g。14 剂，水煎服。经进一步调理，月经按时而至，随访患者学习、生活已步入正常。

【案例分析】

[病症要点] 患者闭经半年，伴有神疲腰酸，睡眠轻易醒，四肢不温，口干欲饮，饮不解渴，纳差，大便稍干，一日一行，夜尿 2～3 次，带下色黄，平素性情抑郁寡欢，舌体瘦小，质红绛，苔薄舌尖红赤，脉弦滑。

[证候分析]

1. 辨体质、审病因

患者平素性情郁郁寡欢，为郁证体质；肝气郁结，影响脾胃运化，故纳差，大便干，有白带，影响心神，则睡眠不好，肝肾同源，肝气不调，影响肾的功能，则神疲腰酸，夜尿频多。总之，肝脾不调，脾虚湿重，肝肾亏虚，气血生化无源，冲任失调，导致闭经。

2. 辨病位、定脏腑

患者郁郁寡欢，脉弦滑，为肝气不调，定位在肝；伴见四肢不温，口干欲饮，饮不解渴，纳差，有白带，大便稍干，为脾胃升降失调，定位在脾胃；见腰酸神疲，夜尿多为肾气不固，定位在肾；睡眠欠佳为心血不足，定位在心。证属肝、脾胃、肾、心的病变。

3. 辨寒热虚实

患者闭经伴有郁郁寡欢，纳差，大便干，脉弦滑，为情志不调，肝郁脾虚，为虚实夹杂证；伴有神疲腰酸，夜尿多，四肢不温，为脾肾两虚，肾气不固，为虚证；伴睡眠轻易醒，带下色黄，舌红绛，为心阴血不足，湿热瘀阻，为虚实夹杂证。系肝脾不调，脾肾不足，湿阻血瘀，经脉不畅而导致闭经。

[病机治法] 本案为年轻女性闭经半年，平时性情抑郁，肝气不调，肝乘脾胃，脾胃生化不足，导致脾肾两虚，湿阻血瘀而发生闭经，治以疏肝解郁，健脾祛湿，使气血充足，经脉通畅，则闭经可缓解。本案由于外出感受风热之邪，热入阳明，耗伤胃阴，故见口干、便秘、痄腮等，故先以散表邪、清胃热为法。至五诊时，脾虚湿盛之证显现，又以健脾益气、祛湿止带之法，祛湿浊，通血脉，是闭经得以缓解。

[方药特点] 选用竹叶石膏汤合四君子汤加减。

清退余热：生石膏、茵陈、枇杷叶、黄连、知母、葛根。

养阴凉血：沙参、麦冬、玉竹、白茅根、芦根、乌梅。

疏肝和胃：佛手、炒谷芽、炒麦芽、姜半夏。

平肝降肺：桔梗、紫石英。

健脾益气生血：太子参、五爪龙、炙甘草。

健脾祛湿：炒苍术、炒山药、炒三仙、茯苓、车前子、炒薏苡仁、泽泻。

收敛止带：椿根皮、芡实、生龙骨、生牡蛎。

调肝活血：乌药、醋香附、当归。

案例2　温脾益气通脉治闭经

纪某，女，40岁，2019年8月8日主因停经3个月就诊，症见脘腹胀满，食少纳呆，乏力，时有腹部冷凉感，腰痛，情绪低落，睡眠欠佳，大便不成形，小便正常，舌红苔薄白腻，脉沉细。证属脾胃虚寒，湿阻经脉不通。治以温脾益气，化湿通脉。药用：太子参15g，黄芪15g，炒苍术15g，炒白术15g，山药15g，干姜8g，高良姜6g，川牛膝30g，炒杜仲20g，茯苓30g，泽泻15g，佛手12g，合欢皮20g，炒酸枣仁30g，茯神30g。14剂，每日1剂，日2次早晚分服。

二诊：2019年8月22日，自诉服药3天即来月经，行经4~5天，经色正常，无血块，无痛经，大便成形，睡眠可，偶有腰痛。上方去泽泻、炒苍术，加女贞子12g，枸杞子12g。14剂，水煎服。

三诊：2019 年 9 月 12 日，患者自述 9 月 9 日复来月经，月经周期已正常，继以上法巩固治疗 14 剂，水煎服。后电话回访，月经恢复正常。

【案例分析】

[病症要点] 患者闭经 3 个月，伴见脘腹胀满，食少纳呆，乏力，时有腹部冷凉感，腰痛，情绪低落，睡眠欠佳，大便不成形，小便正常，舌红苔薄白腻，脉沉细。

[证候分析]

1. 辨体质、审病因

患者平素纳食差，大便不正常，为脾胃虚弱体质；伴见脘腹胀满，食少纳呆，乏力，时有腹部冷凉感，腰痛，情绪低落，睡眠欠佳，大便不成形，舌红苔薄白腻，脉沉细。为脾胃虚弱，运化失常，气血生化不足，故冲任血虚，导致闭经。

2. 辨病位、定脏腑

患者素有脾胃虚弱，后天失养，气血生化不足，定位在脾胃；伴有乏力，腹部发凉，腰痛，为肾虚元气不足，定位在肾；还有脘腹胀满，食少纳呆，大便不成形，舌苔白腻，为脾虚湿重，定位在脾；有情绪低落，为肝气不舒，定位在肝；睡眠欠佳为血不养心，定位在心。证属脾胃、肾、肝、心的病变。

3. 辨寒热虚实

患者闭经伴有脘腹胀满，食少纳呆，大便不成形，舌苔白腻，为脾虚湿重，为本虚标实证；乏力，腹部冷凉感，腰痛，为肾虚，肾主一身之气，腰为肾之府，肾之阳气不足，故出现乏力，腹部凉、腰痛等症，为虚证；情绪低落为肝气郁结，肝主疏泄，一主情志，二主饮食物的运化，肝气不舒，故情绪低落，属肝郁实证；睡眠欠佳，为血不养心，属虚证。系脾胃虚弱，气血生化无源，肾藏精不足，肝气郁结，心血失养，致使气虚、气郁，湿阻经脉不畅而导致闭经。

[病机治法] 本案为中年女性，闭经 3 个月，平素脾胃功能失调，脾胃为气血生化之源，气机升降之枢纽，纳运相得，燥湿相济，则脾胃功能正常，生化有源。若脾胃虚弱，脾失健运，则化源不足，脾虚及肾，脾肾气虚，肝气郁结，冲任空虚，遂发为闭经。治以温脾益气补肾、疏肝解郁化湿通脉法。

[方药特点] 选用补脾肾祛湿通脉汤加减。

健脾益气：太子参、黄芪、山药、茯苓。

健脾燥湿：炒苍术、炒白术。

温脾补肾：干姜、高良姜。

强腰补肾：川牛膝、炒杜仲。

疏肝理气：佛手。

利水祛湿：泽泻。

安神助眠：合欢皮、茯神、炒酸枣仁。

参考文献

［1］路志正. 中医湿病证治学［M］.北京：科学出版社，2015.

［2］张维骏. 国医大师路志正医理真传和医法圆通［M］.北京：科学出版社，2017.

［3］胡镜清. 国医大师路志正临证精要［M］.北京：人民卫生出版社，2017.

［4］苏凤哲. 路志正／中国中医科学院著名中医药专家学术经验传承实录［M］.北京：
中国医药科技出版社，2014.

［5］苏凤哲. 苏凤哲中医湿病证治精华［M］.北京：科学技术文献出版社，2021.

［6］盛增秀. 中医湿热病证治［M］.北京：人民卫生出版社，2003.

［7］王彦晖. 中医湿病学［M］.北京：人民卫生出版社，1997.

［8］田代华. 黄帝内经·素问［M］.北京：人民卫生出版社，2005.

［9］张玉萍. 黄帝内经·灵枢［M］.福州：福建科学技术出版社，2013.

［10］张仲景. 金匮要略［M］.北京：人民卫生出版社，2005.

［11］张仲景. 伤寒论［M］.北京：人民卫生出版社，2005.

［12］叶天士. 温热论［M］.北京：人民卫生出版社，2007.

［13］薛雪. 湿热论［M］.北京：人民卫生出版社，2007.

［14］叶天士. 临证指南医案［M］.北京：中国中医药出版社，2008.

［15］吴鞠通. 温病条辨［M］.北京：人民卫生出版社，2005.

［16］余国佩. 医理［M］.北京：中医古籍出版社，1987.

［17］石寿棠. 医原［M］.南京：江苏科学技术出版社，1983.

［18］傅山. 傅青主女科［M］.北京：人民卫生出版社，2006.

［19］田思胜. 朱丹溪医学全书［M］.北京：中国中医药出版社，2015.

［20］张年顺. 李东垣医学全书［M］.北京：中国中医药出版社，2006.

［21］郑洪新. 张元素医学全书［M］.北京：中国中医药出版社，2015.

［22］张景岳. 景岳全书［M］.太原：山西科学技术出版社，2006.

［23］刘完素. 素问玄机原病式［M］.北京：中国中医药出版社，2007.

［24］王卫. 医宗必读［M］.天津：天津科学技术出版社，2012.

［25］唐宗海. 血证论［M］.北京：人民卫生出版社，2005.

［26］史欣德. 医门法律［M］.北京：人民卫生出版社，2006.

［27］严用和. 重辑严氏济生方［M］.北京：中国中医药出版社，2007.

［28］昝殷．经效产宝［M］.北京：中国医药科技出版社，2011.

［29］陈无择．三因极一病证方论［M］.北京：中国医药科技出版社，2011.

［30］张璐．张氏医通［M］.北京：中国医药科技出版社，2021.

［31］虞传．医学正传［M］.北京：中国医药科技出版社，2011.

［32］王肯堂．证治准绳［M］.上海：上海科学技术出版社，1957.

［33］郑寿全．医法圆通［M］.北京：中国中医药出版社，2009.

［34］陈士铎．石室秘录［M］.北京：人民军医出版社，2009.

［35］何梦瑶．医碥［M］.北京：中国中医药出版社，2009.

［36］王清任．医林改错［M］.北京：人民军医出版社，2007.

［37］王焘．外台秘要［M］.北京：中国医药科技出版社，2011.

［38］孙思邈．备急千金要方［M］.北京：中国医药科技出版社，2014.

［39］沈金鳌．杂病源流犀烛［M］.北京：人民卫生出版社，2006.

［40］罗天益．卫生宝鉴［M］.北京：中国医药科技出版社，2011.

［41］汪绮石．理虚元鉴［M］.北京：人民卫生出版社，2006.

［42］巢元方．诸病源候论［M］.北京：中国医药科技出版社，2011.

［43］周仲英．卫济宝书［M］.长沙：湖南科学技术出版社，2014.

［44］陈实功．外科正宗［M］.北京：中国医药科技出版社，2018.

［45］费伯雄．医醇正义［M］.太原：山西科学技术出版社，2019.

［46］王振国．圣济总录［M］.北京：中国中医药出版社，2018.

［47］高鼓峰．医家心法［M］.南京：江苏科学技术出版社，1985.

［48］李用粹．证治汇补［M］.北京：人民卫生出版社，2006.

［49］徐春莆．古今医统大全［M］.沈阳：辽宁科学技术出版社，2007.

［50］龚信．古今医鉴［M］.北京：中国中医药出版社，2007.